州市科普经费资助项目

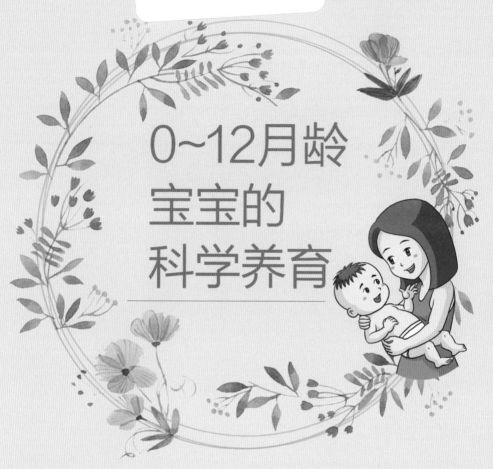

0~12月龄
宝宝的
科学养育

苏州大学附属儿童医院　组织编写

孙朝琪　汪　健指　　导

人民卫生出版社

图书在版编目（CIP）数据

0~12月龄宝宝的科学养育 / 苏州大学附属儿童医院组织编写 . —北京：人民卫生出版社，2019

ISBN 978-7-117-29050-0

Ⅰ. ①0… Ⅱ. ①苏… Ⅲ. ①婴幼儿－哺育－基本知识 Ⅳ. ①TS976.31

中国版本图书馆 CIP 数据核字（2019）第 217411 号

人卫智网	www.ipmph.com	医学教育、学术、考试、健康，购书智慧智能综合服务平台
人卫官网	www.pmph.com	人卫官方资讯发布平台

0~12 月龄宝宝的科学养育

组织编写：苏州大学附属儿童医院
出版发行：人民卫生出版社（中继线 010-59780011）
地　　址：北京市朝阳区潘家园南里 19 号
邮　　编：100021
E - mail：pmph @ pmph.com
购书热线：010-59787592　010-59787584　010-65264830
印　　刷：北京顶佳世纪印刷有限公司
经　　销：新华书店
开　　本：710×1000　1/16　　印张：17　　插页：1
字　　数：270 千字
版　　次：2019 年 11 月第 1 版　2019 年 11 月第 1 版第 1 次印刷
标准书号：ISBN 978-7-117-29050-0
定　　价：79.00 元

打击盗版举报电话：010-59787491　E-mail：WQ @ pmph.com
（凡属印装质量问题请与本社市场营销中心联系退换）

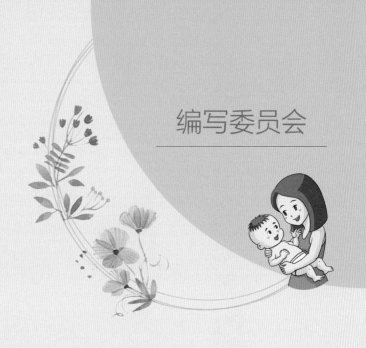

编写委员会

指导专家

孙朝琪　苏州大学附属儿童医院　主任医师、副教授
汪　健　苏州大学附属儿童医院　主任医师、教授、博士生导师

编者（以编写章节先后为序）

巫　瑛　苏州大学附属儿童医院　副主任医师、讲师
张郦君　苏州大学附属儿童医院　副主任医师、讲师
史晓燕　苏州大学附属儿童医院　主治医师、讲师
陈　艳　苏州大学附属儿童医院　副主任医师、讲师
许　艳　苏州大学附属儿童医院　教师、高级育婴师
周万平　苏州大学附属儿童医院　副主任医师、副教授
王　波　苏州市疾病预防控制中心　主任医师
王　生　苏州建设交通职业技术学院　高级讲师
时秋芳　苏州大学附属儿童医院　副研究员
唐叶枫　苏州大学附属儿童医院　研究员、硕士生导师
夏愚伟　苏州大学附属儿童医院　营养师
李　艳　育儿专业写作者

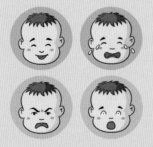

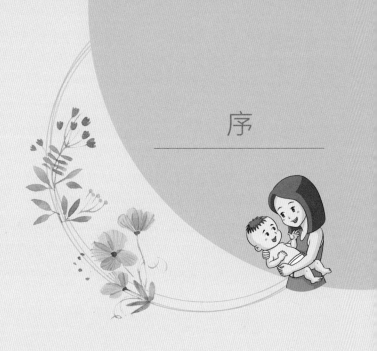

序

　　每每读起育儿类的书籍，总是能够让我感受到扑面而来的生命气息，鲜活而又充满无限的可能性。

　　一直以来，我都推崇由小见大。我想，从宝宝成长的细节中，定然能够看出一个家庭对生活的态度、对美好的追求以及对明天的希望！并且，从一个家庭健康管理、早期教育的缩影，也必然能够看出这个民族的自信与未来！

　　习总书记在健康中国战略中着重强调了完善生育支持和婴幼儿发展，本书也正是秉承了健康儿童行动的思想核心——把健康融入生活，以人民健康为中心，从娃娃抓起，从源头抓起，从预防抓起，力求将各种健康危害因素降到最低。我想这应该也是本书主创们的初衷吧。

　　从头至尾通读这本著作之后，更坚定了我把它推荐给大家的想法。它从生命孕育开始到年满一岁，从营养、玩耍、排泄和睡眠等日常角度入手，将宝宝所需、父母应知之事娓娓道来。将各个阶段婴儿常见疾病的预防处理与丰富的临床经验和实操案例相结合，并且能够深入浅出的展示在大家面前，殊为不易。

　　在如今这个繁荣的时代，孩子们是幸运的。与此同时，给予他们生命之初的父母也被赋予着神圣的角色。尤其是对于初为父母的年轻人，我希望这朴实无华的文字可以给予你们更多的平稳与心安，让你们对孩子有更多的了解与耐心，让你们的爱与温暖陪伴孩子健康快乐成长！

中华医学会儿科学分会前任主任委员

2019 年 8 月

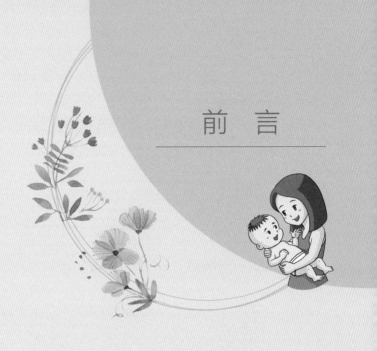

前　言

　　苏州大学附属儿童医院创建至今已有 60 周年，这 60 年是医院从无到有、从弱到强的 60 年，也是见证社会经济发展、医疗技术进步和育儿理念改变的 60 年。相信家长们都有相同的感受：儿童医院的挂号越来越难，而在医生繁忙的诊疗中，医生解释医疗信息的时间也越来越少。我们早想通过一本书来担负起替医生讲解健康基础知识的角色，现在这样的想法变得愈加强烈。

　　苏州大学附属儿童医院的健康讲堂覆盖了众多家庭和育婴师，我们发现，0~12 月龄是父母提出疑问最多的阶段，面对娇弱的小生命，父母既兴奋，又有些不知所措，所以，我们希望本书可以成为家长们的好帮手。

　　那么，到底哪些育儿知识才是家长迫切需要的呢？我们认为，必须具备专业性、实用性和趣味性三个要素。为了更好地编写本书，我们专门成立了一个编写团队，团队中不仅有权威儿保专家、一线临床医师、营养与食品卫生学博士、全国模范教师、高级育婴师，我们还邀请了热心的家长来共同参与。在热烈的讨论中，大家形成了一个统一的认识，要养育出一个健康的周岁宝宝，除了专业的医学知识以外，另外一个重点就是为他们创造一个健康、适宜的环境，充分尊重和鼓励孩子的生存和发展本能。

　　根据孩子的生长发育规律，本书分为九章，从迎接小宝宝诞生开始，到之后的 0~7 天、0~3 月龄、3~6 月龄、6~9 月龄、9~12 月龄宝宝，从发育与玩耍、常见疾病速查，到食品安全，涵盖了 0~12 月龄宝宝的生长发育特点、生长发育评估、科学的"吃、喝、玩、拉、睡"，及日常护理、疾病预防、宝宝课堂等内容，并将一些新的育儿观念穿插在问题和答案之中。同时，本书中还增加了一目了然的 0~12 月龄宝宝的神经精神发育进程折页图和全媒体的育儿科普视频，方便工作繁忙的父母们在碎片时间中也能迅速了解和掌握每个年龄段的关键信息。

我们在此衷心感谢苏州市医学会儿童健康管理分会对于本书的支持，感谢"儿保妈妈"微信公众号对本书编写的大力帮助！

我们衷心希望这些知识能够为家庭育儿排忧解难，庇护孩子们健康、茁壮地成长。由于时间仓促和资料有限，本书中有些知识难免不够完善或有不当之处，欢迎读者批评指正。

苏州大学附属儿童医院

2019 年 8 月

目 录

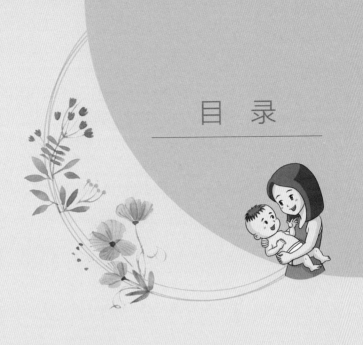

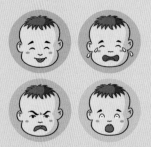

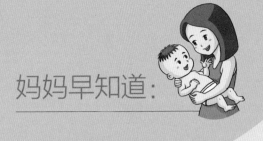

妈妈早知道：

0~12月龄宝宝的科学养育知识导读

1. 最佳的人生开端

最佳的人生开端包括充分合理的营养、良好的健康状况、丰富感知刺激的环境、充满爱心的家庭、和谐社会的氛围。

2. 0~12月龄宝宝的生长发育要点

0~12月龄宝宝的各项生理功能未臻完善、生长发育迅速，需要实施生长监测，提倡母乳喂养，及时添加辅食，合理平衡营养，减少消化紊乱，防止意外伤害，完成计划免疫，抓住关键时期，实现早期综合发展。

3. 脑发育的三要素

脑发育的三要素包括先天基因、抚育环境及合理营养。营养是抚育环境（孕期和出生后）中的重要因素，与大脑及认知能力的发育密切相关。

4. 生命特殊时期

自胎儿娩出脐带结扎开始到未满28天为新生儿期，尤其是初生7天内更为关键。从宫内到宫外要尽快适应新环境，完善各系统器官发育，调整生理功能，妈妈需要牢记9字原则：保暖、喂养、护理、防感染。

5. 体重的正常范围

体重是身体各组织、系统器官、体液的综合重量，反映小儿生长与近期营养状况。出生体重平均3kg，1周岁体重是出生体重的3倍。体重加减

10% 正常，超出 20% 偏胖，低于 15% 偏瘦，同时要考虑身长（身高）的相关。生后前 3 个月增长最快，一般每个月增长 600~1 000g，3~12 个月可参考公式：体重（kg）=〔月龄 +9〕/2。

6. 睡眠与身高有关吗

想知道这个问题的答案，先要知道促进人体长高的激素是生长激素，生长激素的分泌呈脉冲式，频率为 3~4 小时分泌一次，高峰是深睡后 1 小时，高峰分泌量是一天分泌总量的一半以上，夜间分泌量是白天总量的 3 倍。由此得知，晚上 9~10 点前是宝宝睡觉的最佳时间。

身长（高）即头顶至足底的垂直距离，包括头、脊柱、下肢长度的总和。婴幼儿需仰卧位测量，所以称为身长。出生时身长平均为 50cm，1 岁时约为出生时身长的 1.5 倍，即约 75cm。

7. 测量头围的意义何在

头围即头的最大围径（从眉弓至枕骨结节绕头一圈），反映脑和颅骨的发育，胎儿期神经系统领先发育，故新生儿头较大，出生时头围约 33~34cm，6 月龄约 42cm，1 岁约 46cm。小儿头围大小与遗传、头型、疾病有关，周岁头围小于 42cm，需要进行发育评估随访。

8. 囟门大小代表什么

颅骨的发育除头围外，还需用前、后囟门及骨缝闭合时间来衡量。后囟门由顶骨和枕骨形成呈三角形，6~8 周闭合，前囟门由额骨和顶骨形成菱形，1~1.5 岁闭合（最迟 2 周岁闭合）。前囟早闭疑是头小畸形，囟门迟闭要区别于佝偻病、脑积水、克汀病，囟门饱满疑是颅内压增高、囟门凹陷要考虑是否有严重脱水和营养不良。头部骨缝至 3~4 月龄闭合。

9. 人一生有两副牙齿

牙齿的发育是骨成熟的粗指标，人一生有两副牙齿：即乳牙（20 枚）恒牙（28~32 枚）。乳牙是在胎内打基础，恒牙是婴幼儿期打基础。乳牙出牙月龄 4~10 月龄，平均 6 月龄出牙，最迟 12 月龄出牙均属正常，2~2 岁半出齐一共 20 枚。通常 2 岁以内宝宝萌出的乳牙总数约等于月龄减 4~6。

10. 感知觉发育与心理

感知觉是婴儿选择性获得外界环境知识的能力。视觉提供重要信息；听觉促进语言发育；味觉是灵敏（发达）的感觉；触觉是认识世界的手段，嗅觉帮助婴儿寻找安全感（妈妈的气味），综合促进心理发育。知觉是对感觉的加工过程后对事物的综合反应。从小婴儿开始看看美丽画卷听听悦耳歌声，领略大自然风吹草动花香鸟飞，利于宝宝成长为一个耳聪目明、鼻灵舌敏、手脚灵活的健康萌娃。

11. 大运动的头尾定律

运动发展的头尾定律是指自上而下的依序发展：抬头、翻身、坐、爬、站、走，然后是跑、跳等。

抬头：颈后肌发育先于颈前肌，婴儿最先出现的是俯卧位抬头，2~3月龄会抬头挺胸。

翻身：不对称颈紧张反射消失后，翻身动作开始发展。4~5月龄翻身会由俯卧到仰卧，仰卧到俯卧。

坐：随着腰肌逐渐发育完善，6~8月龄从能扶坐到逐渐坐稳。

爬：爬是全身运动，从新生儿匍匐开始打基础，7~10月龄是爬的关键期。

站和走：站立是行走的前提，腰部和下肢运动功能的发育是站立的基础，从新生儿期的踏步反射和立足反射开始，8月龄脊、髋、膝能伸直，扶站片刻，10~12月龄能独站、扶栏杆行走，15月龄可以稳稳地走路，至此，婴儿完成了爬行到"直立行走"的"进化"。

12. 婴儿爬行的好处

爬行是全身运动，有助于体质发展，也有利于脑的发育。爬的关键期是7~10月龄。爬行能锻炼婴儿全身肌肉活动的能力，尤其是四肢活动的协调性和灵活性，使血液循环流畅且促进肌肉骨骼的生长发育；爬行时要抬头，婴儿视野更宽，同时也刺激了前庭功能，促进感觉器官的发育。爬行的进程：一般常见打转——后退——匍匐前进——跪爬，直至熟练爬行。

13. 手的精细动作发育

古语说是"十指连心，心灵手巧"，手是人类活动的主要工具，手指和大脑有着神奇而微妙的关系，调控人体活动的大脑皮质运动区中，手和五指所占的功能区面积，几乎和躯体的其他功能代表区面积相当。手，特别是手指的动作，越精准、复杂和娴熟，越能在大脑皮质建立更多的神经联系，使得大脑变得更聪明。我国教育家陶行知先生也极力主张要解放儿童的手，他说：不许孩子动手，等于扼杀孩子们的创造才智。4~5月龄是婴儿手—眼协调关键期，5月龄大拇指参与握物，9月龄拇指食指拾物、撕纸，早期积极通过手指操、婴儿主动伸手抓握玩具等精细动作训练，可以有效地促进智力提高。

14. 语言是人类特有的

语言要具备三个条件：语言中枢、发音器官、完善的听力。0~12月龄是语言前期，婴儿通过视觉、触觉、听觉等综合感知，开始理解日常用品的名称，并通过成人对婴儿发声的及时恰当应答，逐渐理解语言含义，继而为萌发语言做准备。语言发展阶段：2~3月龄前咿呀作声，6月龄发唇音，8月龄会用肢体语言，9~10月龄是萌发语言关键期，12月龄说出第一个有意义的字，如爸爸妈妈，意味着婴儿真正开始用语言交往。语言发育是儿童全面发展的标志，需要在婴儿期提供充分恰当的语言环境刺激，比如规范的语言。

15. 婴儿气质特点及其分类

气质是什么？气质是个性心理特征之一，是个体对体内、外刺激情绪反应为基础的行为方式。气质是先天的，无好坏之分，但也具有一定的可塑性。气质有9个维度：活动水平、节律性、趋避性、适应性、反应阈限、心境特点、注意广度和持久性、反应强度、分心程度。按以上维度小儿气质分4型：容易型、困难型、发动缓慢型、中间型。婴儿的气质会在一定程度影响亲子关系，根据气质因材施教，更容易培养亲子关系的默契程度。

16. 条件反射与习惯养成

新生儿建立第一个条件反射与进食有关。每次固定的姿势哺乳可以刺激新生儿感知觉、前庭等，在2周左右逐渐形成与哺乳姿势相关的条件反射，吃奶就会变得有规律。所以利用条件反射从0岁开始反复练习，利于培养小儿良好的生活习惯，如睡眠、进食、如厕训练等。条件反射形成和稳定性，个体有差异。

17. 吃

吃的是营养。母乳是小婴儿最理想的食物，10月龄内以奶为主。6月龄内液体状奶可以满足所有营养需求，无需添加其他食物。满6月龄正式添加辅食，从极少量的泥糊状食物开始，如含铁米粉，循序渐进，逐渐向固体食物转换。开荤以鱼为主，易消化，满10月龄加软饭，10~12月龄逐步断奶。断奶后的食物要细、碎、烂、软。

奶量需求：100~120ml/d/kg，日总量不超过800~1 000ml，6月龄后加

了辅食适当减量，断奶后每日还需补充 300~500ml，"奶应伴随一生"。

18. 喝

喝的是水分，水是生命之源，水是人体不可缺少的重要物质，所有生化反应都在水中发生。小儿对水的需要量与能量摄入的食物种类、肾功能成熟度、年龄等因素有关。

婴儿新陈代谢旺盛，水的需要量相对较多，为 110~150ml/d/kg，以后每 3 岁减少约 25ml/d/kg。

小婴儿以奶为主，因奶含水量高，水的摄入量就够了。正常生理条件下，人体通过尿液、呼吸、皮肤和粪便等都会丢失水分。在患病时，如呕吐、腹泻，多汗或气候因素炎热等情况下，使体内水分不足，需要及时补充。

19. 玩

玩也是教育，生活即课堂。父母可以根据婴儿月龄的正常生理、心理发展，创设适宜环境，略为超前一些进行教养。婴儿生长发育分为感知觉训练、大运动、精细动作、语言、认知和社会交往等几个领域，都孕育在日常生活的点滴中。宝宝天生就有求生和发展的本能，明确这一点，父母通过积极、主动参与孩子玩耍和生活，抓住婴儿发展的暗示或是信号，就可以循序渐进的给予鼓励和推进发育。

20. 拉

拉即是排泄：婴儿的大小便是衡量健康状态重要的情报来源。人体不停地吸收各种营养物质，排泄出吸收营养后的各种废物，维持身体平衡和生存需要。

大便次数：添加辅食后每日 1~2 次。颜色正常是黄色、浅褐色、绿色居多。不可红、黑、白色。气味：只吃奶的大便气味略酸。形状薄糊状，逐渐变得坚硬。

尿的主要作用就是用来排泄体内代谢产物，小儿体内水分约占体内的 70%~75%，水经过身体吸收后 60% 的水通过泌尿系统以尿的形式排出，出生一周后可增加至每日 20~25 次，以后逐步延长间隔，至 1 周岁每日 15~16 次，婴儿每日尿量 400~500ml，尿色为淡黄色，轻微芳香，呈弱酸性。排尿异常，包括次数增加，有异味，异色如尿红、黄红、深黄、黄褐、棕或褐、蓝色，乳白色须寻求儿科医生诊断。

21. 汗

小儿出汗要比成人多，这是因为代谢旺盛，尤其是因为婴儿皮肤含水量较大，微血管分布较多，所以容易出汗。小儿出汗有生理性和病理性两种，生理性多汗是机体的自我调节，其在高温环境中活动、玩耍、衣被过厚，甚至吃奶都会大量出汗，借以散发体内热量。

病理性出汗则是在安静情况下，睡眠时可见全身、半身多汗，如佝偻病、低血糖、活动性肺结核、脾虚易感冒者等。人体散热主要通过呼吸道和皮肤，其中皮肤散热占 2/3，呼吸道占 1/3。要了解婴儿冷热，简易方法是用手摸摸婴儿后颈部，以微微有汗为正常。背部有汗，宜用毛巾擦干，"捂汗"容易感冒。

22. 睡

睡是调整。足够的睡眠是保证婴儿健康成长的先决条件之一。睡眠是脑功能活动的一种重新组合状态，与机体的能量保存有关，对脑功能的发育和发展有重要的促进作用。在睡眠过程中氧和能量消耗最少，有利于疲劳消除，睡眠过程中内分泌系统释放的生长激素比平时增加了 3 倍，有利于小儿生长发育。分月龄睡眠时间和节律参见书后附表。建立睡眠规律，培养自行入睡能力是 0~1 岁良好睡眠习惯的重点，也是难点。

23. 预防过敏从出生开始

为什么婴儿过敏风险高？原因一，婴儿免疫系统发育不成熟；原因二，肠道屏障功能不成熟。过敏是一个历程，可能伴随终身，在不同年龄表现不同的过敏症状，所以寻找过敏原、做好预防是关键。常见过敏症状包括：特应性皮炎（例如湿疹）；过敏性哮喘；过敏性鼻炎。食物过敏是最常见引起过敏的原因，是一种由于进食某种食物引起的可重复发生的机体免疫反应，伴有肠道症状和口唇肿胀如呕吐、腹痛、腹泻，婴儿期纯母乳喂养是最佳的过敏预防措施！

24. 笑是身心健康的良方

笑是婴儿一种天生的本能。最理想的教养就是调动积极情绪，促进婴儿身心健康，首先是笑。4~8 周大时迎来宝宝的第一个真正意义上的微笑，对你来说那将是无比幸福，终生难忘的瞬间。随着宝宝与你的交流，越来越多从无意识笑、微笑、出声笑，到大笑……婴儿完成从自发性微笑，到无选择的社会性微笑，再到有选择的社会性微笑的情绪发展过程。笑有利于体格生长，促进早期婴儿认知的发展，是与人交往的桥梁。

25. 阳光是一切生命的源泉

阳光的紫外线和红外线都具有特殊的生物作用。日光中的红外线照射下，皮肤血管先收缩后扩张，促进人体血液循环，增强新陈代谢。在紫外线的照射下，皮肤中的 7- 脱氢胆固醇转化为维生素 D_3，促进身体吸收食物中的钙和磷，有利于骨骼的生长，预防佝偻病的发生。紫外线还有杀菌和消毒的作用，提高皮肤的防御能力。

晒太阳各季适宜时间（以温暖的南方为例）

春秋季：上午 9 点 ~ 下午 3 点。

夏季：上午 7 点以前，下午 5 点以后。

冬季：上午 10 点以后，下午 2 点以前。

注意事项：晒太阳时注意保护婴儿眼睛，背朝阳光方向，并适当补充白开水；玻璃和衣服都会阻挡紫外线，晒太阳时需要裸露皮肤，注意保暖；夏季不宜直接晒，大树荫下折射及散射的紫外线是直射的 40%，能满足婴儿需要。

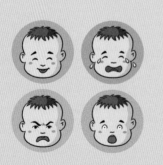

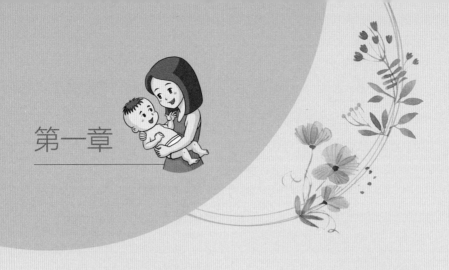

第一章

迎接小宝宝诞生

第一节　和谐的家庭氛围

一、角色转变——初为人母

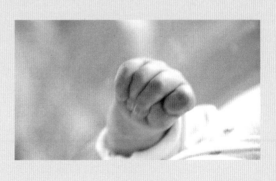

当生命的种子得以冲破泥沙、生根发芽，不论是一如期许、难以自抑的喜悦，还是始料未及、手足无措的迷茫，都请相信，为母则刚！你将会是一个优秀的妈妈！从此刻开始，在近 40 周的日子里，我们将从心理的转变到习惯的养成，帮助你慢慢了解、接纳、包容、喜欢上这个即将降临的小生命，和宝宝慢慢一起成长，和宝宝学会一起坚强，在真正谋面的那一天，能够满怀自信地告诉宝宝："宝宝，初为人母，请多指教。"

1. 做母亲，准备好了吗？

（1）不抽烟：从计划备孕开始，母亲就应该停止吸烟，在整个怀孕期间不仅要做到不抽烟，还要远离吸烟区，避免二手和三手烟的伤害，烟雾会使

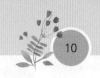

您和宝宝受到尼古丁、焦油和一氧化碳等有害化学物质的危害。

（2）不喝酒：整个怀孕期间母亲不要饮用任何含酒精的饮品，有研究表明：孕期饮酒会导致胎儿酒精综合征（fetal alcohol syndrome，FAS），饮酒过度还会增加流产的几率。

（3）适当运动：如果没有特别的医学禁忌，孕中、晚期每天进行30分钟中等强度的身体活动，可以根据孕妇自己的情况选择，包括：快走、游泳、打球、跳舞、孕妇瑜伽、各种家务活动等。

（4）健康饮食：健康的饮食习惯对妈妈和胎儿的健康都有益，由于胎儿需要的营养全部来源于妈妈，所以在孕期需要摄入营养丰富、均衡多样的食物以满足两个人的需要。孕期的饮食健康、合理膳食、均衡营养是孕育新生命必需的物质基础。建议从备孕开始起就在医生指导下服用叶酸、维生素D或者复合维生素片，以及增加含铁和含碘丰富的食物。其中叶酸缺乏会增加神经管畸形及流产的风险，所以建议准妈妈在怀孕前3个月就开始每天补充400μg叶酸，并持续整个孕期。

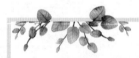

备孕妇女膳食指南

调整孕前体重至适宜水平（体质指数BMI在18.5~23.9范围）。

常吃含铁丰富的食物，选用碘盐，孕前3个月开始补充叶酸。

禁烟酒，保持健康生活方式。

注：BMI = 体重（kg）/ 身高（m）^{2}

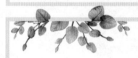

孕期妇女膳食指南

1. 补充叶酸，常吃含铁丰富的食物，选用碘盐。
2. 孕吐严重者，可少量多餐，保证摄入含必要量碳水化合物的食物。
3. 孕中晚期适量增加奶、鱼、禽、蛋、瘦肉的摄入。
4. 适当身体活动，维持孕期适宜增重。
5. 禁烟酒，愉快孕育新生命，积极准备母乳喂养。

（源自《中国居民膳食指南（2016）》）

（5）情绪调整：怀孕初期通常是情绪起伏变化最大的时期，对未来的憧憬及未知的担忧将伴随孕期全程，此阶段身体正大量分泌荷尔蒙，为胎儿生长做准备，荷尔蒙的变化可能让孕妇的情绪很不稳定，焦躁易怒；身体的一些变化，比如心率加快、乳房变大、新陈代谢加快，也有可能会带来困倦感或恶心、晨呕等典型的早孕反应。此时最好的方式是把自己的感受与家人进行沟通，得到亲人和朋友的安慰、陪伴及医生的专业建议，顺应身体的需要，通过各种活动转移注意力，尽量减轻和克服疲劳或恶心的身体反应，比如可以每天听一些明朗轻快的音乐；轻轻抚摸胎动的部位；和胎儿说说话。你要相信即将来临的小宝宝，将给你的小家庭带来无尽的喜悦和生机，你一定可以从容幸福的应付孕期，迎接宝宝的到来。

2. 其他注意事项

（1）药物和补品：怀孕期间避免自主使用所有药物和补品，包括孕前已经在服用的长期疾病用药、感冒药物等，甚至过量服用维生素也可能会导致胎儿风险，所有药物都必须在医生的指导下使用。

（2）风疹、水痘：预防一些最为危险的疾病，比如风疹、水痘，可以备孕期提早进行疫苗接种。

（3）弓形虫感染：猫是弓形虫的主要传染源，如果家庭养猫，尽量在孕前或早期进行弓形虫检查，孕期也不要密切接触猫、狗等动物，避免感染。

产检：通常在怀孕3个月时，你需要到当地产科开始第一次产检、建卡，之后会需要定期产检，这个非常有必要，每次产检都需要和医生取得充分的沟通，了解目前母亲、胎儿的状况，并且知晓所有的注意事项。

阶段	检查项目	检查过程和内容
12~15 周	建卡	空腹 - 挂普通号 - 量血压、测体重、做 B 超 - 录入信息 - 缴费 - 验血验尿 - 心电图 - 白带 - 医生给检验结果 - 建卡完成（一周之后取）
	初诊	空腹 -B 超、血液检查、尿液常规、阴道分泌物检查、心电图检查
16 周	唐氏综合征筛查	空腹 - 唐氏综合征筛查，假如月经周期不准，可能会先复查 B 超以确定胎儿发育孕周与实际是否相符，需要清晨空腹抽血检查，医生还会结合实际情况听胎心音
20 周	常规检查	量宫高、测腹围、听胎心音（到 20 周可以明显感觉胎动，但是胎动还没有规律）

续表

阶段	检查项目	检查过程和内容
24 周	糖筛检查	空腹 - 糖尿病筛查、彩超检查（胎儿器官发育畸形筛查）
28 周	常规检查	血常规（假如是 O 型血，需要知道丈夫血型，并做溶血测定）、尿常规
30 周		尿常规、B 超
32 周		尿常规
34 周		空腹 - 抽血复查肝功能、胆汁酸测定、肾功能、血糖、乙肝五项，尿常规
36 周、37 周		尿常规、胎心监测
38 周		尿常规、胎心监测、彩超检查
39 周		尿常规、胎心监测
40 周		尿常规、胎心监测、B 超

1）除了以上检查项目外，医生还会量宫高、测腹围、听胎心音，并在产检单上记录

2）空腹：前一天晚上 22：00 后不吃饭、24：00 后不喝水，清晨检查完才可以吃东西、喝水

二、何其有幸——初为人父

怀胎十月，对于等待中的父亲来说，确实是太过漫长了。喜悦的同时又夹杂着些许担心，关于孩子也关于大人，将来的孩子是不是健康？长相是不是端正？这 10 个月的路途会平坦吗？妻子的身体情况如何？这些问题不可避免地会在爸爸的脑海里盘旋，对于生理上相对平和的丈夫，此时便应该更多地付出你的耐心和细心，把责任和担当扛在肩头，要给妻子未知的恐惧以信心，不适的身体以关怀，迷茫的心态以鼓励。你需要明白，十月怀胎，不单单因为孩子在母体中的成长需要时间，还因为年轻父母角色和心态的转变需要适应。所以用你的行动去告诉你的妻子和即将到来的孩子："老婆和宝宝，余生岁月，请宽心。"

1. 陪产假时间

各地区的男性陪产假政策可能有所不同，在孕早期，可以提前了解好当时当地及单位的陪产假政策。如果不能有整块的时间陪伴，准爸爸们也要争取更多的陪伴时间，尤其是宝宝出生后的第 1 个月。

2. 关注妈妈的情绪

由于产后激素分泌的变化，再加上新生宝宝来到身边，我们的生活相较之前有了很大的变化，妈妈需要用母乳喂养宝宝，夜间会有睡眠不足，据报

道有超过一半的新手妈妈都会有不同程度的"产后抑郁"，当然，一般这样的情绪变化不会持续很久，大多数妈妈会在几周内振作起来。作为爸爸，如果发现妈妈有这样的情绪变化，不能掉以轻心，当然也不要惊慌失措，要全力帮助妈妈顺利度过这段情绪不佳的时期：

（1）妈妈刚刚生完孩子后，身体比较虚弱，休息不好，会非常疲劳，起初仍有产后阵痛，还要面临母乳喂养的挑战，所以爸爸需要多分担一些宝宝的护理事宜，同时安排好照顾妈妈生活的人和事。

（2）添加新成员后，家人很可能会把注意力都放在这个可爱的小宝宝身上，新妈妈会觉得自己受到了冷落，而且妈妈最在意的还是爸爸的关注（很多妈妈甚至多年以后还会计较爸爸第一眼看的到底是妈妈还是宝宝），所以爸爸可以时不时地赞美妈妈、给妈妈买个礼物，帮助妈妈恢复身体的同时，培养良好的情绪。

（3）如果爸爸发现妈妈的产后情绪特别糟糕，超过 2 周也没有缓解，并伴随着失眠、食欲不振、焦虑或焦躁，甚至有自杀或暴力倾向，一定要尽快寻求专业医生的帮助。

3. 关心自己

作为新手爸爸也会承担起前所未有的压力。妈妈休产假，爸爸承担着家庭主要收入来源，又添了一个家庭成员，开销比之前会多出很多，所以家庭经济压力陡然上升。新手妈妈正手忙脚乱地全身心照顾着小宝贝，对于爸爸的关心会减少很多。新手爸爸和妈妈白天和夜间照顾宝宝、安抚哭闹，常常会有睡眠不足。所有这些压力，也让爸爸的情绪多少会受到影响，甚至"抑郁"，如果觉察到自己有这样的情绪，尽可能找到一个好的方式来为自己解压，如果过了几周仍然缓解不了，或者情绪波动特别大，也是需要去看医生的。

4. 相互信任和陪伴

妈妈和爸爸可能为这个新生命的加入而产生的一系列家庭生活变化而不知所措，这就需要有良好的沟通，来共同度过这些波澜，一起坦然面对今后的日子。在育儿过程中难免会碰到不知如何应对的状况，但是可以在实践过程中逐渐摸索到最适合自己家庭的方法，如果碰到一些专业问题不了解，可以寻求专业儿科医生的帮助，带着孩子定期体检，掌握孩子的生长发育变化，了解应对的方法，这样一定很快会得心应手。当然，宝宝的到来，一定会占用爸爸更多的时间，但是当回到家看到宝宝对着你笑、发现宝宝会吃手了、会翻身了、看着宝宝洗澡时开心地戏水、甜甜地睡觉，一天天见证着宝宝慢慢长大，想象一下，还有比这更有治愈效果的解压放松方法吗？

三、祖父母等整体家庭关系

祖父母/外祖父母是否愿意来帮助带孩子，年轻父母是否希望老人前来帮忙，每个家庭都有其独特的情况，所以在备孕时应开诚布公地谈好这个问题的解决方法。对于大多数中国双职工家庭来说，客观而言确实是需要长辈前来帮助一段时间的。当然这是一门非常高深的"社会关系学"，每个家庭的处理方式各不相同，但总体原则应该还是一样的。首先，要持有一颗感恩的心，老人们把子女养育成人，这一点已经是功不可没；他们放弃自己舒适的退休生活，愿意来帮助一起带孩子更是雪中送炭。其次，要注意求同存异，长辈们拥有非常宝贵的智慧与经验，即便一些育儿知识需要更新，也并不意味着要把所有的经验"推翻重来"，我们要虚心接受老人们的建议和意见，用以参考，当然决定权肯定还是在年轻父母手上的。最后，要注重沟通，年轻父母和老人之间最容易起分歧的便是育儿观念，所以，建议根据每家的具体情况，和长辈们商量好时间安排和分工。

四、家有二宝

随着中国二孩政策的放开，越来越多的家庭迎来了第二个宝贝，随之而来的便是一些全新的挑战。如果确实下定决心要生二宝，那么我们倒是愿意将几条妙计倾囊相授：

1. 适时告知大宝，二宝即将到来。

当你做了要生二宝这个决定后就可以和大宝一起来期待，可以告诉他如果家里有一个弟弟或者妹妹，会有怎样的好处？比如说，会有一个人常常陪着他/她玩；会有人叫他/她作哥哥/姐姐等这样的场景。当你确定怀有二宝了，就需要找到合适的机会，根据家中大宝的实际年龄和理解能力来解释过几个月就要有一个新弟弟/妹妹来到家中的实际情况，对于孩子不需要讲太多，可以带着大宝来情景模拟体验一下，一起去给二宝买小衣服，二宝会睡在哪里，可以和二宝一起玩什么游戏，等等。

2. 在二宝出生之前就要和大宝分床睡，让大宝尽早养成独立睡眠的习惯。

如果大宝还没有断奶或者需要把大宝的房间（或者专属区域）腾出来

给小宝，这些都是需要提前做安排，千万不要让大宝觉得二宝一来，会把属于他的一切全都抢走了。要鼓励孩子尽早和父母分床或分房睡，如果大宝总是需要爸妈陪伴才能入睡，一旦二宝来临，妈妈会花更多的时间陪伴二宝入睡，大宝顿时会感到强烈的被抛弃感，对二宝也会产生怨恨，所以在二宝来临之前，让大宝尽早养成独立睡眠的习惯，这有利于二宝加入后的生活融洽。

3. 有了二宝后也要确保和大宝有一对一的互动时间。

等二宝降生，从产房回到家可以给大宝准备一份喜爱的礼物，可以让大宝摸摸二宝的小手、小脸，二宝刚生下来，大多数时间都是睡眠状态，这时爸爸妈妈还是需要"抓紧机会和时间"抱抱、亲亲大宝，和大宝聊聊天，也会有相当不错的效果。

4. 当大宝和二宝发生矛盾的时候，常常需要"护大不护小"。

二宝作为新成员来到家中，大宝需要一段时间来逐渐适应，二宝很小的时候，主要吃吃睡睡保证安全就好，所以两宝之间发生一些冲突和矛盾时，爸爸妈妈先需要安抚大宝的情绪，帮助孩子处理当下的问题，然后在大宝二宝的生长过程中，逐渐建立良好的家庭秩序。平常需要时时刻刻告诉大宝，全家人还是会一样爱他/她，大宝喜欢的玩具仍然还是自己的，此时还不必要求大宝懂得什么高深的大道理，千万不要和大宝说"你不听话，我就不要你了！"类似的话。

5. 每个家庭成员都做好了有二宝的准备。

对于妈妈而言，生二宝时年龄通常较大，需要尽可能把身体心理调整到较好的状态；爸爸也要明确做好了有二宝的心理准备，愿意并且能够胜任随之而来的两宝爸爸角色；做好老人或者保姆帮助做家务或者带孩子的计划，如果家庭成员之间已经达成共识，那么就欢欢喜喜迎接二宝的到来吧。

第二节 适宜的养育环境

一、房间和床

1. 向阳、通风、温湿度适宜的房间

给新生宝宝准备的房间需要白天能够有和煦的阳光照入；方便通风（但

避免过堂风），不管什么季节，也能够让宝宝房间内有足够的新鲜空气；室温在 18~24℃（夏季和冬季要考虑室内外温差不宜太大），湿度 50%~60%，比较适合宝宝活动，当然也需要及时增减衣服；还需要避开空调或暖气的冷热气流，避免宝宝对着风口；在秋冬季节，室外空气的湿度原本就比较小，取暖后，室内湿度会减少，小宝宝皮肤、鼻腔和呼吸道黏膜会比较干燥，会降低了对疾病的抵抗力，所以这时需要在室内加用加湿器，或者就是在温度较高的地方放上一盆水，增加房间内湿度。

2. 安全的宝宝床

宝宝床需要安全、舒适、耐用结实。挑选时，应选择符合国家安全标准的宝宝床：床栏杆条板之间的距离不要超过 6cm；所有木板上没有刺或者裂缝；栏杆的最低高度至少应为 66cm；边门放下后，床架支撑和边门顶端至少距离 23cm；边门要有一个牢固的闭锁机制；没有剥落的油漆、粗糙的边角、突起的柱子或圆形把手（突出来的木条如果伸出来超过 1.5mm，这个长度足以把衣服挂住，从而可能拽住或者勒住宝宝）。床垫高度可调节，而且要紧贴床头和床尾的挡板；有可移动的轮脚（带轮锁）；床面坚实非常重要，过于柔软的床垫更容易在宝宝面朝下的时候发生窒息风险（这时候的小宝宝还不能自主变换睡眠姿势）。

3. 切忌过度摇晃

将宝宝抱在怀里，或是放在宝宝摇篮里，不停摇晃，催促其入睡，这个方式是不利于宝宝的。不管什么情况下，不管任何人，都不可以过度摇晃宝宝，尤其是新生小宝宝，因为过度的摇晃会对宝宝造成严重的头部损伤，包括眼部损伤、脊柱损伤或影响脑部发育，宝宝可能表现为过度激惹、昏睡、身体抖动、呕吐、抽搐、甚至呼吸困难、昏迷等。如果怀疑孩子遭受了过度摇晃，一定要及时就医。

4. 天然良好的自然环境

宝宝大部分时间生活在室内，每天最好有 2 小时以上去户外活动。户外活动要选择空气新鲜且质量良好，有花草树木，非人群聚集和远离马路的地方，更要避免接触到生病的人。根据气候选择适宜场所，使宝宝经常沐浴空气和阳光，观察室外多种多样的树木花草、人物和车辆，增加丰富的环境刺激。

二、衣着和被褥

1. 怎样给宝宝选购衣服

注意宝宝出生的季节，选择厚薄适中的衣物，选择宝宝服，首先要考虑的就是便利性和舒适性；衣服质地选择纯棉质、好打理的布；选择带按扣而不是纽扣（纽扣不方便，纽扣如果被咬掉或拽掉会不安全）；领口宽敞（不能太紧）；衣服设计方便开档更换尿布；避免使用有潜在危险的长绳或带子，以免缠绕宝宝的身体部位。

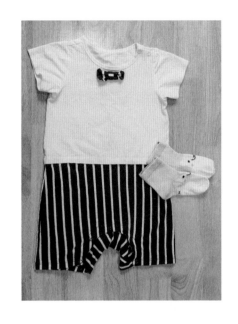

2. 宝宝是否需要用枕头

此期间不需要用枕头。因为新生儿脊柱发育不完善，是直的，没有生理弯曲，平躺状态下，后背和后脑处于同一平面，小宝宝睡姿更自然舒适，到 3 个月左右随着宝宝抬头出现第一个弯曲即颈椎前凸，可以采用 1cm 高的枕头，保持体位舒适。此时尽量选用比较柔软，方便洗晒的枕头，宝宝容易回奶，应尽量保持枕头的清洁。

三、家有新丁物品准备清单

宝宝床被褥（大小约 $1m^2$，夹被，薄棉被，厚棉被）；

3~10 件贴身内衣（套头连体内衣）；

4~7 件带脚套的弹力衣；

1~2 套成套的宝宝服；

3~6 件背心连衫裤；

2~3 件棉绒睡衣；

1~2 件毛衣；

1~3 顶帽子；

1 个宝宝睡袋或带连指手套的防雪装；

2~3 双宝宝袜或短袜；

3 条耐洗的围嘴或轻薄的纱布若干；

3~4 条防水裤、隔尿裤或尿布包（如果考虑用尿布）/ 或者准备若干的纸尿裤；

3~4 条尺寸形状正好的床单；

2~6 个防水垫；

2 条耐洗的毯子；

1~2 条在宝宝车里用的毯子；

2~3 条浴巾；

1 打方巾（口水巾）；

2~5 条宝宝包巾；

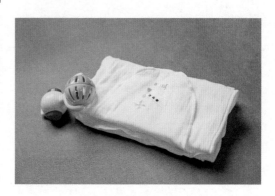

尿布 / 纸尿裤；

宝宝香皂或沐浴液；

无泪配方宝宝洗发水；

宝宝润肤油；

尿布疹膏或尿布疹霜；

凡士林；

湿纸巾；

无菌棉球；

（护理包）温度计，红臀软膏，碘伏；

宝宝指甲刀或者指甲钳；

宝宝吸鼻器；

加湿器；

数字体温计；

母乳喂养：1~2 个 120ml 奶瓶，1~2 个 240ml 奶瓶；

混合喂养 / 人工喂养：1~2 个 120ml 奶瓶，4~6 个 240ml 奶瓶；

配方奶喂养需要准备的用具：奶瓶刷、奶嘴刷、标有刻度的大水罐、量杯等；

吸奶器；

宝宝推车（符合现行的安全标准）；

宝宝安全汽车座椅；

宝宝洗澡浴盆；

宝宝洗脸盆。

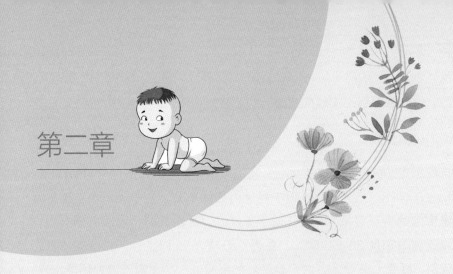

第二章

0~7 天——生命关键时期

第一节 人 生 之 初

这一时期，宝宝脱离母体开始独立生活，逐渐适应发生了巨大变化的宫外环境。从外观上，刚出生的健康足月宝宝大部分都不会特别好看，红彤彤的皮肤；皱巴巴的小脸；比例过大的头；满头黑发或者小光头；浮肿的眼睑；又扁又平的鼻子（有些鼻子上还有很多小白点）；部分新生儿皮肤上还覆盖着一层白色的胎脂（在羊水中用于保护宝宝皮肤），不要担心，它在几天、一周或几周内都会陆续脱落。当第一次面对新生儿，是对期待已久的宝宝有些陌生感？抑或满怀对新生命的喜悦？此时如果你觉得宝宝和想象中有一些差别，或者感觉爱的没有想象中强烈，这都很正常，千万不要失望，因为生命的奇迹正在上演；很快小家伙就会发生很多神奇的变化，此刻是他生命里最需要和你身体亲密接触的时候，更多的怀抱，更多的肌肤接触，更多的观察，随着互

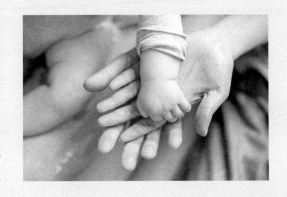

相的熟悉，你会感觉到宝宝越来越像一个无暇的天使，爱便会悄然而生。

一、出生体检

足月新生儿一般体重在 2.5~4kg，我国平均男童是 3.38kg±0.40kg，女童 3.28kg±0.40kg，低于 2.5kg 以下称之为低体重儿，高于 4kg 为巨大儿。足月健康宝宝的特征包括：皮肤红润，弹性好，情绪饱满，吮吸吞咽有力，体温正常（体表温度 36~36.5℃），脉搏 170 次/min 以上，头发分条清楚，外耳廓成型，呼吸心律稳定，哭声响亮。如果给他一个温暖安静的环境，室内光线不要过亮，他会用自己独有的方式适应世界，安静而好奇地注视着周围，愿意与人亲近。

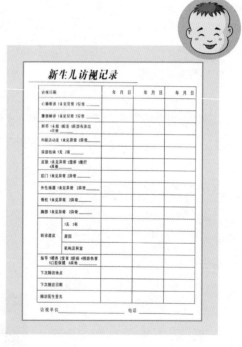

新生儿访视记录（江苏省儿童保健手册）

二、阿普加（Apgar）评分

新生儿出生后 1 分钟医生都会对他进行阿普加（Apgar）评分，来确定新生儿的健康状况，包括五个方面：心率、呼吸、肌张力、对刺激的反应能力和肤色。每个项目都是 0~2 分，总分就是阿普加（Apgar）评分，这些项目在五分钟后再进行一次，得到 7~10 分都是正常的范围，通常只需要进行常规的产后护理即可；得分在 4~6 分的宝宝情况一般，需要反复测试，了解孩子的变化；低于 4 分的宝宝情况就比较危急，需要立即施救，使其恢复健康。

Apgar 评分

项目	得分		
	0 分	1 分	2 分
外观（肤色）	白或蓝	身体粉红，四肢发蓝	粉红
脉搏（心跳）	无	100 以下	100 以上
反应（对刺激的反应）	对刺激无反应	有面部表情	大声啼哭
活力（肌肉张力）	无活力（柔弱或不活跃）	四肢活动	非常活跃
呼吸	无	很慢，不规则	良好（大哭）

接着，护士会给宝宝称体重、量身长，并检查有无疾病症状；并注射维生素 K_1 和卡介苗、乙肝疫苗；同时根据孩子的情况，预防感染，会为新生儿使用含抗生素的眼药膏或眼药水。

维生素 K_1：新生儿出生后一次性注射维生素 K_1 1mg，可预防因维生素 K 缺乏引起的新生儿出血症。

注射卡介苗和乙型肝炎疫苗（适应证按疫苗说明书）。

三、新生儿疾病筛查

儿科医生会为新生儿做疾病筛查，包括听力、眼睛、头部包块、腭裂、锁骨骨折、胎记、先天性髋关节、听心脏杂音、检查肠部功能等。筛查遗传代谢、内分泌疾病，主要是先天性甲状腺功能低下症、半乳糖血症、苯丙酮尿症等。

四、新生儿原始反射

为了在全新环境里生存，宝宝出生的一刻，有很多了不起的技能和先天反射（又称之为原始反射），儿科医生或您可以做一些测试，通过先天反射观察宝宝神经系统是否发育正常。

原始发射是早期正常宝宝中枢神经系统的对特殊刺激的反应，当大脑额叶发育后原始反射就会逐渐消退，如果这些原始反射在新生儿期没有能够引出或者 3~4 个月后还没有消失，通常提示宝宝的神经系统发育异常。

原始反射包括了：拥抱反射、觅食反射、吸吮反射、握持反射、踏步反射和颈紧张反射。

1. 拥抱反射

托住宝宝颈肩部使身体上部离开检查台面（或床），当突然将宝宝的头向下倾斜 10°~15°，宝宝会表现出双手握拳、双臂呈"拥抱"的姿势，通常在 4 月龄消失。

2. 觅食反射

用手或者乳头轻抚新生儿的面颊，宝宝会转向受刺激的方向上，张开嘴巴，准备吮吸，这个反射会让宝宝找到妈妈的乳房或者奶瓶的位置，安全地进行哺乳。通常在宝宝 3~4 月龄后逐渐消失，也可能只会在宝宝睡着时存在。

3. 吸吮反射

当用手或者乳头触碰宝宝的上嘴唇时，宝宝会立刻进行吮吸，通常在 3~4 月龄后开始消失，而表现出自主吮吸。

4. 握持反射

用手或者其他物品触碰宝宝的手掌和手指后，宝宝会把手蜷曲起来，握住你的手指或者物品，而且这个"握力"很大哦，这个反射通常在 3~6 月龄消失。

5. 踏步反射

让宝宝在桌面上或者平整的平面上直立，家长用双手扶住宝宝腋下，宝宝会抬起一条腿，然后换另一条腿，就像在"踏步"一样，这个反射的存在因人而异，通常在 2 月龄后消失，但是这个反射并不预示着宝宝腿部力量好或者将来会早走路。

6. 颈紧张反射

宝宝平躺时，通常会采取类似"防御"一样的姿势：宝宝头转向一边，同侧手脚伸展，而另一侧手脚会弯曲，这个反射的存在也是因人而异，一般 4~6 月龄内消失。

如果爸爸妈妈在家里进行这些检查，发现宝宝并没有这样的表现，先不要着急，因为家长毕竟不像专业医生那样准确、熟练，而且要考虑宝宝当时状态是否配合等因素，可以在体检时寻求医生的帮助和解释。

第二节　吃　和　喝

一、新生儿天生有吃的本能

　　如果妈妈顺利分娩，宝宝也非常健康，新生儿从母体娩出后应尽早开奶（宝宝第一次吮吸妈妈乳头），越早越好，时间掌握在出生后 0.5~1 小时之内为宜；小宝宝出生后 20~30 分钟吮吸能力最强，如果未能得到吮吸刺激，将会影响以后的吮吸能力。吮吸可以增强对乳头的刺激，从而刺激妈妈的脑垂体，多分泌泌乳素，为成功母乳喂养打好基础。另外，早喂奶还可以减轻新生儿生理性黄疸的症状，预防新生儿低血糖和过敏的发生，减少宝宝脑部损伤，减轻宝宝生理性体重下降的程度。

　　你会惊讶地发现，刚出生的新生儿，第一次接触妈妈的乳房，就会寻找乳头，知道如何吮吸乳汁，这是因为新生儿天生就具备三个吃的本能：觅食反射、吮吸反射和吞咽反射。当妈妈第一次轻触宝宝唇边的面颊，宝宝会立即转向被碰触的方向，并开口做吮吸状，这个现象叫"觅食反射"，通常是在寻找乳房；大部分胎儿在 34~36 周就开始稳定地吮吸和吞咽羊水，出生后 1 小时称之为吮吸敏感期，是建立母子相互依恋感情的最佳时间，把乳头或干净的手指轻轻地放入宝宝的嘴中，宝宝就会有吮吸动作，当宝宝嘴里充满乳汁后，会进行吞咽；2~3 周后习惯妈妈乳头触及面颊后，宝宝不再出现"觅食"动作，改为直接吮吸。如果妈妈还只能躺着喂奶，可以微微侧身，请医生或家人帮忙，把宝宝轻轻地放在妈妈胸前，托着宝宝的头部、后背和小屁股，嘴巴达到乳头高度，让宝宝的脸接触到胸部，他会自动寻找乳房吮吸。如果没有寻乳，妈妈可以托住乳房轻顶乳头，刺激宝宝的嘴角几下，鼓励他吮吸。

二、珍贵的初乳

　　产妇在产后最初 7 天分泌的乳汁叫初乳，是人类繁衍中自然形成，也是妈妈给新生儿适应独立生存的最珍贵的礼物。初乳每次可吸出 2~20ml，浓度很高，颜色类似黄油。之后 8~14 天的乳汁成为过渡乳，两周后为成熟乳。初乳内有比成熟乳多 5 倍的蛋白质，特别是富含免疫球蛋白、乳铁蛋白等免疫物质可以覆盖在新生儿未成熟的肠道表面，阻止细菌、病毒的附着，所以初乳被人们称为第一次免疫，对新生儿的生长发育具有重要意义。初乳中的维生素 A 和维生素 C 比成熟乳高 10 倍，维生素 D 比成熟乳高 3 倍，脂肪和糖的含量较低，适于出生后 10 天内新生儿娇弱的消化道消化和吸收。初乳还有促进脂类排泄作用，可以帮助胎便顺利排出；有利于胆红素清除，减轻新生儿黄疸，初乳中的生长因子能促进新生儿未成熟的肠道发育，并有助于减少过敏的发生。所以，妈妈一定要尽早开奶，多喂奶，喂奶越频繁，奶下得就越快，妈妈一定要珍惜自己的初乳，尽可能不错过给新生儿喂养初乳的机会。

早产儿：一般来说早产儿妈妈的乳汁最适合喂养早产儿，非常神奇的是其所含各种营养物质和氨基酸较足月新生儿母乳多，能充分满足早产新生儿的营养需求，而且早产妈妈的乳汁更利于早产新生儿的消化吸收，还能提高早产宝宝的免疫能力，对抗感染有很大作用。如果宝宝早产时间过早，体重过轻，或者宝宝住院治疗，这样的情况，医生可能会根据孩子的情况，给宝宝选择"早产儿奶粉"或"母乳增强剂"等。

三、下奶的前几天

虽然因荷尔蒙调整情况不同，下奶时间因人而异，但一般而言，新生儿出生 2~3 天后，大部分妈妈都能正常下奶了，如果不是第一次做妈妈，可能还会更早些，无论是偏早或晚，妈妈一定要记住产后尽早给宝宝喂奶，垂体泌乳素的分泌主要依靠宝宝的吮吸刺激，因此即使产后妈妈身心疲惫，也尽可能在伴侣或医生的帮助下，坚持多次不定时的按需喂奶；小宝宝因饥饿的啼哭也会刺激母亲分泌催乳素，让宝宝多吮吸乳头，即使吸不到奶水，也会得到安抚，减少哭闹。

四、喂奶的姿势

亲喂母乳，妈妈们切记"宝宝含住的是乳头和大部分乳晕，而不仅仅是乳头"，只要方法正确，即使是扁平或内陷乳头，大部分宝宝仍可成功吮吸到乳汁，如果只是含住乳头，产生奶水较少，还容易引起乳头皲裂。

哺乳前母亲可先用干净的热毛巾湿热敷乳房，促进乳房血流循环。2~3分钟后，从外侧边缘向乳晕方向轻拍或按摩乳房，促进乳房感觉神经的传导和泌乳。

正确的衔接姿势可归为"三贴"，即小宝宝的嘴及下颌部紧贴母亲乳房；母与子胸贴胸；母与子腹贴腹。在小宝宝吃奶的过程中，切记不要"抓头"和"捏腮"。

喂养姿态可归为"三姿"，最常见的是妈妈坐着喂；夜间，妈妈可以躺着喂，但要注意妈妈不能睡着，避免乳房贴住宝宝鼻子，引起宝宝窒息；剖宫产的妈妈可以怀抱宝宝喂奶。

两侧乳房应先后交替进行哺乳，每次哺乳应让乳汁排空。若一侧乳房奶量已能满足宝宝需要，则可每次轮流喂一侧乳房，让两侧乳房乳汁尽可能排空。

母乳喂养姿势：

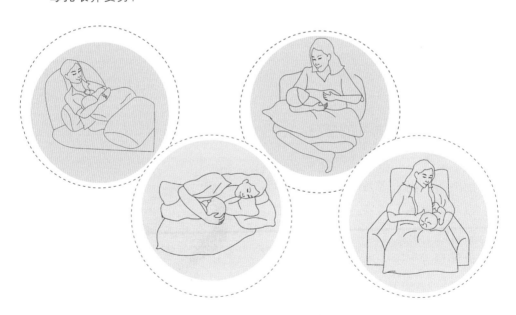

五、可以喂食代乳品吗

到第三天还没有乳汁或量很少，很多妈妈会担心宝宝会饿坏，造成低血糖，影响健康，希望及早给宝宝喂配方奶或糖水。事实证明，足月出生的健康宝宝在出生 2~3 天内，即使吃得很少也能保持健康，因为出生前就在身体里储存了足够的能量，为过渡母乳做准备。同时新生儿出生时胃容量仅 30~35ml，通过频繁的吮吸，少量初乳足够满足生存需要。

过敏风险：宝宝第一口奶如果喂了普通配方奶粉，容易引起湿疹或过敏症状，这种现象称为"奶瓶危险"。

乳头错觉：很多妈妈产后由于疲劳、伤口疼痛，无心给宝宝喂奶，而选择用奶瓶替代。奶瓶上的硅胶乳头长、开口大，宝宝很轻松地就能吸奶，当他们再吸妈妈奶时，就会觉得很难含住，吸起来又费劲，甚至哭着拒绝乳头，这种情况称之为"乳头错觉"，会导致母乳喂养难度增大甚至失败。

六、新生儿生理性体重下降

新生儿生后几天内会由于胎粪排出、水分丢失、初乳量不足等原因出现体重低于出生体重，一般，第一周新生儿出生体重可暂时下降约 7%（<10%），此时，不用担心新生儿饥饿，因为宝宝出生时，体内具有一定的能量储备，可满足至少 3 天的代谢要求，可密切关注宝宝体重，生后体重下降只要不超过出生体重的 7%，且 10 天之内恢复就应坚持纯母乳喂养，生后尽早喂养可降低新生儿体重下降程度，甚至下降过程不明显。

七、不宜哺乳的情况

虽然母乳是给孩子最好的馈赠，绝大多数母亲都可以母乳喂养，但是还是有一些情况下不适合母乳喂养的：母亲感染 HIV（人类免疫缺陷病毒）、患有严重疾病（如恶性肿瘤、心功能不全等）应停止哺乳。乙型肝炎的母

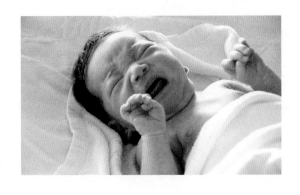

婴传播主要发生在临产或分娩时的胎盘或血液传递，因此乙型肝炎病毒携带者并非哺乳的禁忌（当宝宝接种乙肝疫苗和高价免疫球蛋白双重免疫之后可以喂养）。母亲感染结核病，经治疗无临床症状时可继续哺乳。

第三节 玩

锻炼从新生儿开始——促进感知觉发育

（一）良好的视听觉刺激

刚生下来的宝宝，大多数时间是在睡觉的，越小的宝宝，睡的时间越多，但是只要宝宝是醒的时候，就可以给宝宝进行一些良好的视听刺激了，虽然新生儿的视力比较弱，逐渐发育完善，但是，在宝宝觉醒的时候，宝宝呈仰卧位，你可以和宝宝面对面谈话，宝宝天生最爱看人的面容，用爸爸妈妈有爱的目光来吸引宝宝，当他注视你的脸后，慢慢移动你头的位置，设法吸引他的视线随你移动的方向。慢慢地，还可以利用一些颜色鲜艳的小球或者小玩具在身体上方20~30cm处悬挂，或者拿着吸引宝宝的注意，等宝宝看到后，将玩具边摇边从水平或垂直方向移动，使宝宝目光随玩具移动，另外还可以给宝宝看黑白的不同图形或者彩色的图画，即使宝宝不懂图画的内容，丰富新奇的视觉刺激，宝宝可能会很感兴趣，也有利于宝宝大脑的发育。

宝宝的听力在新生儿期间已经发育比较好了，新生儿大多喜欢听人声，尤其是自己母亲的声音，爸爸妈妈可以在宝宝耳边（距离10~15cm）轻轻呼唤他，使他听到你的声音后设法转过头来。宝宝这时小，很容易疲劳，表现为对视听刺激没有反应，此时训练应暂停，让宝宝休息片刻，等宝宝对刺激再次有反应时再训练。一般每次视听的训练大概10分钟左右就好。

异常信号：1月龄的宝宝如果在清醒时对很大的声音都没有反应，就需要找专业医生检查诊断。

（二）神奇的味觉

新生儿就有良好的味觉，从出生后就能精细地辨别不同的味道，大多宝宝天生喜欢甜味，对于酸或者苦的味道会有不愉快的表情。

（三）敏感的触觉

宝宝刚生下来，触觉器官发育良好，全身皮肤都有灵敏的触觉，宝宝哭闹的时候，把宝宝抱起来，贴着妈妈的怀中，或者轻拍着孩子，宝宝常常能够通过这样的触觉刺激，听到妈妈的心跳，而停止哭闹。新生儿对不同的温湿度，不同的质地反应敏感，嘴唇和手是触觉最灵敏的部位，对新生儿进行抚触可以促进宝宝神经系统的发育。

（四）美妙的嗅觉

新生儿还能认识和区别不同的气味，当他们开始闻到一种气味时会有心率较快、活动量改变的反应，并能转过头朝向气味发出的方向，同时表现出对乳味，尤其是自己妈妈母乳的偏爱和区分。

第四节 拉

大便从墨绿色变成金黄色

新生儿会在出生后 24 小时内排尿排便，宝宝的尿液色黄透明，一开始比较少，后面逐渐增多，便便在 24 小时内排出，呈棕褐色或者墨绿色黏稠大便，医学上称为胎粪，一般需 2~3 天排干净后，开始正常的排便，一般 2~5 次 /d，母乳喂养的大便次数较多，呈金黄色，偶尔会有绿便，或有酸味，或呈"颗粒状"，偶尔会带有黏液，也有宝宝一天排便 7~8 次，只要宝宝精神饱满，吃奶良好，身高体重头围增长正常，妈妈不必担心。奶粉喂养的宝宝排便次数偏少，比较干燥，有臭味，如果奶粉糖分偏多，大便可能变软，比母乳宝宝的大便更易成型，颜色从土黄到黄棕或棕绿都有可能。

第五节 睡

一、睡眠的重要性

人一生有 1/3 时间在睡眠中度过，越小的宝宝睡眠时间越长。睡眠对于人体尤其是婴幼儿有非常重要的意义：①恢复精力和体力；②促进神经系统发育和学习记忆；③促进体内重要激素的分泌。

二、新生儿睡眠规律

新生儿的睡眠周期通常为：浅睡 - 深睡 - 活动睡眠 - 清醒。不断循环，在新生儿期，每一循环大约持续 40~45 分钟。睡眠时间在每个年龄段都有很大的个体差异。

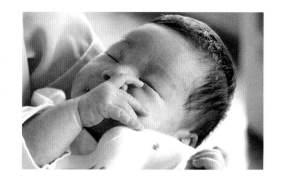

此期睡眠特点：新生宝宝正在适应母体外的生活环境。

1. 昼夜节律不明显。

2. 睡眠结构中有很多活动睡眠，比如在睡眠中微笑、皱眉、吸吮、肢体抖动等情况，这常常被误认为是宝宝睡眠不安，这时新生儿睡眠分化不完善，会在发育过程中逐渐完善的。

三、睡眠环境

房间温湿度适宜；白天尽可能自然光线，宝宝醒着的时候多玩耍，夜间睡眠房间光线暗；为避免猝死综合征的发生，不建议小宝宝与成人同床睡，宝宝床可以靠近母亲的床，便于夜间哺乳和护理；床垫不能太软；新生儿睡眠时采取仰卧位；不建议使用枕头。

第六节 护 理

一、新生儿第一周护理要点

新生儿特别是围生期（胎龄满 28 周至出生后 7 天为围生期）是一个生命过程的关键时期，由于小宝宝自身的生长发育及周围环境发生着巨大的变化，生理调节和适应能力不够成熟，容易发生体温不升、体重下降等现象，也易发生各种疾病，如产伤、窒息、溶血、感染或有先天性畸形等。

保暖：宝宝在妈妈子宫内浸泡在 37℃ 左右的羊水中，一出生，环境温度较宫内低，首先面临的是宝宝需要自己调节体温，刚出生几分钟，体温下降

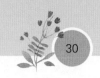

是普遍现象，首先可以采取的是尽可能多让母亲与新生儿皮肤接触或袋鼠式护理（kangaroo mother care，KMC），顾名思义，就是用毛巾擦干宝宝身体后尽快让新生宝宝身体贴着妈妈的胸部，然后再用干爽的毛巾包裹住妈妈和宝宝。新生儿衣着干爽，松软，生后几天戴小帽子，尤其是体重轻的新生儿，当早产儿情况稳定后，即可尽早开始袋鼠式护理。

有条件的产房可以通过护士调节好产房温度，新生儿室的室温保持在25~28℃。体温关系到宝宝的健康状况，一定要注意观察。室内环境的温度和湿度跟随外界气温变化而进行适当调整，温差不宜太大，特别是冬季，有条件的家庭室内温度保持在18~24℃，湿度以50%~60%为宜，如果发现新生儿发热或体温不升，首先观察是否因环境温度影响产生过热或散热失衡，大多数此类情况都提示患有疾病，需及时就医，交由儿科医生综合判定和处理。

体温不升 （腋温）	正常 （肛温/腋温）	低热 （腋温）	高热 （腋温）	超高热 （腋温）
<35℃	36.5~37.5℃/36~37℃	37.5~38℃	>39.5℃	>40.5℃

二、怎样抱

宝宝在这个阶段，刚出生到3月龄前，头部的控制能力没有发育健全，所以新手爸妈在抱的时候，一定要避免把宝宝的头部左右或者前后晃动，如果抱宝宝时，是平躺在怀中的姿势，需要用手轻托住宝宝的头部；如果他愿意竖直的姿势，则要用手托住他的头颈部，而且要把宝宝的头靠在爸妈的肩部，以便宝宝累了及时"休息"。有宝宝躺在怀中是非常温暖和有爱的感受，相信爸爸妈妈们几天就会得心应手地抱好宝宝了。

三、穿衣和脱衣

对于新手爸妈，给眼前这个"不配合"的小宝宝穿衣服，一定是个挑战，所以可以学习以下几个方面，会更加轻松：

选定一种易穿脱的衣服，比如颈部较宽松的衣服就比较好；裤裆处最好是有按扣或者纽扣（不易松动）的；袖子相对宽松；面料柔软而稍有弹性。

只在需要的时候再换衣物，平常喂奶时，可以垫一个棉质围嘴；如果只

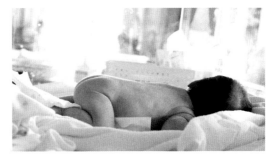

是局部有一些吐奶等，可以用纸巾擦掉即可。

在平整而且空间相对比较宽松的平面上穿衣服，可以把宝宝放在衣服上略下一些，便于手脚伸出去。

换衣服的时候，可以和宝宝聊聊天，"伸伸手、伸伸脚、妈妈给宝宝穿衣服"等，这样做，除了可以转移宝宝的注意力不至于无聊，而且对宝宝语言的出现也很有帮助哦。

给大一些宝宝穿衣服之前，用手把衣服领子撑开，轻轻地套在手上，然后拉下来，过程中不要太快太用力，避免摩擦到宝宝的耳朵和鼻子，也不要盖住宝宝的脸时间过长，不然宝宝会感到害怕，拉下来衣服的时候，还可以和宝宝玩"捉迷藏"游戏，"妈妈在哪里啊？在这里！"这是非常好的亲子游戏的时间哦。

小宝宝的衣服最好不要有拉链，一来，宝宝碰到凉凉的拉链会不舒服；二来，不能让拉链不小心夹住宝宝娇嫩的皮肤。

四、包裹

给宝宝包襁褓，可以让一些宝宝镇静并减少哭闹，尤其是在患有肠痉挛时，但是不要包的特别紧，不要过热，或者有些宝宝就不喜欢被"限制自由"那就不要包裹了。

下面是包裹的方法步骤：

1. 将毯子铺在床上，将一个布角向里折约 15cm，将宝宝斜放在毯子上，头放在折角上。

2. 拿起宝宝左边的角盖住左手，穿过宝宝的身体，抬起右臂，将这个角压进宝宝的右侧身体。

3. 折起底角，将其盖过宝宝的身体，并塞入之前的布裹中。

4. 折起最后一个角，盖过宝宝的右臂，塞入左侧背后。

新生儿刚从妈妈的子宫里出来，并不喜欢四肢过度伸展，喜欢这样包裹好，在哄宝宝时就可以尝试这样包裹，但是有的宝宝并不喜欢，当然不必强求一定要包裹，有的宝宝喜欢手自由活动，那就可以把毯子包在手臂下，当

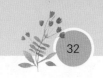

然家长们也可以自创一些比较合适宝宝的襁褓，但是宝宝慢慢长大，使用襁褓的机会也会越来越少。

五、尿布和纸尿裤

尿布还是纸尿裤？

奶奶说：给宝宝用棉质的尿布好，省钱、透气，最多就多洗洗。

妈妈说：还是给宝宝买一次性的纸尿裤比较好，方便、屁屁干燥，最多就花一些钱。

奶奶说的有道理；妈妈说的也没有错，但是到底用尿布还是纸尿裤，需要家庭成员根据家庭情况商量决定，当然也可以选择两种结合使用。

尿布使用注意事项：尿布选择颜色浅、纯棉质地的；多准备一些以便替换；尿布需要勤换；包尿布的正确方法：将尿布整理好，折成长条状，一段置于新生儿臀下低于腰部的地方，另一端折过来覆盖在小腹上低于脐带的部位；注意不要把尿布兜到宝宝的上腹部（要在脐下部位）；不要用刚暴晒过的尿布；不用火炉烘干尿布，女孩后部垫的厚一些（多一层），男孩前部垫的厚一些。

使用纸尿裤的注意事项：

首先需要选择品质优良、厚薄适中、透气舒适、吸水程度强的纸尿裤；还需注意：勤换纸尿裤，一般需要每隔2~3小时更换一次，一开始可能是每天10次，逐渐减少到六次。如果宝宝有大便拉在尿片上，应该马上更换，并且用温水和棉

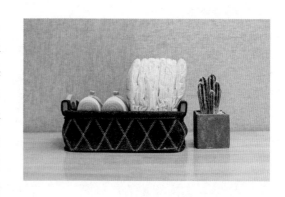

纱布清洗宝宝臀部，清洗之后，要等小屁屁完全干燥了，再换新的纸尿裤，如果小屁屁上有些发红，妈妈可以涂抹一些软膏（氧化锌或者鞣酸）。纸尿裤还需要选择大小适宜的，不能包得太紧，一般包好之后，粘贴处能伸进去两个叠在一起的手指头比较合适，当然纸尿裤也不能包得过松，这样很容易将便便侧漏出来。另外，每天都要检查宝宝的屁屁，观察是否有红肿，大腿是否有勒痕，有没有皮肤过敏的现象等。

六、脐带护理

脐带根部就是宝宝与母亲密切联系的最后残余，出生后几天，它会变黑，通常 1~4 周后自然脱落，所以爸爸妈妈需要保持这部分的干燥，不要给脐带断端外敷任何药物，不要在脐带上缠绷带、盖纸尿裤或紧紧系上其他东西，脐带暴露在空气中并保持干燥有利于脱落。在穿尿布时，将尿布前端下折到肚脐以下，以免沾到尿液；给宝宝洗澡时不要选择全身浸在盆中，以免弄湿肚脐；每天洗过澡后，可以用碘伏用棉签蘸好涂在宝宝肚脐根部；如果肚脐周围变红或渗出液体、出现异味，应去看医生。

七、皮肤护理

皮肤是宝宝调节体温、避免微生物和毒物侵害的保护屏障，新生儿皮肤娇嫩柔软，也非常脆弱，清洁和护理非常重要，无论是每日清洁还是按摩抚触，都十分利于宝宝的健康和亲情的建立。

宝宝皮脂腺分泌较为活跃，以乳制品为主要食物，油脂分泌过多，给细菌和微生物繁殖提供有利条件，同时免疫系统尚未完全发育成熟，抗感染的能力较差，容易产生各种皮肤感染和损伤；另外宝宝汗腺分布比成人密集，排汗功能差，热量和汗液的刺激易引起痱子。宝宝的皮肤渗透性强，角质层薄，一些成人清洁用品和护肤品，特别是激素类制剂或偏酸偏碱的化学类物质，容易被宝宝皮肤吸收，产生不良反应，所以应尽量选择无刺激的洗护产品，避免使用成人用品。

八、湿疹

这时如果看到宝宝脸颊、额头或者头皮上发红，出现小丘疹，摸上去有点毛毛躁躁的感觉，这样的情况有可能就是湿疹，如果严重需要看皮肤科医生，如果不严重，需要尽量保证纯母乳喂养，减少过敏的风险，纯母乳喂养的宝宝若仍有明显的湿疹，这时妈妈也需要在医生指导下规避牛奶等有可能通过乳汁致敏的食物，另外注意皮肤清洁后充分保湿（用低敏的宝宝润肤霜）；用温水洗澡，不要用任何洗发沐浴露；穿棉质的衣服，不要穿硬的、有刺激性的衣服。

九、溢脂性皮炎

溢脂性皮炎又称乳痂，是出现在小宝宝头皮上粗燥片状脂溢性的痂状物质，每天为孩子洗头发时，可以尝试用"初榨橄榄油"或者"宝宝润肤油"涂在宝宝头上多涂几遍后，再用清水洗净，通常这样的情况会自愈。

十、脐炎

如果孩子的脐带残端附近发红，甚至伴有脓性分泌物，并有触痛，这样的情况必须尽早去看儿外科医生。

十一、沐浴

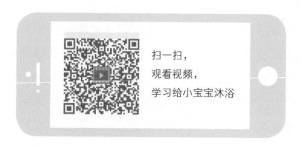

扫一扫，
观看视频，
学习给小宝宝沐浴

宝宝从刚生下来，新生儿期间，只要室内温度允许，通常建议天天都洗澡；炎热的夏天可以洗2~3次，妈妈最好选择在每天晚上睡觉前固定时间给新生儿洗澡，这样有利于助眠。

1. 洗澡步骤

（1）先把房间温度调好，最好在24~26℃，然后放洗澡水，水温调至38℃左右。

（2）帮新生儿脱掉衣服，然后用浴巾包住。

（3）将新生儿抱起，让他平躺在自己怀里，手护着他的头颈。

先洗头部，用水淋湿新生儿的头发，用清水洗净，擦干，然后洗脸，先洗眼睛，毛巾角沾水后由内眼角向外眼角的方向擦洗，把眼角的分泌物向远离眼睛的方向带离，然后换一个毛巾角擦另一只眼睛；再换毛巾角洗脸部，由脸的中央向两侧耳朵方向擦洗。注意洗头洗脸的时候不要让水流到耳朵和眼睛里；接下来洗身体，先洗上半身，洗完上半身，换条毛巾洗下半身，洗完一段就用浴巾包裹一段保暖。腋窝、皮肤褶皱等地方不要漏洗。洗下半身的时候，先洗阴部，不论男女宝宝都要从前向后擦洗，最后洗干净新生儿的腿脚、背。

注意：最好不要用沐浴露，如果要用，需要选择低敏低刺激的沐浴露，而且不是每一次都用，并一定冲洗干净。

洗澡的时候要特别关注脐带残留物，最好是不要碰到水，每次洗完澡后用碘伏擦拭脐带由内向外给脐带充分消毒。

2. 以下情况不要洗澡

（1）打疫苗后 24 小时内不要给新生儿洗澡。

（2）皮肤有损伤。

（3）身体不舒服，生病时。

十二、享受亲密抚触

抚触对于新生儿体重增加等健康发展，及父母与宝宝之间的情感交流都有着重要的意义，抚触可以促进宝宝发育最早是从早产儿的身上发现的，这些隔离在保温箱里的小家伙比健康宝宝受到爱抚和拥抱的机会要少得

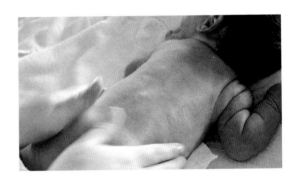

多。佛罗里达州迈阿密大学医学院抚摸研究中心研究发现，一组被按摩的早产儿和没有被按摩的对照组比较，结果表明按摩组的宝宝体重增加更快，且比其他宝宝早 6 天出院回家，且当他们 8 月龄大的时候，被按摩的宝宝体重增加的更快，发育状况比没有被按摩的宝宝要好。

1. 注意事项

各种宝宝按摩模式不完全相同，不必拘泥某些刻板固定的形式，但有基本的方式：

（1）有适度的压力（不是轻触或挠痒的方式）。

（2）妈妈或抚养人抚触过程中的微笑和表情、轻柔的语言、脸对脸目光的对视，有效地吸引宝宝的注意力，会对宝宝的情感情绪发育起到积极的作

用，同时抚触也会使妈妈受益，有研究表明，产后抑郁症的妈妈按摩她们的宝宝后，抑郁程度得以减轻。

（3）爸爸参与抚触利于亲子感情表达和亲密度发展，特别是爸爸的声音，更容易吸引宝宝目光接触、微笑、发声和亲近反应。

（4）按摩程序：先从头部开始，接着脸、手臂和手、胸、腹、腿和脚，然后是背部。

每个部位需按摩2~3遍。

宝宝身体上较小的区域用手指尖，大些的部位用手指、掌心或整个手掌。

开始动作要轻柔，然后适当增加压力，不但刺激皮肤感觉神经末梢，压力觉可刺激深部感受器。

按摩时间开始数分钟，逐渐延长到15~20分钟。

按摩最好在两次喂奶中间进行或在洗澡以后。

室温在22~26℃为宜。

按摩前先用温水洗手，可用宝宝润肤油倒少许在手心作为润滑剂。

给宝宝脱下衣服，躺在铺有垫子的床上、桌上。

按摩是非常好的亲子情感交流的最好时光，可自由轻松地进行，可用轻音乐伴奏，边按摩边和宝宝面对面交流谈话。

要密切注意宝宝在接受按摩过程中的反应，根据宝宝反应调整按摩的方式和量、力度。

宝宝如果正在患病，应暂停按摩。

2. 按摩方法

（1）准备姿势。

（2）头面部

1）两拇指从下颌部中央向两侧向上滑动，让上下颌形成微笑状。

2）两拇指从额部中央向两侧推。

3）两手从前额发际抚向脑后，最后两中指停在耳后，像梳头样动作。

（3）胸部

用手在宝宝胸部两侧从中线开始弧形按摩。

（4）腹部

两手依次从宝宝右下腹向上再向左到左下腹移动，以顺时针方向画圆。

（5）四肢

两手抓住宝宝胳膊，交替从上臂至手腕轻轻挤捏，像牧民挤牛奶一样，然后从上到下搓滚。对侧手臂做法相同，下肢手法相同。

（6）手和足

用两拇指交替从宝宝掌心向手指方向推进，从脚跟向脚趾方向推进，并捏搓每个手指和脚趾。

（7）背

以脊椎为中线，双手与脊椎成直角，往相反方向移动双手，从背部上端开始移向臀部，再回到上端；用食指和中指从尾骨部位沿脊椎向上按摩到颈椎部位。

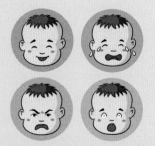

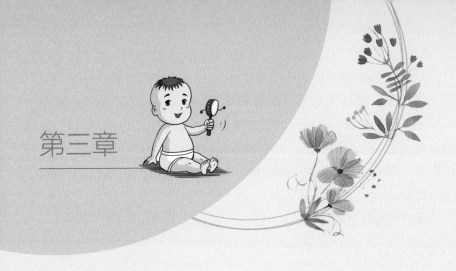

第三章

0~3 月龄

第一节 本阶段宝宝的特点

一、综述

第一周后大部分宝宝都从医院安稳回到家中，妈妈渐渐熟悉了宝宝的吃喝玩拉睡，有了一个良好的开端，随之而至的则是新一轮的挑战。

满月前的小宝宝双手紧握小拳头，用大拇指包裹着其余四指，蜷曲如小猫，大部分时间都在睡觉，除了吃和哭的时候会醒来一会儿。看似什么都不做，实际上宝宝此时处于非常迅速的生长发育时期，尤其是脑发育。足月出生的宝宝在第一个月，体重增加可达 1~1.7kg，出生后 3~4 月龄体重可达出生时体重的 2 倍。

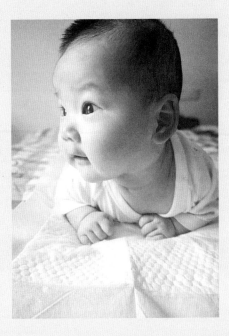

到了2~3月龄，宝宝清醒的时间越来越多，四肢躯体有所放松，双手手指可以松开，逐渐学会抓取物品，经常趴着锻炼或抚触的宝宝，可以抬头胸部，仰卧时挥动小手小脚的动作越来越流畅，嘴巴里发出咕咕声和笑声。此时最依恋的还是妈妈，随着生活的规律，妈妈可以安顿下来，腾出一些时间，陪孩子玩耍。

新生儿黄疸可见本书第214页。

二、体格生长

2015年中国九市城区儿童体格发育测量值。

男婴

年龄组（月龄）	体重（kg）	身长（cm）	头围（cm）
0~<1	3.4±0.4	50.4±1.6	34.0±1.4
1~<2	5.0±0.6	56.3±2.1	37.7±1.2
2~<3	6.2±0.7	60.2±2.2	39.5±1.1

女婴

年龄组（月龄）	体重（kg）	身长（cm）	头围（cm）
0~<1	3.3±0.4	49.8±1.6	33.7±1.3
1~<2	4.6±0.6	55.2±2.0	37.0±1.2
2~<3	5.7±0.6	58.9±2.1	38.6±1.1

备注：身长、体重、头围的均值及加、减一个标准差。

三、神经精神发育进程表

	大运动	精细动作	语言	认知	社会交往	情绪，情感
出生~	俯卧位试抬头； 用力地踢脚和四肢运动； 靠肩抱竖头数秒	手握拳；有时手放进口内	哭叫；感知语言音节	视觉：看的距离20cm 听觉：有听的定向力，约15cm 良好的味觉；敏感的触觉；	对脸、声音有反应性的笑；喜欢看人脸，看红球；	用哭来交流，用不同哭表达不同的需求；哭闹时听到母亲的呼唤声能安静；

续表

	大运动	精细动作	语言	认知	社会交往	情绪，情感
出生~				喜欢看人脸、颜色鲜艳的物体和图画	逗他时有反应	对话和抱着时表现安静。当抱着时，小婴儿表现独特的有特征性的姿势（如紧紧蜷曲像一只小猫）
1月龄~	俯卧位时抬头45°，竖抱时头竖立片刻	触碰手心紧握拳，握拳会放开，看手；将手经常放进口；无意识抓住玩具放入口内	区分音素，发喉音，逗引时有反应，能发出"咕咕"声	当物体消失，注意片刻；视觉距离加大，喜欢看活动的人和物体	常常因缺乏爱抚而啼哭；自动微笑	安静听轻快、柔和音乐
2月龄~	俯卧位抬胸；抬头45°~90°，逐渐会以肘支撑抬起头和胸部，能自如转头；手到中线	抓拨浪鼓；手无意识拍打物体；有伸手抓物的动作	咿呀；发α、o、e元音（清晰）	能跟踪鲜明的东西，视线跟随180°	明显看见人脸会笑，甚至笑出声，社会性微笑	哭的时间减少，哭声分化；能辨别不同人说话的声音，及同一人带有不同情感的语调

四、体检

按照国家基本公共卫生服务规范，宝宝从医院出院后会有一次新生儿访视和一次满月体检。

新生儿出院后1周内，医务人员到新生儿家中进行新生儿访视，同时进行产后访视。了解出生时情况、预防接种情况，在开展新生儿疾病筛查的地区了解新生儿疾病筛查情况等。观察家居环境，重点询问和观察喂养、睡眠、大小便、黄疸、脐部情况、口腔等。为新生儿测量体温、记录出生时体重、身长，进行体格检查，同时建立《0~6岁儿童保健手册》。

新生儿满28天后，在乡镇卫生院、社区卫生服务中心进行随访。重点询问和观察新生儿的喂养、睡眠、大小便、黄疸等情况，对其进行体重、身长测量、体格检查和发育评估。

对于低出生体重、早产、双多胎或有高危因素的新生儿，出生后的体检通常需要每个月到当地儿童医院或者妇幼保健院高危儿专科就诊并进行管理。

满月健康检查记录

随访日期 _____ 年 ___ 月 ___ 日　　实足年龄 _____ 月 _____ 天

体重 _____(Kg) 评价 _____ 身长 _____(cm) 评价 _____ 头围 _____(cm)

面色　1红润　2黄染　3其他 _____

皮肤　1未见异常　2异常 _____

前囟　1闭合　2未闭 _____ cm × _____ cm

颈部包块　1有 _____ 2无

眼睛　1未见异常　2异常 _____

耳　　1未见异常　2异常 _____

口腔　1未见异常　2异常 _____

胸部　1未见异常　2异常 _____

腹部　1未见异常　2异常 _____

脐部　1未脱　2脐落　3脐部有渗出　4其他 _____

四肢　1未见异常　2异常 _____

肛门/外生殖器　1未见异常　2异常 _____

户外活动 ____ 小时/日　　服用维生素D ____ IU/日

两次随访间患病情况　1无　2肺炎 ___次　3腹泻 ___次　4外伤 ___次　5其他 _____

其他 _____

转诊建议　1无　2有

原因： _____

机构及科室： _____

指导 1科学喂养　2生长发育　3疾病预防　4预防伤害　5口腔保健

　　 6其他

检查单位 _____

下次检查日期 _____ 年 ___ 月 __ 日　　检查医生签名 _____

满月健康检查（江苏省儿童保健手册）

第二节　吃　和　喝

一、母乳喂养指导

（一）母乳的好处

1. 让宝宝头脑聪明

母乳中含有的优质蛋白质、必需氨基酸及乳糖较多，有利于宝宝脑的发育；含有不饱和脂肪酸，如亚油酸、卵磷脂、鞘磷脂，可以促进宝宝大脑细胞增大分化，促进中枢神经系统发育；此外，母乳中含有生长调节因子，如牛磺酸，这些营养均有利于宝宝大脑的发育。

2. 营养全面

母乳营养全面均衡、丰富，容易消化吸收，是宝宝最合适的天然食品。母乳中含有优质的蛋白质，白蛋白以乳清蛋白为主，不饱和脂肪酸较多；乳糖量多，又以乙型乳糖为主，可以促进乳酸杆菌生长，能预防肠道疾病；微量元素如锌、铜、碘较多；维生素 A、维生素 C 和维生素 E 含量高于牛奶；钙磷比例 2∶1 适宜，利于吸收，较少发生低血钙症；有较多的消化酶，如淀粉酶、乳脂酶，有利于宝宝消化。

3. 免疫力强

母乳喂养的宝宝，抵抗能力较强，较少有呼吸道感染和腹泻的发生，这是因为母乳中含有分泌型的 SIgA、乳铁蛋白、双歧因子等大量具有活性的免疫因子，可以保护呼吸道和肠黏膜不受细菌、病毒的侵害，这是其他食物所不具备的。

4. 不易过敏

母乳喂养的宝宝不易引起过敏，因为母乳中的蛋白质是宝宝的同种蛋白质，具有低敏的特点。同时，母乳中含有一些免疫抗体和双歧因子，可以帮助宝宝减少过敏的发生。

5. 经济实惠

母乳直接喂哺，既方便又经济。母乳几乎无菌，温度接近体温，哺乳量随宝宝需要自然调节，不会过量，较少产生宝宝肥胖症。

6. 情感纽带

母乳喂养不仅可以促进母婴情感交流，产生母婴依恋情绪，建立母婴情感纽带，促进宝宝智力发展，而且宝宝吮吸乳房，可以有效促进妈妈分泌催产素，加强子宫收缩，防止产后子宫出血，此外，还可降低妈妈乳腺癌和卵巢癌的发生率。

如果妈妈膳食营养丰富均衡，除维生素D和维生素K外，母乳喂养一般都能满足宝宝生长发育的需要。值得注意的是，新生儿出生后应注射维生素K，预防新生儿出血症。

（二）如何促进母乳喂养成功

1. 建立信心

我可以很好地完成！这是新手妈妈在开始喂养时应有的态度。尽管我们已经认识到母乳是宝宝最理想、最完善的食品，但近年来由于产后恢复慢、出乳少、担心喂养不足、配方奶厂商宣传，以及母乳喂养对妈妈造成的紧张感等原因，母乳喂养的比例和持续周期都较20年前有所降低。数据表明，在正常的喂养下，绝大多数妈妈的乳汁是足够喂养宝宝的，新手妈妈可以通过向专家咨询、与产科和保健医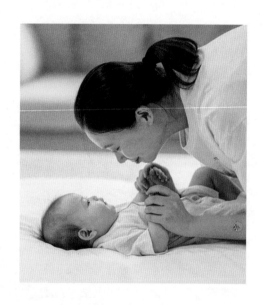生定期沟通、向有经验的朋友学习以及阅读书籍等获得足够知识和有效的帮助。树立信心、保持良好情绪，是母乳喂养成功的关键。

2. 乳房准备

早在孕期第16周，你的乳房已经准备好了为宝宝分泌乳汁，产生乳汁的细胞成倍增加，乳房变大，输送乳汁的导管也开始发育；宝宝出生后，身体已经很自然地为泌乳做好准备，一旦宝宝开始吮吸，吮吸会刺激乳头的神经末梢，乳房的排空和垂体腺释放的催乳素反过来促进乳房产生更多的乳汁。所以在怀孕和哺乳期间，对乳房的保护非常重要，健康的乳房更利于乳汁分泌。

3. 坚持勤哺喂

经常性哺乳可以促进乳汁的分泌。一般而言昼夜哺乳安排 8~10 次以上，每次不少于 15~20 分钟。有的妈妈为了让小宝宝睡觉，涨奶了也不喂，这样不利于乳汁的分泌。一般来说，最初几周，宝宝胃还很小，一次只能吃很少奶，需要频繁喂哺才能满足需求，如果中间宝宝睡着了，可以摸摸他的耳朵，弄醒后继续哺乳。值得注意的是，夜间妈妈需 2~3 小时哺乳一次，因为此时妈妈体内的催乳素水平较高，如能得到充分的吮吸刺激，尤其有利于乳汁的分泌。

4. 营养均衡

妈妈哺乳期间要注意营养均衡。蛋白质是产生乳汁最重要的物质，因此，饮食中要有足够的、容易吸收的蛋白质，可以多吃鱼肉蛋及豆制品，多喝鸡汤、鱼汤，促进乳汁分泌。

5. 注意休息

新生宝宝出生后，新妈妈的生活秩序被打乱，照顾好宝宝需要花费很多的时间和精力，整体免疫力会下降，更容易患上乳腺炎。因此，新妈妈要抓紧时间休息，习惯和小宝宝一起休息，每天保证 8~9 小时的睡眠，并且放松精神，保持愉悦的心情。只要坚持，相信你一定会成功地用自己的奶喂饱宝宝。

6. 家庭成员支持

母乳的成功喂养，除了妈妈和宝宝的配合以外，家庭其他成员的支持、关心、鼓励也是非常重要的。家庭中的其他人员要关心哺乳妈妈，帮助新妈妈克服母乳喂养过程中遇到的困难。

（三）增加乳汁分泌的 5 个秘诀

1. 早接触

产后妈妈应在 30 分钟以内和宝宝接触，这不仅可以促进妈妈成倍地增加泌乳素，还会使宝宝对妈妈的乳房印象深刻，对宝宝掌握正确含乳头以及促进亲子关系有较大的帮助。

2. 姿势正确

哺乳的最佳姿势是母子均感到舒服的姿势，可选择坐姿、卧姿和抱姿。

在哺乳过程中，必须注意宝宝嘴和乳房的衔接姿势是否正确，现在大医院都设有专人指导母乳喂养，新手妈妈可以多请教正确的含接，采用最舒服的哺乳姿势，有助于乳汁排空（正确的衔接姿势见本书第25页）。

3. 按时排空乳房

妈妈每次喂奶时应让宝宝尽量吸空一侧乳房再吸另一侧，下一次喂奶，应先吸另一侧乳房，这样可以使每侧乳房有排空的机会，促进乳汁的产生。此外，乳房内如有喂奶后剩余的乳汁，可以挤空。刚开始，妈妈每次喂奶让新生儿吮吸两侧乳房，等到奶水充足后，一次只喂一侧乳房，直到新生儿自己松开为止。下次喂奶，则由另一侧乳房开始。只有这样，才能让新生儿吃到"前奶"和"后奶"。前奶中含较多的蛋白质及水分，而后奶中含有较多脂肪，宝宝只有吃到前奶和后奶，才能获得充分的营养，而且不容易感到饥饿。

4. 保持良好情绪

乳汁的产生直接受大脑皮质的控制，紧张、焦虑的不良心态，劳累、生活无规律、食欲不佳、营养搭配不当等因素都会影响乳汁的分泌。因此，妈妈要保持充足的信心和良好的情绪，促进乳汁分泌。

5. 营养充分

哺乳妈妈要保持食物多样化，各类食物粗细搭配、米面搭配，多吃新鲜蔬菜和水果，适当增加鱼、禽、蛋、瘦肉、海产品等动物性食物，富含优质蛋白质，妈妈要多喝汤水，例如鱼汤、鸡汤等，这些都与乳汁分泌量有密切关系。同时也需注意营养是以肉质为主，所以不仅要喝汤，还要吃肉，才能保证营养充分。

（四）怎么判断宝宝吃饱了

母乳喂养的年轻妈妈经常疑惑，宝宝究竟吃饱了没有？特别是看到人工喂养的宝宝每次能吃完一整瓶的奶，更容易产生这样的担心。

一般新生宝宝每日哺乳8~12次，虽然看不到究竟喝了多少奶量，你可以通过自己乳房和宝宝的健康状况来观察。奶量充足的妈妈乳房有胀满感，在宝宝有节律吮吸的同时，妈妈能够听到"咕嘟咕嘟"的大口的吞咽声，每次哺乳至少可以吸空一侧乳房，吃完奶后可以睡2~3小时，母乳喂养的宝宝每天小便6~8次，每天大便至少2~3次。此外，妈妈可以观察宝宝的体格生长，特别是体重增长。正常情况下，新生宝宝每周体重增长至少大于125g，满月体重增加大于600g。

（五）母乳不足的信号

母乳不足，通常表现为妈妈乳房没有胀满感，宝宝每日小便少于6次，每日大便少于1~2次；喂养次数少于8次或次数不少但宝宝总是哭闹不安；宝宝吃奶时听不到吞咽声；宝宝过于安静，连续睡眠4~6小时，极少哭闹。出生5天后每日体重增长少于15~30g；生后10天体重仍未恢复到出生时的水平，遇到这些情况时，说明宝宝摄入不足，需要考虑催乳或采用混合喂养的方式，确保宝宝营养充足。

（六）什么叫按需哺乳

新生宝宝出生后1个月以内，妈妈根据宝宝的饥饱及自身乳房的胀满情况频繁地、不定时、不定量地给宝宝喂奶，即是按需哺乳，简单说只要宝宝想吃，可以随时哺乳，而不要拘泥于是否到预定的时间。对于前2周的宝宝来说，按需哺乳不仅可以促进乳汁"聪明"地分泌，建立宝宝和妈妈之间和谐的喂养规律，还可以满足新生儿的需求，并为母乳成功喂养打好基础，对母亲来说，及时排空乳房，出现乳房肿胀和乳腺炎的情况会明显减少。

有的宝宝，即使妈妈乳量充足，也经常每隔1小时就要吃奶，这时妈妈要注意不要仅靠喂奶的单一手段来解决哭闹问题，随着小宝宝逐渐满月，吃奶不仅仅是因为饥饿，小宝宝也需要通过吮吸动作来缓解紧张、无聊等情绪，妈妈可以在尽量满足小宝宝需要的同时，选择一些其他安抚小宝宝的方式，跟小宝宝说说话，唱唱歌，让小宝宝听听音乐（古典音乐、世界名曲）分散小宝宝的注意力等，丰富小宝宝的活动内容，逐渐帮助小宝宝过渡到较为规律的喂奶周期。

（七）夜间如何喂奶

在新生儿阶段，宝宝还不会区分昼夜，所以哺乳也没有昼夜之分。只要宝宝饿了或者想吃奶，就必须哺乳；3月龄以内宝宝夜间喂奶二次；4~6月龄宝宝夜间喂奶一次；6月龄以上的宝宝胃容量增大，一般不会因为饥饿而在夜间醒来，可以逐步过渡到夜间不喂奶。随着规律的建立，妈妈也可以得到较好的休息，对第二天乳汁分泌有好处。有的宝宝睡眠很好，妈妈也会疑惑，到了时间是否需要叫醒喂奶，通常的建议是：满月前的新生儿一定要叫醒，白天一般为4小时，后半夜6小时，出月子后的宝宝，睡眠逐渐形成规律，没有吃奶的需求，不必刻意叫醒喂奶，不过每个宝宝情况不一样，如果宝宝出现排便次数少、生长发育缓慢的情况，很可能是宝宝摄入不足，这种情况，如果小宝宝熟睡时间太长，可以温柔的触摸宝宝的四肢、手心和脚心，轻揉耳垂等方式，将宝宝唤醒喂奶。因为长时间不进食，宝宝可能会发生低血糖，导致严重后果。

（八）乳头凹陷等特殊乳房的妈妈该怎么哺乳

正常情况下，乳头应高于乳晕平面1.5~2cm，乳晕如一枚一元硬币大小，乳头直径1cm左右，好像一颗玉米，超过1.5cm的乳头就是大乳头，这个和遗传基因有关。乳头偏大时，哺乳前用食指和拇指轻轻搓揉、牵拉，让乳头变细变长，再尽量让宝宝张大嘴，以便将乳头和乳晕全部送入嘴中。反复多次吮吸后，会逐渐顺利。乳头扁平或凹陷在哺乳之初可能会有些困难，但仍应坚持哺乳。方法是：每次将乳头轻轻拉出，送入宝宝口中，妈妈上身尽量前倾，如果乳头凹陷很严重，就不能强行往外拉。确实不能哺乳的，应给宝宝哺喂适龄宝宝配方奶，同时哺乳妈妈应该尽早采取措施回乳，以免发生急性乳腺炎。

（九）溢奶

6月龄以内的宝宝常见溢奶（回奶）的现象，特别是新生儿，在喂奶不久，被稍稍移动，奶就会漾出，有时可吐出1~2口，这是正常的生理现象，父母不必过于担心。宝宝胃的生理特点是导致宝宝易回奶和呕吐的主要原因：宝宝胃呈水平位置，胃上端贲门括约肌发育未完善，幽门发育完善，当幽门痉挛时，所以容易发生反流导致"溢奶"；出生时胃容量仅30~35ml，满月前60~90ml，1~3月龄可达90~150ml。在哺乳过程中宝宝一次实际喂养量往往超过胃容量，或吞咽过多空气，及自主神经调节功能不成熟，容易引起幽门痉挛，导致漾奶，严重时出现呕吐的现象，所以妈妈一次不要喂奶太多。

在喂奶时间和间隔上，新手妈妈可参考宝宝胃排空的时间来喂养，一般根据食物种类而异，水为1.5~2小时，母乳为2~3小时，牛乳为3~4小时。

漾奶不是疾病，是一种生理性现象，可以预防。母乳过涨，或新生儿着急吞咽时，可以先挤掉一点再开始哺喂，人工喂养时，奶嘴开孔大小适当，喂奶姿态正确，使乳汁充满奶嘴，这样可以避免空气吸入。喂完奶后将宝宝的头靠在妈妈的肩部，手握半空拳，轻拍后背5~10分钟；为了避免压到胃部，宜采用右侧卧位，妈妈也不要过多、频繁地翻动宝宝。

随着宝宝一天天长大，胃贲门括约肌也随之不断地健全和完善，6月龄以后宝宝溢奶的现象会逐渐减轻。

如果溢奶（回奶）程度越来越重，需前往医院检查，如果逐步缓解和改善，则无需担心。

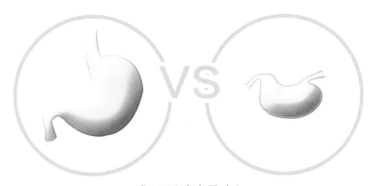

成人胃和宝宝胃对比

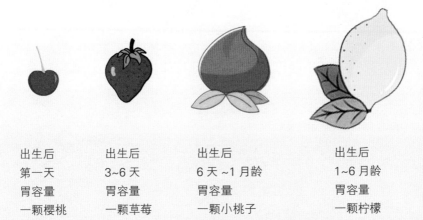

| 出生后
第一天
胃容量
一颗樱桃 | 出生后
3~6天
胃容量
一颗草莓 | 出生后
6天~1月龄
胃容量
一颗小桃子 | 出生后
1~6月龄
胃容量
一颗柠檬 |

（十）挤奶和吸奶

当妈妈感觉到奶有些涨的不舒服，宝宝这会儿正睡着香，并不想要喝奶，妈妈就需要把奶挤出来一些；或者妈妈想在奶分泌多的时候挤出来一些保存起来；或者有些妈妈奶量充足，但是由于各种原因无法亲喂，只能挤出放在奶瓶里喂养，都是需要学会如何挤奶和吸奶。

两种方式：

1. 简易方式：用手挤

妈妈的双手是天然的原始挤奶器，而且使用起来很方便，对大多数妈妈来说，用手挤奶的效果可以是很好的，是一个非常简单力行的技能，尤其是对于一些不需要常常吸奶，偶尔遭遇涨奶，或者涨奶时吸奶器没有在身边，这时就可以用手挤奶，而且这样的手和乳房之间的肌肤触觉感觉可能会更好。用手挤奶的步骤（见图）：

（1）将手放在乳房上，拇指在上，其余手指在下，离乳头2~4cm。

（2）拇指和其余手指直接向后朝胸腔壁的方向挤压乳房组织。

（3）向前转动妈妈的拇指和四指，将乳汁从乳窦里挤出。

（4）重复以上放置、挤压、转动的步骤，用双手在一侧乳房上挤奶，再换到另一侧，直到将所有的乳窦都挤空。

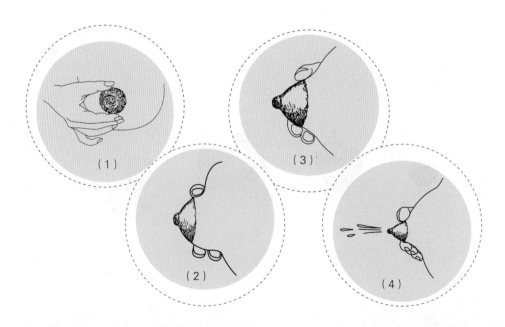

（1）　（3）

（2）

（4）

2. 吸奶器吸奶

吸奶器分为电动吸奶器和手动吸奶器，可以根据妈妈的情况，咨询产科医生或者哺乳顾问选择一个适合自己的高质量的吸奶器。

吸奶步骤：

（1）准备

组装好吸奶器，第一次使用前，认真阅读说明书，将清洁好的存奶的容器准备好。

（2）放松

花几分钟时间做深呼吸，放松心情，甚至可以放些轻音乐，想象宝宝在怀里吃奶的场景。

（3）行动

将乳头放在吸乳护罩中间，打开吸奶器，从最轻的吸力档开始，如果有需要，再选择增加吸力，让更多的乳汁更快的分泌出来。

（4）停止

根据需要的奶量停止吸奶，如果要尽可能多的吸奶，需要把一侧奶吸完后吸另一侧。

（5）存奶

把乳汁倒入存储容器里，盖紧盖子，注明日期，根据使用时间，加以冷藏或冷冻。

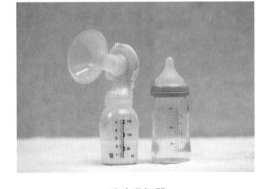
手动吸奶器

（十一）乳腺炎

乳腺炎是哺乳期妈妈多发的一种疾病，也是引起产后发热的最常见原因之一，尤其是初产妇。

乳腺炎产后哺乳初期4周最常见，6月龄宝宝长牙阶段和断奶期，也是高发期。表现为"石头奶"，乳汁淤积导致胀痛、局部皮温高、压痛、硬结、触痛，没有处理好，会进一步导致急性化脓性乳腺炎，伴有高热、头痛、脓肿、局部组织坏死等，一边是宝宝饿的哇哇大哭，一边是新手妈妈反复堵奶、发热或疼痛到整夜无法入睡，部分妈妈还可能因为乳腺炎的治疗，中断母乳较长时间，导致宝宝只认奶瓶不认妈妈的乳头，导致母乳喂养失败。所以及时处理乳汁淤积和治疗好哺乳期乳腺炎，可以尽量减少母乳中断时间，宝宝吃不到妈妈奶的情况就会大大减少。

乳腺炎主要由两个原因引起：

1. 乳汁淤积

因为乳头内陷、乳头小等不利于吸出乳汁、乳汁过多，排空不完全、乳管不通畅等原因，都是导致乳汁淤积的因素。是否是乳汁淤积，可以简单地自我识别，原本乳房里没有肿块，现在有肿块，并伴随刺痛和胀痛，一般1~2天没有处理好，就可能导致发热。

2. 细菌侵入

新手妈妈哺乳姿势不正确、吸奶器过度使用，导致乳头水肿破损，给细菌们开了"门"，同时营养丰富的乳汁有利于细菌的培养，易逆行引起炎症。

乳汁淤积和乳腺炎的解决，首要的方式就是排空乳汁，特别是出现过问题的一侧乳房，尽量排空。已经产生乳结的时候，可以通过宝宝多吸吮和按摩缓解。近些年来兴起的通乳师，资质和能力不一，妈妈们可以通过掌握以下原则，来进行判断。通乳若要使劲儿"揉通肿块"，或是要忍痛把奶"推"出来，这是错误的。恰当的手法是疏导，从结块和乳晕中间做按摩疏通，慢慢将淤结的乳腺管前端按摩通畅，使用蛮力不仅不能解决奶结，还可能将淤积的乳汁推入组织，导致炎症发脓。

还有不少妈妈使用吸奶器来帮助排空乳汁，首先要明确吸奶器应该作为辅助工具，而不是替代宝宝吸吮，成为主要喂养方式。因为宝宝是边吸边有按摩作用，还通过情感连接促进母亲脑垂体泌乳素的分泌，同时，辅助使用吸奶器前，先通过宝宝吸吮或按摩，先形成奶阵（泌乳反射），再使用吸奶器，会更利于乳房保护和健康。

二、配方奶喂养指导

配方奶概念：未加工的牛奶或者羊奶是不适合直接喂养宝宝的，如果因各种各样的原因不能进行母乳喂养或者断离母乳，需要给小宝宝用配方乳喂养。

人类利用现代科学技术将兽乳（主要是牛乳、羊乳等）进行改造，使之营养成分尽量"接近"母乳，适合于宝宝的消化能力和肾功能；添加一些重要的营养素；强化宝宝生长时所需的营养元素。

改造后的兽乳为标准宝宝配方乳，应按年龄段选用。

（一）配方奶的分类

牛乳：最常用。

羊乳：营养价值与牛乳大致相同，蛋白质凝块较牛奶细而软，脂肪颗粒大小与母乳相仿，但是羊乳中叶酸含量很少，长期喂哺羊乳有可能因缺乏叶酸导致巨幼红细胞性贫血，近年来部分羊乳产品也注意和纠正了这一缺陷。

注：很多宝宝对牛乳过敏，家长会考虑给宝宝喂羊奶，但是羊奶和牛奶有交叉过敏，换言之，就是说牛乳过敏的宝宝很可能也是会对羊奶过敏的。

马乳：蛋白质和脂肪含量少，能量也低，不宜长期喂哺宝宝。

（二）特殊配方奶

在某些疾病情况下，特殊配方奶对于宝宝既有营养作用，又有治疗作用。

1. 牛乳过敏

对确诊牛乳过敏的宝宝，母乳喂养时间建议延长至12~18月龄之后；不能进行母乳喂养而牛乳过敏的宝宝应首选氨基酸配方或深度水解蛋白配方奶。部分水解蛋白配方、大豆配方不宜用于治疗宝宝牛乳过敏。

2. 乳糖不耐受

对乳糖不耐受（原发性或者继发性）的宝宝可以使用无乳糖配方乳，除此，还可以使用乳糖酶。

3. 苯丙酮尿症

一经确诊苯丙酮尿症的宝宝，应及时使用低苯丙氨酸配方乳喂养。

（三）0~3月龄宝宝喂养方法

按需喂养，监测体重增长。

3月龄以内的小宝宝，配方奶喂养也和母乳喂养一样，按需、不定时、不定量，不必要求宝宝每次摄入量相同，可有不同。每天喂奶6~8次或更多，想吃就吃，家长不要过多关注每次摄入量，也不要强求喂奶次数和间隔时间，但是如果 2-3 周甚至更长时间吃奶量少，体重增加少，这就需要咨询医生了。

（四）配方奶调配

规范的配方奶调配方法在保证宝宝营养摄入中至关重要，家长千万不要自行决定"浓一点"或者"稀一点"，如果浓度过大，含蛋白质、矿物质太高，会增加宝宝肾脏负担；如果浓度过稀，可能会导致能量摄入不足，导致宝宝营养不良。

需要严格按照"整勺"或者"刮平"。

一般市售的宝宝配方乳多配备标准规格的专用小勺，比如盛 4.4g 宝宝配方奶粉的专用小勺，1 平勺加入 30ml 温开水。

注：1 平勺为自然舀后刮平，不要摇平或磕平。

（五）摄入量充足的判断

宝宝吃过奶后可以安静玩耍或者睡觉；宝宝排尿正常，每日 6~7 次，大便每日 1~2 次；宝宝体格生长正常。

三、混合喂养

在母乳不足时，可以采取混合喂养，即在母乳喂养后，根据宝宝的需要用配方奶粉补足。混合喂养主要有两种方式：补授法和代授法。

（一）补授部分母乳

如果妈妈的母乳少量不足，可以以其他乳类补充奶量，每次仍然先喂母乳，两侧乳房喂好之后，如果小宝宝 1~2 个小时后开始哭闹，可能是母乳不足的信号，可以考虑补充配方奶（可以从 10~20ml 开始，保证 3 小时左右的睡眠），并不是每一次母乳过后都一定需要加配方乳，具体还是看孩子的需要，这种方式由于吸吮母乳的次数并没有减少，因此母乳不会很快减少。

（二）代授部分母乳

如果宝宝母亲乳量明显不足，宝宝体重增加不足，或妈妈上班外出等原因，不能维持原来的频率、量喂养母乳，就需要用配方奶替代 1~2 次喂养，逐步增加，这种方式吸吮母乳的次数变少，因此母乳减少量较快，容易造成母乳喂养失败，此时应注意母乳喂养次数均匀分开，避免长时间不喂母乳（母乳喂养一日少于 3 次，母乳分泌将明显减少）。

四、补充维生素 D 和钙

许多妈妈自身缺钙，母乳中的钙含量就会有所减少。因此妈妈在哺乳期间要注意钙的补充，多食含钙量丰富的食物，如海带、虾皮、芝麻酱等。牛奶中钙的含量较高，妈妈每日需要补充牛奶。

足月儿生后两周至 2 岁，应每日给予预防剂量维生素 D 400IU，同时，根据具体情况补充钙剂。早产儿、低体重儿、双胎，生后即应每日补充维生素 D 800IU，3 月龄以后改为 400IU。新生儿期处于生长发育高峰，应采取综合预防措施。增加户外活动，逐步每天达 1~2 小时；给予预防量的维生素 D 和钙剂。

母乳喂养的宝宝，如果母乳中的钙含量充足，则可减少宝宝钙剂的摄入量。人工喂养的宝宝每天配方奶能摄入 800ml，则在奶中的含钙量已基本能满足宝宝的每日需求。

钙剂和维生素 D 补充的具体情况需咨询儿科医生。

五、清洗奶瓶和消毒

奶瓶的消毒方法大致有两种：

1. 煮沸式消毒

把奶嘴和盖子去掉，清洗三次。如果是塑料奶瓶，则可以把奶瓶放进煮沸的水里，再煮 10 分钟。如果是玻璃奶瓶，应该放在冷水里加热，水覆盖住奶瓶、奶嘴和盖子沸水消毒 10 分钟，时间不能太久，避免老化。

2. 蒸汽式消毒

去掉奶嘴和盖子，充分清洗奶瓶 3 次后，放在蒸汽消毒锅里，根据消毒锅说明书上的操作来完成消毒。

很多家庭为了方便和快捷，使用微波炉、消毒柜来消毒奶瓶。微波炉消毒也要求奶瓶完全浸泡在水中，水煮开 10 分钟才能达到消毒目的。很多家庭里微波炉不是为奶瓶消毒单独使用，容易有细菌污染等问题，所以最好能有专门的蒸汽消毒锅。

第三节　玩

一、大运动发展

从宝宝出生后就可以开始训练抬头、练头竖直了。

（一）俯卧抬头和挺胸

1月龄的宝宝能够短暂俯卧抬头，2月龄大的宝宝俯卧抬头时能抬头45°，3月龄俯卧位抬头45°~90°，有时抬头会以肘支撑起头和胸部。

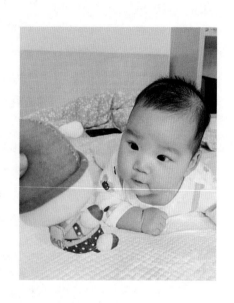

练习时，一般在觉醒时，喂奶前后一个小时（不能是刚吃过奶或者饥饿的时候）进行；俯卧的床面要平坦，不宜过软，宝宝在刚开始练习俯卧时，把他的双手放在胸前，家长用宝宝喜欢的玩具，或者凑上妈妈的脸，逗引宝宝抬头，边练习，边用温柔的言语说话："宝宝加油，宝宝抬头，宝宝再坚持一会儿，宝宝看到妈妈了吗？"鼓励宝宝抬头，每次训练时间从短到长，一开始30秒就可以，逐渐延长时间，只要宝宝愿意配合，每天可练习很多次。

（二）头竖直

1月龄的宝宝可以竖头数秒；3月龄竖头较长时间，有时能自如地转头。

每日适当竖抱宝宝数次，等宝宝练习一段时间抬头后，一般2月龄的宝宝就可以把头竖直片刻。练习竖头时，家长一定要注意保护好。还可将宝宝背部贴住母亲胸部抱，一手扶住宝宝的臀部，使宝宝面部朝前，一只手在腋下，这样宝宝的视野空间会非常丰富多彩，有很多新奇的事物会引起宝宝的兴趣，使他更加主动练习抬头。

（三）手脚运动

可以让宝宝的双手双脚自由活动，做做宝宝抚触、被动操等。

二、精细动作发育

给宝宝选择不同形状、大小和质地的各种颜色的玩具（声音悦耳的小摇铃、塑料小动物、橡皮玩具、带铃的环、小镜子等），也可以是家里的生活用品（清洗干净后的小塑料瓶、纸质的小盒子、汤匙、布条、线团等），这些物品选择建议选择颜色纯正的红色、绿色等；大小适合宝宝小手握住，不宜过小，以免吞食；可带有悦耳的响声；质地光滑，没有坚硬的锋利的棱角。

从新生儿开始，宝宝白天清醒的时候，就可以将 1~2 种玩具挂在床栏上方，用手摆动，引起宝宝的注意，摇动摇铃，让宝宝用眼睛去寻找铃声，将玩具放在宝宝面前逗引，使他/她手舞足蹈，想去够取，如不会拿，可放进他的手中，帮助他摇动，如果宝宝把玩具放在口中，也不必阻止，尽管让宝宝用嘴去探索周边事物。

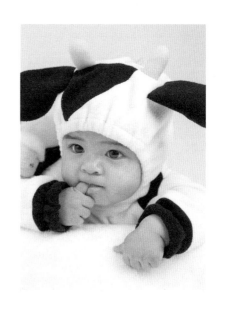

2 月龄的宝宝手会经常握拳，但有时张开。宝宝不认识自己的手，有时会凝视自己的小手，要让宝宝自由活动手和手指，尽量不要用布或者手套包起来（如果担心宝宝把自己抓伤，需要及时修剪宝宝的指甲），因为手的活动，是进一步练习抓东西的基础，宝宝这时也很喜欢看手，不断的活动双手，在这时期非常重要。

当宝宝能张开手，又能看手时，可以给他容易抓握的玩具玩，有时把玩具握在手里，又很快掉下。通过握东西，促使宝宝手的张开和进行触摸刺激。

2~3 月龄的宝宝越来越会玩了，从拍打玩具会逐步完善够取玩具，这时陪伴的家人可以用自然而丰富的表情和手势、欣喜的赞扬语调加以鼓励。

三、语言发育

怎样促进刚生下来的宝宝语言发育呢？

出生到 1 月龄的宝宝就能感知语言，对人声有反应，家长从宝宝生下来后就要多和宝宝说话，1~2 月的宝宝就开始发"α、o"等元音，发出与生理需求有关的声音，如哭、打哈欠、咳嗽等。2~3 月龄的宝宝会感受不同的人声和语调，可以较清晰的发出一些音节。

当宝宝醒时可以和他面对面谈话，也可以在宝宝耳边（距离 10~15cm）轻轻地呼唤他，使他听到你的声音后转过头来。在日常生活中无论是喂奶或者换尿布、穿衣服、洗澡的时候，要随时随地和他说话，使他既能看到你也能听到你的声音，特别是当宝宝哭的时候，首先用言语安慰她，很多宝宝就会停止哭，但随后就要满足宝宝的需要，比如喂奶或者抱一抱，这样让孩子对语言有一个良好的感知开端。

这时父母要多和宝宝说话，有丰富的语言刺激；如果从未接触过语言刺激的宝宝，即使孩子脑发育正常，听力正常，也会成为"聋哑儿"。父母可以温柔、重复说"宝宝""妈妈""娃娃"等。

四、哭的密码

哭对于新生宝宝来说，是唯一的交流方式，每个宝宝有不同的性格，也有不同的哭声，而且新生宝宝没有很多"花花肠子"，通常哭了就表示以下几个方面：

1."我饿啦"

又短又低沉的哭声，有节奏的起伏，并且带有"可怜兮兮""恳求"的意味，这时通常表明宝宝饿了，想要吃奶了，而且除了哭，还有其他的一些线索来帮助证明：咂嘴、吮吸手指等。

2."我疼"

突发、很大声、让人心慌，持续时间很长，宝宝会哭的上气不接下气，还常常会有一个长停顿，之后再重复一次长停顿，尖声大叫，这样的哭声通常发生在对突然的刺激做出激烈的回应，比如打针是针头的刺激，如果没有特别的原因，宝宝发生这样的哭声，需要仔细寻找宝宝全身上下有没有受伤的地方，比如手指被头发缠绕后受伤等。

3. "我无聊啊"

这样的哭声常常会从哼哼唧唧开始，渐渐会变得很烦躁，再然后会呈爆发性地发脾气、愤怒大哭和呜咽哭泣交替进行，如果这时被大人发现，抱起来，这样的哭声会立刻停止。

4. "我生病了"

这样的哭泣常常是没有精神的、微弱无力的，并伴有低沉的鼻音，同时，还会有其他的生病迹象，比如发烧、不愿吃奶、腹泻、呕吐、精神萎靡等表现，这样的哭声，家长们需要尽早带孩子就医。

五、社交能力发展

1 月龄的宝宝的各方面发育还很初级，但是和宝宝相处时就可以把他当成懂事的大宝宝来和他说、玩，细心观察宝宝的哭声，设法理解宝宝哭的原因，给予相应的回应。你还应该注意宝宝的面部表情，例如皱眉、微笑、打哈欠等来更好的理解宝宝，爸爸妈妈们对宝宝需求的敏感性将大大有利于宝宝神经系统的发育。这个时期，宝宝对人的反应的最大特点是不加区分，无差别。宝宝对所有人的反应几乎都是一样的，喜欢所有的人，喜欢听到所有人的声音，注视所有的人的脸，对带养人，即使是妈妈也没有表现出特别的偏爱，通俗点说，就是还不认人。

2~3 月龄的宝宝会越来越 "懂事"，家长们要更多与宝宝进行情感交流，对于宝宝发出的信号及时给予回应，满足他的要求，满足孩子对于安全感的需求。

六、小宝宝的情感发展和亲子依恋关系的发展

宝宝天生就具有情绪的反应能力，生后很早就表现出了他的情绪反应，情绪是其重要的适应生活的方式。例如，宝宝吃奶后就安静，饥饿或尿湿、疼痛或者不舒服时就会哭。吃饱、睡好就会微笑，有时在睡梦中也常常露出甜蜜的微笑，宝宝生后不久，对人会有泛化的认识，他见任何人都会微笑。第 2 个月开始，当成人逗引时会全身活跃地乱动或笑出声，口中发出 "啊、哦、呜" 等声音。

第四节　拉

一、胃—结肠反射

宝宝吃完奶就排便，更有甚者，边吃奶边在排便。因为宝宝胃中装满了食物，对肠道从上至下产生刺激，这种刺激到达结肠便产生排便感。几个月的宝宝胃结肠反射较为活跃，为了避免这种现象的发生，妈妈可以采取一些有效措施，如喂奶的时候可以适当休息一会儿，等待刺激减轻后再喂奶。

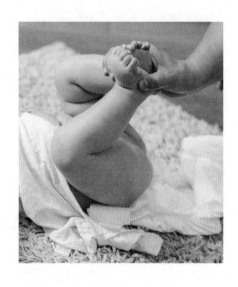

二、攒肚

有些2~3月龄的宝宝会有2~3天，甚至4~5天都不排便，一旦排出，大便为黄色软便，这不影响宝宝的生长发育。这是因为随着宝宝消化能力的提高，每天产生食物残渣数量较少，导致数天不大便，母乳喂养宝宝出现攒肚现象的较多。遇到这种情况，妈妈可以按摩宝宝腹部，一天2~3次，刺激宝宝的肠蠕动。

三、便秘

宝宝大便干燥、坚硬、排出困难、次数减少、不舒服，用力排后粪便外有血丝，容易造成肛裂。事实上，3月龄内的宝宝很少出现便秘，尤其是母乳喂养的孩子，但是若真如以上描述的便秘，需要就诊儿科医生。

四、绿便和生理性腹泻

1~3月龄宝宝如果大便次数增加，性状变稀，但体重增长正常，精神、食欲好，便是生理性腹泻。喂养不当，如奶过浓、量大、受凉、牛奶过敏都会导致绿便和生理性腹泻的发生，通常不影响生长，若孩子除了大便次数多，还有小便少、体重增长慢，需要就诊儿科医生。

第五节 睡

一、睡眠时间

出生后的第 1 个月，孩子大部分都是吃了睡，睡了吃，尽管每个宝宝睡眠时间长短有差异，在最初的几周，每天大约要睡 16 个小时，到 3 月龄到时，每天约睡 14~15 个小时，每一觉通常不超过 3~4 个小时，醒来不超过 2 个小时，又会入睡，夜里也是如此。通常在形成昼夜规律之前，爸爸妈妈们照顾新生儿宝宝确实非常辛苦，半夜喂奶、换尿布，哄睡会让父母感觉睡眠不足，但是不要担心，这种情况很快就会好转。

2~3 月龄是建立小宝宝睡眠规律的关键期。随着你对宝宝生活节奏的熟悉和感知，慢慢寻找和建立良好的睡眠习惯，他能睡多久就睡多久，夜间也不容易醒来，就能享受充分睡眠带来的全部益处。

二、睡眠环境

宝宝的睡眠和妈妈孕晚期的睡眠习惯有很大关系，孕妈妈的生物钟会影响宝宝的睡眠习惯，并延续到宝宝出生。为帮助宝宝度过新环境的睡眠适应期，父母要尽量营造昼夜不同的入睡氛围，白天在有光亮的房间里小睡，且保持自己正常的生活"噪声"，不用刻意制造安静的环境，该做什么就做什么，有助于帮助小宝宝形成"抗噪"的睡眠能力，小睡间隙除了喂奶，可以和孩子轻柔的说话和玩耍。夜晚则在宝宝房中保持黑暗，仅在喂奶和换尿片的时候保持微弱夜灯即可。活动和说话轻柔安静，孩子即使醒来也逐渐明白白天是玩的时间，夜间是休息的时间，6 周左右，宝宝会逐渐出现昼夜节律的生物钟。

三、建立睡前程序

出月子时，不少妈妈发现，孩子的哄睡变得困难，明明很困、揉眼睛、烦躁却很难入睡；或是抱着睡得很好，一放下就醒，这些情况大都是因为睡前程序不合理，或是过度干预等不恰当的养育方式，阻碍了孩子自己建立睡眠能力的发展。

所以从出生后，就应该在家庭成员共同的支持和帮助下，通过观察宝宝揉眼睛、打哈欠、发呆等入睡信号后，开始建立比较固定的睡前程序，包括白天小睡和晚上睡觉。比如：洗澡、安静游戏、听音乐等。建立睡前程序的好处是，帮助宝宝预先知道即将发生的事情，宝宝越有预知性，越有安全感，处于放松状态，更容易入睡。

睡前程序的内容通常可以是洗澡 - 讲个故事（或者是熟悉的某首曲子），只要是能帮助宝宝安静下来的活动就可以。最重要的一点是固定的时间，固定的地点，固定的活动，或是固定的物品，当然，更重要的是爸爸妈妈和宝宝相处的亲密感受，让宝宝感觉到睡觉是一件快乐的事情，喜欢上这些步骤。等宝宝做好这一切，放在宝宝床上后，会渐渐学会自己平静下来安静入睡，3 月龄之前虽然大多孩子的睡眠还不是非常规律，但是父母通过坚持这样的睡前例行程序训练，适应力很强的宝宝会为自己建立越来越明显的条件反射。即使出门在外，也保持这样的固定程序，你会发现，即使在不熟悉的环境里，宝宝也会很快放松和安静下来。

四、自行入睡的能力

新手爸妈都希望宝宝能尽快整夜睡，自己也可以睡个安稳觉，可是发现无论白天和夜晚，有的宝宝总是睡一会儿就发出动静，比如惊跳、哼哼、皱眉等，很多妈妈会立即把宝宝抱起来或是喂奶，这样反而会让宝宝"真正"醒过来，更难入睡。

我们已经了解，宝宝的睡眠周期通常为：浅睡——深睡——活动睡眠——清醒。不断循环，在新生儿期，每一循环大约持续 40~45 分钟。所以妈妈需要多多观察宝宝，只要不是因为肚子饿、身体不适和尿湿而醒来哭闹，无需急着去安抚他，反而会让宝宝清醒时间更长，减少了睡眠时间，首先要让宝宝有机会自己学习安抚自己。

五、包裹睡

小宝宝特别是新生儿，刚适应母体外的生活环境，由于新生儿神经系统发育不完全，会有"惊跳反射"，可以用包裹睡来帮助小宝宝建立安全感。用柔软的包被将宝宝紧紧裹住，会让宝宝感受到还在子宫的感觉，不仅容易自主入睡，夜间活动睡阶段，也更易再次入睡。包裹的方式较多，原则是把小宝宝的手臂及上身裹紧，同时给腿部留出足够的空间。当然，随着月龄增大，孩子的活动能力提高，可以逐渐用睡袋替代，还可以改善夏季肚子受凉的问题。

六、常见睡眠问题

宝宝困意来临时，不自觉地哭闹，也就是常说的"闹觉"。喂奶、拍拍、抱抱、白噪音，或者轻微摇晃部分或全部身体，都可以帮助宝宝从一个疲劳而又高度兴奋的状态，慢慢过渡到睡前身体和精神都在相对平和的状态，这些方式都是正常的，也是积极正面的，不必过于担心宝宝形成不良习惯。

（一）奶睡

母乳喂养的妈妈容易形成"奶睡"，孩子就含着乳头睡着了，一段时间后，发现不喂就不睡，或不喂就安静不下来。此时需要注意：喂奶和哄睡分开，就可以轻松解决这个问题。在喂完奶后，或者用母乳安抚完宝宝进入安静状态后，及时拔出乳头，在睡前程序中，加上哪怕5分钟的小活动，唱个摇篮曲、换个尿片，一段时间后，宝宝就会自动形成意识，吃完奶，换好尿片，再入睡。

（二）抱睡、拍睡、摇晃睡

边走边晃，边晃边拍，边拍边睡，这是家长自己惯出来的不良睡眠习惯。很多新手父母，在孩子并无哭闹或者想睡的时候，只要一抱在手上就不由自主的晃起来了。当孩子习惯了这种睡觉模式后，只要放在床上就会哭闹，夜间醒来也不会自己默默重新入睡，而是要寻找那种晃来晃去的感觉，这时候你不理他，他就会哭闹，需要你再抱着摇晃才会睡。妈妈也因久抱而导致滑膜炎、肌腱炎。为了孩子和你都能有好的睡眠，一开始就不能有这样的坏习惯。

新手妈妈最好在新生儿期，找到有经验的人引导，在宝宝睡觉时逐渐"安全撤离"。从减少摇晃频率、步伐范围，到轻放宝宝部分身体在床上，通过音乐、白噪音、推车轻晃、妈妈轻柔睡眠曲安抚等，逐渐减少肢体接触，完成宝宝独立入睡习惯的转变。中间惊醒哭闹时，也采用同样方式，先语言安抚，再部分身体接触，轻拍等方式，逐渐过渡。

最后，科学很重要，妈妈和宝宝的接受度也非常重要，通过不断的观察和互动，必然能找到最适合自己和孩子的方式。

（三）日夜颠倒

睡眠是早期发育中脑的基本活动，宝宝在妈妈肚中不分昼夜地生活了长达10个月，所以出生后日夜颠倒是比较正常的，家长也不要为了规律而硬性矫正。一般来说，几周后会逐步改善。由于哺乳妈妈需要有足够的休息时间，日夜颠倒的宝宝会造成全家都比较疲劳，如果想缩短这个周期，家长可以尝试逐步矫正的方法，例如，白天室内光线略亮，晚上暗而安静，可以帮助宝宝区分夜晚和白天；同时白天醒后可以吃奶后带宝宝出去散步，或者用玩具和宝宝玩耍，让宝宝明白白天和夜晚活动的不同。此时应注意，婴儿期特别是新生儿期，不能简单地认为白天不睡，晚上就能好好睡，白天过多活动，会导致宝宝过度疲劳，神经紧张，反而不利于新生儿生活规律的建立。

（四）为什么夜间不宜开灯

有的妈妈为了照顾新生儿方便，常常在居室内通宵开着灯，这样做对新生儿的生长发育是不利的。

刚刚离开子宫的新生儿，如果昼夜不分地生活在明亮光照下，往往会出现睡眠和喂养方面不适的问题。研究人员曾将两组新生儿分别放在夜间熄灯和不熄灯的室内进行观察，10天后，结果发现前者的睡眠时间较长，喂奶所需的时间较短，体重增加比后者快。研究还发现，新生儿体内自发的能源性昼夜变化节律会受光照、噪声等物理因素的影响，从而进一步影响新生儿的生长、发育。所以，新生儿应该在昼夜有别的环境下生活才能使其健康地生长发育，新生宝宝的居室在夜间不要开着灯。

（五）肠痉挛

肠痉挛一般高发于2~3月龄的宝宝。虽然现在还没有确切的病因，但目前已经观察到肠痉挛会引起宝宝出现更强、频率更高的肠肌收缩，这可能是导致宝宝疼痛的原因。一般来说，这种不适感会在下午和傍晚加重，还有可能伴有无法安抚的哭闹、踢腿、频繁排气及全身激惹状态。对于缓解肠痉挛的症状，你可以采取以下措施：抱着孩子轻轻摇一摇；把孩子放到宝宝手推车里出去散步；用毯子包起孩子；顺时针轻柔按摩小宝宝腹部等方法，如果有放屁，亦可使用益生菌等调节肠道微环境。

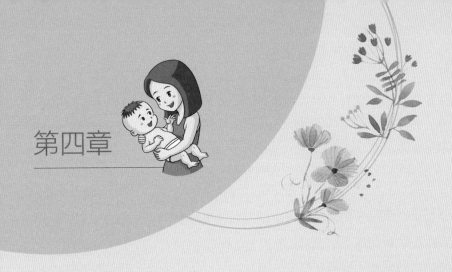

第四章

3~6 月龄

第一节　本阶段宝宝的特点

一、综述

宋代孟元老《东京梦华录》中详细地记载了我国孩童百日礼的习俗。百日又称百岁，用以寄托父母对孩子长命百岁，福寿安康的美好愿望。事实上，从生长发育的角度而言，宝宝百日的确是一个非常重要的时间节点，预示着宝宝的成长即将进入一个全新的阶段。

此时宝宝再次迎来生长的高峰期，如果经常抱孩子你就能够感觉到，宝宝的身体似乎不再是柔弱无骨了，比较"硬"比较好抱了，但要注意的是这个阶段宝宝的脊椎还没有发育完善，在抱着孩子的时候要尽量扶住他们的背部和脖颈，避免"头重脚轻"带来危险。评估宝宝的体格发育，不应简单的评价偏瘦或是偏胖，应根据生长曲线加以判断，包括身长、体重、头围的增加趋势，父母在进行对照的时候要理性对待，根据孩子的实际情况来进行后续的养育。

宝宝的大运动能力（抬头——挺胸——翻身——扶坐）、精细动作（以手眼协调为主，眼睛看到的东西会伸手去拿），孩子的认知等能力有了明显的进步，爸爸妈妈们开心的发现孩子总是可爱地望着自己，而且比以前更喜欢动来动去了，也会咿呀咿呀地尝试着说话，爱吸吮手指、吐唾液玩，他可以同时运用声音和肢体语言来表达自己的想法了。现在，他变得更好动，从抬头挺胸过渡到翻身，他对探索世界更有兴趣。这些是孩子的情感和社会交往需求的体现，爸爸妈妈们可以在这个时候多给孩子说说话，跟他们微笑，让孩子们能够感受到父母对他们的爱。

宝宝的记忆正在发展，随着喂奶、沐浴和睡觉等方面可能已经形成规律，宝宝能预见下一步行动，并且可能表现地很激动，重复进行规律的日常活动或游戏，让宝宝的生活变得可以预见，可以帮助宝宝进一步学会期待、学会等待、逐渐明白自己的喜好和周围人的反应的关系，有利于智力的发展。

一般来说4月龄左右是乳牙开始萌出的时间。最先萌出的是下切牙，在乳牙萌出的时候会有牙龈痒、肿，甚至有发低烧，出现这些表现不要太惊慌，可以吃一些磨牙棒或把苹果黄瓜等切成手指状的条状物，或者用咬胶也是不错的选择，这些可以缓解宝宝牙龈的疼痛或者痒感，可以按摩牙床促进乳牙生长，也可以锻炼宝宝的手、眼、嘴巴的协调。

此阶段部分妈妈因3个月产假结束，即将回到工作岗位，面临着为宝宝挑选代养人、从母乳喂养到奶瓶喂养的过渡等一系列问题，职场妈妈调整好心态，做好各种准备，相信宝宝会和我们一起度过这个阶段，顺利成长。

二、体格生长

从第3个月开始，宝宝的生长速度虽然不及前3个月，但总体上依旧处于高速生长阶段。

男婴

年龄组（月龄）	体重（kg）	身高（cm）	头围（cm）
3~<4	7.1±0.8	63.4±2.1	40.9±1.3
4~<5	7.8±0.9	65.8±2.2	41.9±1.3
5~<6	8.3±0.9	67.7±2.3	42.9±1.3

女婴

年龄组（月龄）	体重（kg）	身高（cm）	头围（cm）
3~<4	6.5±0.7	61.9±2.2	39.9±1.2
4~<5	7.1±0.8	64.1±2.1	40.9±1.2
5~<6	7.6±0.9	66.1±2.3	41.8±1.3

备注：身长、体重、头围的均值及加、减一个标准差。

三、神经精神发育进程表

	大运动	精细动作	语言	认知	社会交往	情绪，情感
3月龄~	俯卧抬头90°；抬胸；翻身，仰卧到侧卧	两手在眼前玩耍；抓物；手-眼协调抓不准	大笑出声	注视手；能注视远距离物品；喜欢看各种颜色；分辨不同人的声音；看见物体会伸手抓，但抓不准	笑出声；拿不到想要的东西和亲人离开，出现有意识的哭泣	自发对人笑；会积极地用眼睛寻找妈妈
4月龄~	扶腋下能站直；背靠着坐片刻；独坐时向前倾，两手向前支撑；扶站时双腿会跳跃	两手传递；手-眼协调，主动抓	发单音节 d、n、m、b	能凝视物体，视力为 0.1	认生；看到陌生人会啼哭，对妈妈有明显的依赖；高兴时大笑	认识妈妈；看见熟人、玩玩具能发出愉悦的声音；看到看护者伸出双手举起，期望抱她（他）

	大运动	精细动作	语言	认知	社会交往	情绪，情感
5月龄~	靠坐稳，试独坐，可坐；翻身：仰卧翻身到俯卧；独坐片刻；俯卧时会腹部贴在床上打转	会撕纸；玩手、脚；双手各抓一物	发唇音 ba、ma	能区别简单声调	认识自己，照镜子认识自己，对呼叫自己的名字有反应；当将其独处或别人拿走他的小玩具时会表示反对	会对着镜子微笑、发音，会伸手试拍自己的镜像

四、体检

此阶段体检主要检查内容包括：

体重、身长、头围评价。

皮肤：有无皮疹、湿疹、增大的体表淋巴结等。

前囟是否闭合，未闭范围约0.6~3.6cm。

眼睛：结膜无充血、溢泪。

耳：外耳廓无湿疹、畸形、外耳道无异常分泌物。

听力：6月龄时使用行为测听的方法进行听力筛查。根据所给声音的大小，大致地估测听力正常与否。

口腔：3月龄时，查看有无口炎及其他口腔异常，以及检查出牙的数目和出牙次序。

胸部：听诊有无闻及心脏杂音，肺部呼吸音有无异常。

腹部：查看有无腹胀、有无包块等，脐部检查看有无脐疝。

四肢：上下肢活动良好且对称。

佝偻病的前驱症状：询问家长有无夜惊、多汗、烦躁等可疑症状。

可疑佝偻病体征：3月龄检查有无颅骨软化，6月龄察看有无肋串珠、鸡胸、漏斗胸、手足镯、方颅。

肛门/外生殖器：男孩无阴囊水肿，无鞘膜积液，无隐睾；女孩无阴唇粘连，肛门完整无畸形。

血红蛋白值：6月龄测一次血常规（血红蛋白）。110g/L正常,90~109g/L,

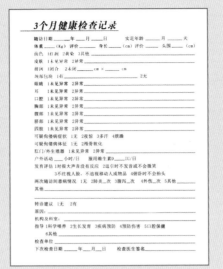

3月龄健康检查（江苏省儿童保健手册）

轻度贫血，饮食矫正（例如添加含铁米粉）并咨询儿科医生；90g/L以下，需咨询儿科医生进行干预。

五、特别提醒

在前几个月份体检中有先天性髋关节发育不良的，在这3个月的体检中仍然要检查，必要时可以骨科随访，听从骨科医生的建议，定期复查；

神经心理发育评估：主要指标有运动、语言和适应性行为及认知能力，每次体检时都要做相应的发育测试，看孩子的发育水平是否达到相应月份的水平，如果没有，在哪些项目中有滞后，要根据医生的建议给予相应的训练。

发育异常：在孩子出现以下情况时，应儿科门诊就诊：

3月龄：看起来非常僵硬，肌肉紧张，或者懒散，软沓沓的。

4月龄：仍不会扭头去找声源；逗引时不发音或不会微笑；不注视人脸，不追视移动人或物品；俯卧时不会抬头。

6月龄：发音少，不会笑出声；不会伸手抓物；紧握拳松不开；不能扶坐，5~7月龄时仍完全不会翻身（不管是从俯卧到仰卧还是从仰卧到俯卧）。

第二节　吃　和　喝

一、母乳喂养

母乳喂养的规律和频次

3~6 月龄的宝宝作息基本形成规律，可以每隔 2~3 小时喂一次。也就是说白天 4~6 次，因时间的延长，亲喂母乳的妈妈不按时间喂奶，会感到乳房胀痛，哺乳后胀痛感消失。吃奶时，可以听到宝宝咕嘟咕嘟吞咽奶的声音。到 4 月龄时，晚上宝宝一觉可以睡至少 6 个小时左右，也就是说这时候宝宝的夜奶大约只有一次最多两次，如果宝宝夜醒频繁，需要考虑是否孩子没吃饱。另外，观察孩子的生长曲线是判断奶量的主要方法。

二、上班族妈妈如何喂奶

（一）坚持母乳喂养

坚持母乳喂养是每个妈妈都在做的事情，喂养规律已基本形成，但是大多数妈妈在宝宝满 3 月龄后就要上班了，如果母乳充足，妈妈可以在单位把奶挤在奶瓶，然后在宝宝需要吃的时候拿出来加热一下就可以吃上母乳，也是很好的方法。

（二）挤奶和储存

相信现在的新手妈妈都会选择电动吸奶器，会有相应的储奶瓶（袋），保温背包。争取每 3 小时挤奶 1 次，把乳房内的乳汁吸空。吸出的奶倒在储存瓶（袋）。假如挤出的母乳将在 72 小时内喂给宝宝，应立刻密封并冷藏。假如冷藏的母

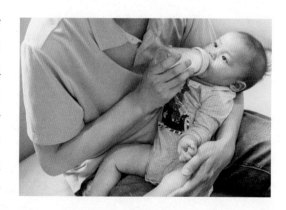

乳 72 小时内仍未吃完，应该倒掉。母乳冷藏 24 小时后可以转为冷冻。如果你知道 4 天内都不会用到挤出的奶，应在挤出后立刻冷冻。母乳可以在冰箱冷冻室里安全保存至少 1 个月，注意应将母乳放在独立的冷冻室，避免与其他物品混放。如果你有单独的冷冻柜，母乳甚至可以在里面保存 3 月。因为其中的脂肪过一段时间后会开始分解，所以冷冻的母乳应尽快食用。给每个存放母乳的容器贴上日期标签，这样可以保证先食用储存最久的奶。将母乳按照 90~120ml 一份的量储存会很方便，这是宝宝一次的食量。你也可以冷冻一些 30~60ml 的量，当宝宝吃奶后还想多吃一点时就会用到。

（三）如何喂储存奶

给宝宝食用这些储存的母乳时，一定要将奶加热到至少室温的程度（20~22℃）。冷冻的母乳可以放在冰箱冷藏室解冻，或打开热水阀将冷冻母乳的容器放在温水下不断地冲，或放在装有温水的容器内加温。不能将母乳或奶瓶放在微波炉里加热，因为微波炉会使容器中部的奶温度过高。即使奶瓶摸起来并不烫手，中间那些过热的奶还是会烫伤宝宝的口腔。此外，加热时间过久会造成奶瓶爆炸。加热也会破坏母乳中的一些抗感染、营养和保护物质。偶尔，母乳解冻后会出现脂肪分层现象，但这不影响质量。你可以轻轻摇动容器，直到摇匀。母乳解冻后应在 24 小时内食用，决不能再次冷冻。绝对不要将奶瓶里喝剩下的奶留起来下次再吃。

三、奶瓶喂养的要点

（一）奶瓶和奶嘴的选择

选择奶嘴时，你可能要试很多种才能找到宝宝喜欢的奶嘴。可以选择标准的橡胶奶嘴、牙科正畸奶嘴、专为早产儿和唇腭裂儿设计的奶嘴等。不管用哪一种奶嘴，一定要检查奶嘴上孔的大小。如果孔太小，宝宝就需要用力地吮吸，（可以想象一下让你用很细的吸管去喝杂粮粥是种什么感觉）；如果孔太大，奶流出得太急，又可能呛到他。最合适的速度是，当你将奶瓶调转奶嘴朝下时，里面的奶以大约每秒一滴的速度流出来（几秒钟后应停止滴奶）。很多父母发现，一个小孔的奶嘴适合给孩子喂水（尽管 6 月龄以内的健康宝宝并不需要额外补充水分，喝水问题参见下文），但喂配方奶时则需要大孔或多孔的奶嘴。

1. 奶瓶的选择

奶瓶按材质主要分为塑料、玻璃、硅胶三大类；其中塑料又分为 PC（已淘汰）、PP、PE、PES、PPSU 等，硅胶分为普通全硅胶材质及纳米银抗菌硅胶材质；按口径大小分：标口和宽口（主流的）；按瓶身形状分：弧形、环形奶、方形等种类；按旋口螺纹分：一段（国内居多）、二段、三段、四段；

2. 奶瓶容量

奶瓶分为 80ml、120ml、160ml、200ml、240ml、270ml、300ml 等多种容量，可根据宝宝一次的食量挑选。一般说来，满 1 月龄以上的宝宝的哺乳量 1 次应为 120~200ml，一天宜控制在 800~1 000ml 左右。也有些宝宝喝的较少。一般奶瓶 4~6 个月就需要淘汰更新。所以，最初选择 120ml 的奶瓶比较合适。

3. 奶瓶的数量

奶瓶的购买数量，取决于两点，妈妈的喂养方式和使用奶瓶的方法。不同的喂养方式，对奶瓶有不同的要求。

母乳喂养：1~2 个 250ml 和 1~2 个 120ml 的奶瓶。妈妈全天在家，只需要准备 1~2 个 250 ml 的大奶瓶、1~2 个 120 ml 的小奶瓶就可。在妈妈有事外出时，可以将母乳挤在奶瓶中，保证宝宝饿了随时吃到母乳。有些妈妈休完产假，必须返回工作。除了需要储存母乳的奶瓶外，还需要 3~4 个 250ml 的大奶瓶以及 1~2 个 150 ml 的小奶瓶。

混合喂养：4~6 个 250ml 和 1~2 个 120ml 的奶瓶。按照宝宝喝奶的顿数，计算购买奶瓶的数量。

人工喂养：4~6 个 250ml 的奶瓶，1~2 个 120ml 的奶瓶。根据人工喂养宝宝食奶量的计算方法计算，2~3 月龄的宝宝则一天 6 次，往后可减少为 5 次。到底要买多少奶瓶，一次无法决定。首先考虑，不断变化的"需要"。以玻璃奶瓶为主，但到宝宝自己拿奶瓶时，玻璃奶瓶用的机会就大大减少。其次考虑，奶瓶的淘汰率。玻璃奶瓶使用寿命最长，PP 奶瓶基本上 6 个月就需要更换，PES 奶瓶可以用得比 PP 奶瓶时间长些，PP 奶瓶寿命最短。所以，基本上过了 6 个月，又得添置新奶瓶了。最后，上面的数字里面已经包括了 1~2 个作为应急备用的奶瓶数。

（二）喂奶的过程

对妈妈和宝宝来说，喂奶应该是放松、舒适且愉快的时刻。让你有机会表达你的爱，也让你们更加熟悉对方。如果你表现得平静而安详，孩子也会有同样的回应。如果你很紧张或心不在焉，他也可以感觉到这些负面的情绪，有可能造成喂养不顺利。一般来说，坐在扶手椅或放着靠垫的椅子上喂奶是最舒服的方式，让你有地方支撑自己的手臂。喂奶时，应用一种半竖起的姿势怀抱宝宝，并扶住他的头部。不要在他完全平躺时喂奶，因为这样会增加窒息的危险。平躺吃奶还有可能造成奶液流入中耳，导致中耳炎。拿好奶瓶，让配方奶没过瓶颈，完全覆盖奶嘴。这样可以防止宝宝吃奶时吸入空气。

（三）配方奶的喂食量和时间表

3~6月龄的宝宝，可以按照宝宝不同体重，估算一天奶的总量。根据宝宝的个体需求不断调整食量，不要拘泥于某个定量，让他自己来"告诉"你什么时候吃饱。如果宝宝在吃奶时表现出烦躁或容易走神，很可能就是已经吃饱了。如果他把整瓶奶都吃光后还在咂嘴，可能就是还饿。不过，还是要有上限和下限。（配方奶的喂食量和时间表参见第一章）

（四）奶量减少怎么办

很多家长反映在这个年龄阶段会出现吃奶减少，过段时间吃奶量就会回到正常，体重和身长的增长也没有明显改变，大部分孩子可持续 2-3 周可调整过来，也有的可以持续一月以上。像这种情况家长不要只想着是孩子生病，还有很多是正常现象。比如：

1. 过度依赖奶睡，宝宝不吃奶就不睡，整个（吃—玩—睡）的作息秩序混乱。

2. 从 3 月龄到 4 月龄，宝宝的进食间隔应该拉长，如果忽视了这种变化，在宝宝还没有进食诉求的时候，乳头又到点塞到嘴里，会让宝宝厌烦。

3. 4 月龄后，宝宝的能耐可比刚出生时大多了，视觉、听觉、嗅觉、味觉都比刚出生有了大幅度提升，自然做起事起来就不那么专心了。

4. 宝宝出牙可能伴随着疼痛或发烧等因素影响其胃口。

5. 前3个月增长过快常常伴有过度进食，身体会存在一个自身调节的过程。

当然也可能存在疾病状态，比如：

1. 急性感染

急性喉炎、感冒、耳部疼痛、鹅口疮等都会造成口腔不适，会使宝宝食欲下降。

2. 慢性疾病

先天性心脏病、代谢性疾病及免疫性疾病或血液病等，这些孩子需长期的用药，对胃口影响较大。

3. 败血症

这是严重的感染，也是导致食欲低的最严重状况。

特别提醒：如果属于病理因素导致的厌奶，需要马上就医。

（五）非疾病造成的奶量减少

1. 在安静、温馨环境下喂奶

过了3个月，宝宝对外界感兴趣，如果这时候你家的喂养环境很热闹，宝宝就容易分心了，所以避免外界的干扰，保证吃奶过程的连贯。

2. 增加活动量

拉长吃奶的时间，宝宝饿了总会吃的，3小时不吃就改为4小时，多带着到外边玩玩，做做四肢的舒展运动、多练习翻身等，判断孩子奶量是否足，要看孩子的生长曲线，而不是只争一顿奶的多少。

3. 培养规律作息

建立"吃—玩—睡"的模式。宝宝的视力、听觉、嗅觉和味觉都有了迅速发育，对外界好奇也增加，因此在玩的时间一定要尽情玩，不要老是吃迷糊奶。

特别提醒：观察宝宝的奶量减少是哪种情况，一定要从体温、精神状态、活动量、睡眠情况、大便情况等判断，如果是疾病造成的一定立刻就医，如果是非疾病原因造成的，宝宝虽然吃得少，但生长曲线来看并没有影响生长发育，通过上述调整一般可以自行调整过来。一般以1个月为期限，超过 1 个月的一定要就医。

（六）母乳宝宝拒绝奶瓶

这是很多上班族妈妈都要经历的一个坎。上班前纯母乳喂养，亲喂，宝宝吃得很好。自打上班后，宝宝白天在家只能靠奶瓶吃妈妈挤出来的奶，库存不足还得添奶粉，宝宝吃的极不情愿，到了晚上，含着乳头不肯放，平均1 小时醒一次，这该怎么办呢？

1. 切记不要强迫喂奶瓶。

宝宝接受一种新的喂养方式，需要一段时间的适应期，快则一周，慢则一两月。在最初尝试奶瓶的几天，宝宝如果不吃，就让他玩一会儿再给，少量多次尝试，顺其自然是最好的状态。不要过于担心比平时少吃了多少奶，在奶瓶这件事上，欲速则不达，越强迫喂越排斥。

2. 白天少吃，晚上也不多给。

白天奶瓶不肯吃，就等着晚上妈妈下班回家猛吃。如果宝宝一晚上要吃很多次夜奶，那么，很快你的宝宝会日夜颠倒，白天多睡少吃，晚上少睡多吃。所以，面临这样的局面，需要"狠狠心"，晚上频繁夜醒，尽量用抱抱哄哄的方式去哄睡，而不要用无数次母乳去安抚。

3. 喂奶瓶，其他人可能比妈妈更合适。

宝宝从小习惯了母乳喂养，通常将妈妈和母乳联系在一起，所以有一天妈妈用奶瓶喂他吃奶时，会让宝宝感到迷惑，甚至是恼怒。这时候如果让奶奶或者爸爸等家庭其他成员给孩子奶瓶，妈妈不在场，可能更容易成功。等孩子习惯了使用奶瓶以后，妈妈再接手，也会变得更容易一些。

四、吃的技能发展——吞咽

3~6 月龄是练习吞咽液态食物到糊状食物的关键时期。

宝宝出生到现在已吃奶 3 个月整了，如母乳充足还要继续母乳喂养，但是这个时期宝宝的口腔发育比较迅速，3~6 月龄口腔动作的发展出现熟练地吸吮动作，舌头上下方向移动，唇部能闭合起来吞咽东西，从 4 月龄开始锻炼宝宝的吞咽泥糊状食物，可以充分锻炼口周、舌部小肌肉，有足够的力量自如运用口周肌肉和舌头，这对宝宝今后的准确模仿发音、发展语言能力极为重要。

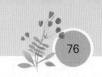

泥糊状食物是介乎于液体和固体之间，不干不稀的食物。平常我们吃的粥、各种泥糊，比如说肉泥、菜泥、水果泥都属于泥糊状食物。泥糊状食物是人类生长发育过程中第二快速增长阶段的必需食物和重要食物，不能不添加，不能视之为可吃可不吃的"辅助食品"。出生4~6个月后及时添加泥糊状食物，这与加强母乳喂养并不矛盾，都是儿童营养促进的重要组成部分。

五、科学喝水

宝宝开始吃辅食前，他可以从母乳或配方奶中获得所需的水分。半岁内，吃母乳或配方奶的宝宝通常无需补充水。母乳喂养指南说得很清楚，6个月内母乳是完全满足宝宝的所有需求，母乳中主要成分是水，这些水对宝宝来说足够了，但是在一些特殊情况下，比如腹泻时需要补充ORS液（电解质液——口服补液盐），可以保证水分以及电解质的平衡；高烧时适当的喂一点白开水帮助宝宝带走体内多余的热量，有助于降温；夏天出汗特别多的时候，还是需要喂一些温开水保证体内水分。

吃配方奶的宝宝半岁后，可以开始在两次喂奶之间喂一些水，但不要强迫他喝，如果他拒绝喝水也不用担心。他可能更喜欢通过频繁吃奶来获得所需水分。母乳宝宝只要在需要时吃到奶就无需额外补充水分。

宝宝开始吃辅食后，他对水分的需求会增加。让宝宝习惯喝白开水是一种可以令他受益一生的健康习惯。不推荐给宝宝喝果汁，如果你给宝宝喝果汁，建议适当稀释，降低甜味。

第三节　玩

一、智能发育特征

在这个阶段，宝宝已经掌握了足够的肌肉控制能力来能同时移动眼睛和头部，并逐渐会坐着玩弄玩具，在3~<6月龄时，他会从趴着摇晃身体、踢腿、用手臂挥动着如"游泳"样，这些都为翻身和将来的爬做着准备。他会尝试着把所有的东西往嘴巴里塞，会尝试着拇指和其他手指的配合，用拍、扒或者大把抓握他眼前的物品。随着身体平衡能力的发展，他能够

注意到自己身体的部位，躺着的时候，他会抓着自己的脚或脚趾塞进嘴里。如果你把他的小脚丫放在地板上，他会用脚用力地捶着地板，很快他会发现可以用自己的腿和脚来走路或者上下跳动，注意！这是为下一步的爬和站做准备。

二、大运动（翻身、坐）

随着背部和颈后肌肉力量逐渐增强，身体躯干、头部、颈部的平衡能力的发育，他的俯卧抬头时间会延长，并且会逐渐挺胸，随着手臂的活动和身体的运动的协调，逐步开始翻身，大多数宝宝都是由俯卧位变为仰卧位，再从仰卧位翻身到俯卧位的翻身方式。

在 6 月龄时，抱在怀里宝宝能支撑自己身体保持平衡，不需要妈妈的手一直照顾其腰部和头部的平衡。如果你帮助他坐起，他就可以不用手臂支撑坐上一段时间。但是，在训练坐时，一定要在背后垫好垫子，以防宝宝后倒发生意外。

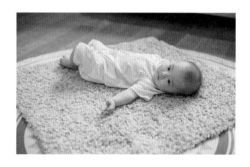

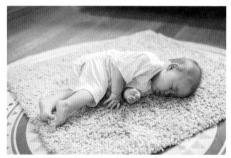

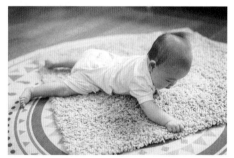

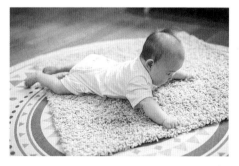

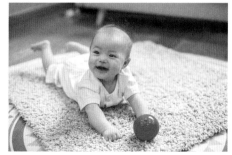

三、精细运动（抓小东西）

宝宝现在可以把一个手里的东西换到另一只手里，手抓东西的发展是有规律的，先是大把抓然后再拇指和其他指对着捏取。在练习的时候先抓大物品再到小物件。选择小物品时，要以安全卫生为原则，以免误食口内发生危险。可以选择小饼干，或者把馒头或者面包揪成小圆子，让宝宝练习捏。

四、语言

3~<6 月龄宝宝开始牙牙学语，使用很多母语中的韵律和发音特点，每天多和他讲话来鼓励他。如果他发出一个可以辨别的音节，对他重复一遍，比如：哪天他发个 "ba" 这个音，就要教他 "爸爸、宝宝" 等音节差不多的词语。6 月龄之后，他对你发出的声音更有反应，会试着跟随你的引导，所以教他一些简单的音节。

五、认知

孩子发现某些东西在移动或者摇动时会发出有趣的声音，当他在桌子敲打某些东西或者把这些东西丢在地上时，会引起观众的反应，包括有趣的表情、发出的尖叫声。不久，他会开始故意丢东西，就为了让你把它们捡起来。慢慢地，他会去找藏在罐子里的积木，和大人一起玩藏猫猫这类游戏。

六、社会交往

3~6 月龄宝宝的性格发生极大的转变。他喜欢伸出手去触摸所有能看到的东西，如果他自己做不到，就会尖叫、敲打或者丢开手边最近的物品等方式来要求你的帮助。孩子的性格包括了活跃程度、坚持力、对周围事物的适应能力，这些特质会在这几个月里表现地更加明显。他喜欢跟一个人玩，开始对镜子里的自己感兴趣（但是他不知道那就是自己），慢慢对其他人的情感表现反应，经常显得很快乐。

七、适宜的玩具

可以安在宝宝床或宝宝围栏内的不会打碎的镜子。

软球，有些可以发出轻柔悦耳的声音。

可以发出声音的布玩具。

有指洞的玩具。

音乐玩具，比如铃铛、沙铃、手鼓（要确定小部件不会松脱）。

透明的摇铃，可以看到里面发出响声的小颗粒（千万不能抠出来）。

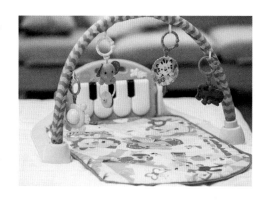

有鲜艳图片的旧杂志，你可以展示给他看。

宝宝纸板书、布书或塑料书。

八、孩子怎么带才更好呢

在这个年龄阶段对周围的兴趣性逐渐增加，妈妈带孩子是可以做到以下几点，这样不仅促进宝宝的智能发育，还能促进亲子感情的融洽。

1. 给孩子连续不断的、温暖的身体接触，比如拥抱、亲吻等，给他建立起安全感。

2. 在孩子穿衣、洗澡、喂奶、玩耍、散步、乘车的时候，给他唱歌或与他聊天。孩子可能无法听懂你说的话，但是随着一直听你说话，他自己的语言能力将会得到培养。

3. 与孩子面对面地对话，通过模仿孩子的声音，来说明你很愿意与他交流。

4. 每天给孩子讲故事。孩子将会爱上你的声音。

5. 跟孩子一起进行有节奏的运动，比如随着音乐一起跳舞。

九、活动安全要则

宝宝在这个年龄时，活动范围较前明显扩大，自从开始翻身，就随时都有可能跌落的意外，因此，从这个年龄开始绝不可以单独让宝宝独自留在高的床上或者桌子上。更不要把孩子单独留在浴缸或水池旁边，哪怕是你仅是转脸去拿个毛巾都不可以。孩子喜欢抓握东西，更喜欢把东西放到嘴里，因此，在孩子所能及的地方绝不能有引起宝宝窒息的小物件。

活动场所的安全措施：

1. 小物件，如硬币、小珠子、小发卡、纽扣、纽扣电池等小东西不能随手放，一定要收纳起来放在宝宝够不到的地方，避免宝宝误食。

2. 不要让网格围栏处于松弛状态，如果孩子进入宽松网格形成的空隙，会困在里面并导致窒息。

3. 一旦孩子会坐或会爬，或者他已经 5 月龄大时，将系在宝宝围栏顶部的玩具去掉。

4. 开始长牙的孩子经常咬覆盖在栏杆顶部的胶皮或者塑料，所以应该经常检查是否有小洞或者残缺。如果洞非常小，用重型布条（特别结实的布条）修补一下；如果是大面积的损坏，可能需要重新换一个栏杆。

5. 确保宝宝围栏的网状面没有洞口、残缺以及宽松的缝线，并且网眼要小于 0.6cm，这样孩子就不会被卡住。木制宝宝围栏的板条之间缝隙不要超过 6cm，这样孩子的头部就不会被卡住。

第四节　拉

一、宝宝大便改变

3~6 月龄的宝宝的食物以奶为主。随着宝宝越来越大，能量需求也越来越大。宝宝胃肠道各种消化酶发育的逐渐完善，肠道吸收的营养成分也将越来越多，生成的食物残渣自然逐渐减少，所以大便次数逐渐减少。因此，在这段时间，宝宝的便便一般一天一次，或者几天一次（只要宝宝喂养正常，没有腹胀表现，大便性状好）都是正常的。大便的性状一般多是糊状的，金黄色或者淡绿色的稀糊糊状便，味道不臭，稍酸。吃奶粉的宝宝大便比母乳喂养的要稠些，次数较少，呈现淡黄色或者褐色，味道臭，有时出现奶瓣。添加辅食的宝宝大便会变得更稠些，但还是糊状；颜色变得更深些，大便会有些臭味。

大便的性状、次数如果和往常发生较大的改变则要考虑是否生病，比如：大便次数增多，呈稀水样或鸡蛋汤样，或有黏液及泡沫，有腥臭味，这提示可能发生腹泻。

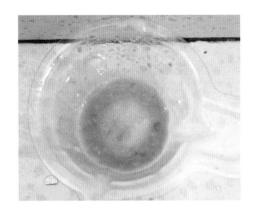

大便次数减少，排便时哭闹，费劲，粪便干、硬，甚至表面带血，这提示有便秘发生。

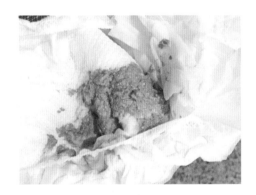

大便为白陶土样，提示小儿有胆道梗阻病，如先天性胆道梗阻等。

大便为红色，提示有下消化道出血，常见的便中带血丝，多由肛裂、痔疮或直肠息肉所引起。

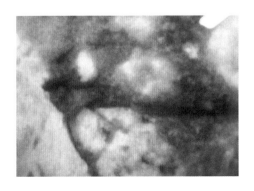

大便为黑色柏油样，提示小儿可能有上消化道出血，但小儿服铁剂或吃含铁多时食物也可以出现黑便，如吃血豆腐等。

大便为绿色，但小儿一般状态好，可能肠道蠕动过快。如一般状态差，伴有发热、呕吐等，提示肠道有炎症。

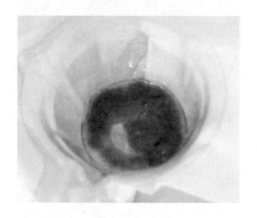

大便为果酱样，注意肠套叠的发生。

大便为鸡蛋清样黏液便，或伴有脓血便，提示有发生痢疾的可能。

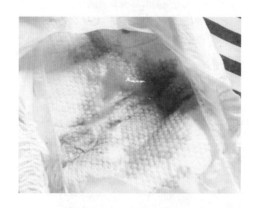

总之，如果出现上述情况，家长都应留好宝宝1小时以内的便便到医院就诊，以免到医院后需要化验大便，小儿无便意，家长干着急的情况，更容易延误病情。

二、肠套叠

肠套叠是一种少见的、可能引起小宝宝（一般指8~14月龄之间的孩子）腹痛的疾病。当肠道的一部分嵌入到另一部分的时候，就发生了这种疾病，引起肠道梗阻，从而出现剧烈疼痛。孩子可能间断地出现突然的哭闹，同时还有可能双腿向胃部弯曲。在哭闹过后，孩子往往又会出现一段没有腹痛，甚至没有一点腹部不适的时间。患了肠套叠的孩子还有可能出现呕吐，并且排出黑色黏液血便。

对于这种疾病，最重要的是立刻就医，及时查找腹痛的原因，根据医生要求预定一次特殊的 X 线检查——空气或钡剂造影，不仅可以帮助诊断，还能解除肠套叠。如果灌肠没有解除肠套叠，就有可能需要做急诊手术。

三、尿

正常小便的颜色应呈淡黄色，无气味，且清澈透明。年龄越小，新陈代谢就越旺盛，热能和水的代谢就越活跃，而且因为新生宝宝膀胱较小，食物又多是流质，所以尿量尿次较多。因此，不同年龄的宝宝，尿量和尿次都是不相同的。当然，这也与宝宝的饮水量、气温、湿度、食物种类、活动量及精神因素有关。6~12 月龄的宝宝为 15~16 次，2~3 岁 10 次左右。尿液颜色的不同，可能透露着疾病的信息。

1. 红色尿

一般红色、橙色、甚至棕色的尿液，提示尿中含血。生理性损伤、尿路感染、炎症、凝血因子缺乏、接触毒性物质、异常的免疫系统等都有可能引起宝宝出现血尿现象。这种情况家长一定要尽快带宝宝就医检查血常规，让医生判断是哪种原因导致的。另外，新生儿或小宝宝出现血尿多数是由于先天性的尿路畸形，有相当一部分宝宝在剧烈活动后或发烧时可出现暂时性血尿。

2. 蛋白尿

这种尿在蛋白含量高时会出现尿色乳白色改变，尿液黏度会增高，出现这种尿一定要及时就诊，因为蛋白尿主要是肾炎的典型改变。

四、护理

习惯性交叉擦腿指儿童反复用手或其他物件摩擦自己外生殖器的行为，也叫作摩擦癖。6 月龄左右即可以出现，但大多见于 2 岁以后，幼儿到学龄前比较明显，上学后逐渐消失。小年龄的宝宝来说，外阴局部刺激：如外阴炎症、湿疹、包皮过长、包茎、蛲虫感染、尿布太湿或裤子太紧等引起外阴局部发痒，继而摩擦，在此基础上发展而成；表现为在家长怀抱中两腿内收交叉摩擦、两腿之间挤压，继而全身出汗、甚至面色潮红。处理方面：一则，要到医生那里去排除身体方面的疾病问题：外阴湿疹、尿路感染、包皮过长、包茎、蛲虫感染等；另外，不建议家长只有看到尿不湿很饱满了才更换，因为尿液多了尿不湿的温度会高，而且潮湿度增加，对于宝宝的皮肤不利，而且，女宝宝尿道较短，很容易因为这些原因造成尿路感染。

第五节　睡

一、睡眠特点

出生15周后，宝宝的睡眠有了相对的节律性，平均每天睡15~18个小时，觉醒时间为2~3个小时，日夜颠倒现象第8周还相对很明显，但到20周时基本上可以和成人相似。当到达这一时期时，妈妈终于不再需要晚上每隔两三个小时就要起来一次了。这时的妈妈应该给宝宝制定一个明确的上床睡觉时间，以及白天小睡的时间，调整好宝宝的睡眠习惯。宝宝上床睡觉的时间，最好是在晚上7：00~8：30之间。过晚的话，宝宝很可能会因为过度疲倦而难以入睡。你可以像制定晚上上床睡觉的时间一样，制定白天小睡的时间。在固定的时间点，让宝宝小睡一会儿，或者在宝宝上次醒来2个小时之后，再让宝宝睡一觉。只要能够保证宝宝有充足的睡眠，这两种方法都是可以的。

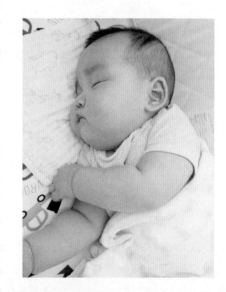

二、睡眠规律

从4月龄大到1岁之前，大部分宝宝每天至少需要两次小睡，一次是在上半天，另一次是在中午。有些孩子在下午的时候会有第三次小睡。大多数家长都不愿意把孩子从小睡中叫醒过来，因为睡眠对于孩子而言是很宝贵的。他小睡的时候想睡多久就睡多久，除非小睡使他晚上难以入睡，如果发生这种情况，在傍晚小睡的时候早点叫醒他。如果孩子在傍晚的时候睡到很晚，睡得很长，这可能是因为他晚上上床的时间很晚，通过较长的小睡时间，可以部分地补偿失去的睡眠时间。不妨跳过第三次小睡，而让孩子早点入睡。如果需要的话，给他换纸尿裤，确保他是舒服的，但是保持灯光昏暗，不要让他起身，绝不可抱起他并走来走去。几天或者几周之后，渐渐减少晚上给他的关注，这样能消除他的期望——他哭闹或者需要你的时候，他就更可能学会自己平静下来，例如，吃或吸自己的手指、左右摇摇头，或者摩擦一下床单等。

友情提醒：有时候你可能需要让孩子自己哭着睡觉，这不会有任何伤害，你也不需要担心。记住，你有一整天向孩子表明你有多么爱他、多关心他，在他哭的晚上，其实你正在帮助他学会自己平静下来。

三、建立睡前程序

由于孩子在这个年龄变得更加机敏好动，他在晚上的时候可能很难平静下来，因此为他安排一个始终如一的"睡前仪式"将有助于宝宝入睡。你可以进行不同的尝试，考虑一个家中其他成员的活动以及孩子的脾气，斟酌一下看哪一种方法效果最佳。洗个澡、轻轻摇晃、给宝宝按摩、唱些睡眠曲、喝杯奶……这些活动会使孩子放松，做好睡觉的准备。在这个年纪，孩子吃手睡觉也是正常，不需要给予纠正。记住：睡觉前要停止玩耍、拉上窗帘、调暗灯光、手机静音。一定要在孩子过度劳累之前开始这些活动。最终孩子将会把这些活动与睡觉联系在一起，放松且舒适地入睡。

早上把宝宝叫醒，帮助宝宝建立生物钟。早晨，如果宝宝过了平常醒来的时间还在睡，你最好能把宝宝叫醒，这有助于宝宝建立起每天的生物钟。你的宝宝需要养成有规律的作息时间，并通过白天的小睡补充睡眠。每天早晨在同一时间叫醒宝宝，会让他的小睡更有规律。

四、自主入睡的建立

在孩子迷迷糊糊还没有睡着的时候把他放进他自己的宝宝床上，这样他可以学着自己睡觉。轻轻地将他放下，对他轻声说"晚安"，然后离开。如果孩子开始哭闹，检查一下他是否遇到什么问题，适当安慰他一下，然后离开房间。随着时间的推移，逐渐地减少在夜间给孩子的关注。宝宝在入睡前是怎样的环境，当他结束一个睡眠周期醒来时会期待同样的环境，如果环境改变，宝宝就变得不安，难以继续入睡，甚至哭闹。因此，尽可能不要让宝宝含着乳头入睡，不要又抱又拍又摇晃的入睡，这些入睡前的帮助就像宝宝拐杖，你给的帮助越多，宝宝醒来再入睡就需要这些帮助再次入睡。

五、常见的睡眠问题

（一）夜醒

宝宝在 6 月龄的时候就应该在生理上可以一觉睡到天亮，不需要夜间哺喂了，但是有25%~50% 的孩子在晚上仍有频繁的夜醒。问题主要不在于宝宝晚上醒来，而是在于孩子无法自己重新入睡。宝宝没有这种能力就会喊叫、哭闹唤醒父母帮助他们重新入睡。这种宝宝通常都是不恰当的睡眠启动依赖，使得他们都没有独立入睡的能力。很多父母会采用各种方法帮助孩子入睡，例如抱着孩子、边走边晃，时间长久后，宝宝就会依赖父母的这种帮助而入睡。这种依赖导致孩子晚上醒来后继续寻求这种来自父母的帮助，养成睡眠启动依赖的习惯。所以，宝宝应该学会自己独立入睡，这样在夜间醒来后就可以很快重新入睡。

（二）维生素 D、维生素 B_1 缺乏

宝宝睡眠不安以及入睡困难，睡眠的时候经常出现翻动、肢体的跳动，或者是反复摇头、无故哭闹等，有的不愿意上床睡，要抱着走动或者是迟迟不能入睡，或者是早醒出现种种表现，除了疾病因素外，还需要考虑宝宝是否因生长速度过快，或者维生素 D、维生素 B_1 补充不足导致，因此，及时就医，查找是否有维生素和钙的补充不足所致。

应对方案：

为宝宝制定一个充足的作息时间表保证宝宝有充足的睡眠时间：父母认为孩子白天睡得越少，晚上会睡得越好，但是有的宝宝因为过于疲劳而更加容易夜醒。

过渡期物品：可以试着让宝宝依靠一些自己喜欢的东西（过渡期物品）入睡。

入睡前常规：建立一个稳定的入睡前常规，包括平缓、舒适的活动，避

免剧烈活动，熄灯前的活动应该在孩子的卧室里。宝宝满 6 月龄后不应该把喂奶作为入睡前的常规了。

入睡前后卧室内环境保持不变：例如入睡时开一盏小灯，晚上也要开着，保证宝宝在醒来和入睡时一致。

当孩子困乏但还清醒时把他放到床上，可以鼓励孩子学会自己睡觉，一旦孩子学会自己独自入睡，晚上醒来也同样学会重新入睡。

（三）日夜颠倒

这种情况常出现在 6 月龄内的宝宝，因为大脑皮质功能发育不完善，正常的睡眠节律尚未完全建立，宝宝对白天黑夜也没有时间概念，白天睡觉，晚上清醒，需要父母陪玩，甚至哭闹各种作，这种现象可以持续到 8~9 月龄。

可以尝试以下方法：

1. 睡前给他换上干爽的尿不湿，让他吃饱后再睡。

2. 晚上爸爸回家后尽量不要让他过度兴奋。

3. 半夜宝宝醒来不要立刻抱起哄，也不要立马把乳头塞到嘴里，这样会让孩子完全清醒，尽量在原地轻轻拍，让其知道有人陪伴再迷迷糊糊中继续睡。

4. 白天尽量多逗引他玩耍，尤其是把下午或者傍晚的小睡给过渡掉。

（四）睡眠安全

宝宝的睡眠姿势建议采用仰卧位，使用硬床垫，宝宝和大人同房间不同床，避免宝宝保暖过度和吸二手烟。

（五）妈妈睡眠不足

产假结束、重返职场，除了白天要应对烦琐的工作，夜间孩子会更频繁的醒来，每天只能顶着一对"熊猫眼"去上班，却不得不硬撑着双眼继续努力充当职场精英。夜间由其他家人带着宝宝睡的情况下，当家人突然把哭闹的宝宝抱给妈妈的时候，妈妈有很可能是在深睡眠的情况下，被突然叫醒起来给宝宝哺乳，妈妈的睡眠被突然中止了；母乳喂养、母婴同床的妈妈夜间会频繁的醒来；如果宝宝吃奶粉，那喂奶就更麻烦，从听到宝宝哭泣，赶紧

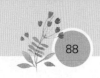

起床，然后伴随着宝宝的哭声冲泡奶粉，再到抱着宝宝喂宝宝吃完，放下宝宝后哄睡，等宝宝完全进入睡眠，此时妈妈已经完全处于清醒状态下了，妈妈自己的睡眠需要从零开始，这样周而复始的夜间生活，妈妈的睡眠就被"偷"走了。这个局如何破呢？

首先，你要对宝宝的睡眠规律有一定了解，给他建立好睡觉的规矩，你才可以忙中偷闲；其次，你要了解自家娃的脾气，什么哭声是有需要，什么哭声只是耍脾气，千万不要以塞乳头来应付哭闹！可以试试以下几个小招数：

在结束一天的工作回到家里后，全身心地陪宝宝一起互动，多一些肢体接触，让宝宝感觉到妈妈是一直都在的，宝宝会慢慢地在妈妈的表情与行为中越来越清楚地看到自己，知道自己被爱着、被保护着，自己是安全的。

温暖舒适的温度、柔和的灯光、冲泡一个温暖舒适的热水澡、喝杯温热的水，营造一个舒适安定的睡眠环境让自己尽快入睡。

避免各种影响到睡眠的一些可能因素，比如：在白天时为了有精神大量咖啡因的摄入、睡前对一天中工作压力的思考、激动兴奋或负面的情绪、过多的电子设备的使用等。

在上班期间，在允许的条件下试着打个盹儿，小眯一会儿，也许没睡着但是对恢复精力也是有益的。

强烈建议夜间的喂奶活动，爸爸一定要参与进来。两人共同负担，这样会增进夫妻关系，爸爸也能体会到妈妈的伟大。

（六）外出睡觉

带着宝宝外出，不管是长途旅行，还是短暂的游玩，都不可避免地遇到孩子睡觉的问题。一是，只要出门，孩子就睡。应对方案：不建议家长一边抱着睡觉的娃，一边欣赏风景，一则存在安全隐患，家长只注意美景了，注意不到孩子的口鼻或者肢体是否都在安全状态。二是，边走边睡，宝宝感觉像睡在摇篮里，容易养成抱着睡晃着睡得习惯，再放到床上就会大哭不干了。应对方案：把宝宝放在长凳上或者开着车门的汽车座椅上，让他睡，睡醒了再去逛。三是，外出超兴奋，兴奋地回家都还没缓过来，导致觉也不能睡，或者睡梦中还是白天的场景，从而哭哭闹闹睡不安稳。应对方案：带孩子多去欣赏大自然的风光，人少景美、空气好，而不要去人多的游乐场。

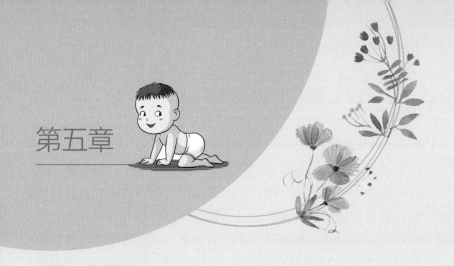

第五章

6~9 月龄

第一节　本阶段宝宝的特点

一、综述

当宝宝满了半岁以后，体格生长速度会比前半年相对放缓一些。6~9 月龄的宝宝，平均每月体重会增加 250~300g，每月身长会增加 1.3~1.5cm。大部分宝宝会在这个阶段萌出第一颗乳牙，不过也有些会稍早或者稍晚一些，通常 2 岁以内宝宝萌出的乳牙总数约等于月龄减 4~6。

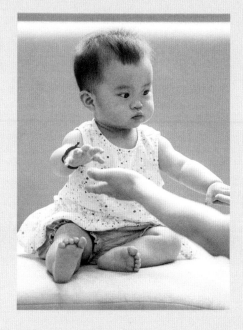

这个阶段是添加辅食的关键阶段，同时也是锻炼宝宝咀嚼能力的关键时期。只喂母乳或奶粉已经不能满足宝宝身心发展的需求了，他们对大人吃的食物越来越感兴趣，也喜欢抓

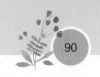

了东西就咬。辅食添加在宝宝的成长史中有着里程碑式的重要意义，这个过程不仅帮助宝宝获取更多的营养，还能促进宝宝在感知觉、语言发育以及认知行为等多方面的同步发展，妈妈们一定要提前做好功课哦！

这阶段宝宝的运动能力也更棒啦，强烈的探索欲让他们一刻也闲不下来。他们已经会熟练翻身、逐渐坐稳，并尝试用爬行的方式来扩大自己的活动范围。爬行是宝宝运动能力发展的一个重要飞跃，为日后站立和行走打下基础。爬行不仅能增强四肢和躯干的肌肉力量，还能锻炼手眼腰的协调能力和平衡能力，促进脑发育，可以说是一项综合性的强身健体运动。虽然刚练习爬行时宝宝的姿势会千奇百怪，有的原地打转，有的匍匐前行或倒退，但只要多多练习，过不了多久他们就可以掌握手膝支撑式爬的标准动作。

这阶段的宝宝很忙，忙着练习已经掌握的技能和渴望掌握的技能，虽然现在宝宝还不会开口说话，但你也不要忽视宝宝"dada、mama"的唇音、手舞足蹈的动作以及抛向你的小眼神，这是宝宝在用自己独特的肢体语言和你交流呢。他们观察着周围的一切，倾听大人的讲话，琢磨大人的表情，尝试用不同的行为来试探大人的反应。但同时，宝宝日益增强的好奇心也经常会让他们处于危险的境地，你需要时刻警惕他们是否会从床上摔下来或是捡了不该吃的东西吃。

和你的宝宝共同开启这段充满探索的新旅程吧，这将是你与宝宝受用终身的财富。你会见证宝宝人生中许许多多的"第一次"，你会发现宝宝生命里形形色色的"小门槛"，所以你需要"放手而不放眼，细心兼具耐心"，年轻的父母，请相信——宝宝在你们的陪伴下一定会变得更加自信，更加勇敢。

二、体格生长

在这个阶段，宝宝的生长速度依然较快，但相比前半年略有减慢。

男婴

年龄组（月龄）	体重（kg）	身高（cm）	头围（cm）
6~<8	8.7±0.9	69.5±2.3	43.8±1.3
8~<10	9.4±1.0	72.5±2.4	45.0±1.3

女婴

年龄组（月龄）	体重（kg）	身高（cm）	头围（cm）
6~<8	8.0±0.9	67.9±2.3	42.6±1.2
8~<10	8.7±1.0	70.9±2.6	43.9±1.3

备注：身长、体重、头围的均值及加、减一个标准差。

三、神经精神发育进程表

	大运动	精细动作	语言	认知	社会交往	情绪，情感
6月龄~	坐得很稳（双手臂支撑）	玩具从一只手换到另一只手；有意识摇东西，双手拿两物对敲	能听简单的手势命令，懂得"不"的含义；无意识发唇音，连续音节	对"不"有反应，对音节词有反应	创设语言环境；学习与人交往	懂得成人面部表情，对"不"有反应，受责骂不高兴会哭
7月龄~	坐位到卧位，卧位到坐位；会爬（先打转再后退），开始用上肢和腹部匍匐爬，起初爬行时上下肢不协调，渐渐会手膝爬	会拍手；会用拇指和食指捏取和拨弄小东西	肢体语言：锻炼拍手、欢迎、再见；重复大人发的简单音节；能注意听1~2句有关图片的故事	找遮盖的玩具；自我扮演（如假装喝水）	会运用过去玩玩具的方法来摆弄多个玩具；户外活动，用语言伴随孩子，观察周围环境中的人和物	自控能力增强；对危险的行动，能理解"不"；表现出喜爱家庭成员，对熟悉喜欢的成人伸出手臂要求抱；对陌生人表示情绪不稳定；喜欢玩躲猫猫一类的交际游戏

续表

	大运动	精细动作	语言	认知	社会交往	情绪，情感
8个月龄~	自如的独坐；扶栏杆能站立；扶着成人的双手站立或扶物站立	会从抽屉里取出玩具；把玩具放进容器；用杯子喝水	能听部分成人语言，如"再见"；可以将一定的"音"和具体事物联系起来（用规范语言）	除注意妈妈外，能注意外界的人物及感兴趣的玩具，对新鲜事物充满了好奇心	有一定的记忆能力，会找藏着的东西；指认物和图，先教1~2种图；拿走东西会遭到强烈的反抗	会注视，伸手去接触、摸另一个宝宝；喜欢照镜子；会挥手再见、招手欢迎，玩拍手游戏

　　这阶段的宝宝运动能力进一步增强，他们能熟练翻身，独坐渐稳，并且尝试从匍匐移动的姿态到手膝爬行。随着手眼腰的协调性越来越完善，宝宝能双手扶物站立小会儿，并能在大人的帮助下弯腰拾取玩具，满9月龄时，多数宝宝能自己抓住扶手站起来了。

　　精细动作方面，手指的运动比之前更为灵活，大拇指和其他手指能分开拿捏小东西，玩具在手里玩耍的时间更长了，可以从一只手换到另外一只手交替玩。很多宝宝喜欢用玩具敲打桌面，一敲出声音就会很高兴；有些宝宝发现双手配合起来还可以撕纸，并且把它当成一种乐趣。

　　宝宝掌握的技能越多，活动范围越大，对周围的环境就越感兴趣。他们爱看天上飞的鸟，地上跑的车；会找藏起来的东西，喜欢玩躲猫猫的游戏；对着镜子，逐渐知道镜子里的是自己。他们已经具备了初步的模仿能力，能发出"ba-ba""ma-ma"等简单唇音，能理解简单的语言，渐渐认识家里常用物品名称（如"灯""门"等）。他们还会察言观色，琢磨大人的表情，模仿大人的手势（如摆手示意再见），并能根据大人的不同态度作出相应的反应。你和宝宝互动交流越多，宝宝懂的也会越多。他们见到自己熟悉的亲人，会表现出特别的亲近和喜悦，而见到陌生人，则会表现出焦虑和不安，这都是宝宝认知能力进一步发展的表现。

四、体检

　　尽管多数宝宝在成长过程中都遵循着相似的生长发育规律，但每个宝宝又有着自己独一无二的生长轨迹。因此，定期体检评估宝宝的生长发育状况是很重要的。按照国家基本公共卫生服务规范，继上一阶段 6 月龄体检后，宝宝在 8 月龄时需要再次进行体检。

体检内容包括询问 6~9 月龄期间宝宝的喂养、睡眠、大小便及患病等情况；做常规体格检查以及身长、体重、头围的测量，进行生长发育评估；做神经心理行为测试，评估宝宝在大运动、精细动作、语言、适应能力及社会行为等各方面的发育水平。

宝宝在 6~9 月龄期间要进行 1 次血常规检查（手指末梢采少量血液），主要目的是筛查营养性贫血。由于这个阶段的宝宝正处于缺铁的高发月龄，在体检时早发现早干预，就可以避免因贫血而影响生长发育。如果宝宝在 6 月龄体检未做筛查或者筛查有问题，那么 8 月龄体检时需要再测一次。

建议妈妈在宝宝身体健康、精神良好的状态时带宝宝做体检，这样会让整个体检过程更为顺利，检查的结果也更为可靠。定期体检有助于医生及时发现宝宝在生长发育过程中存在的问题，及时干预，同时医生也会在喂养、生长发育、疾病预防、意外伤害预防及五官保健等方面给予健康指导。

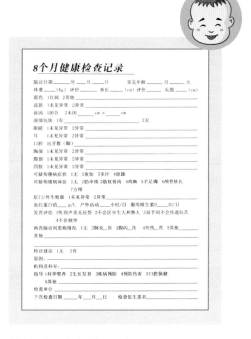

6 月龄和 8 月龄健康检查（江苏省儿童保健手册）

第二节　吃　和　喝

一、吃的技能发育——咀嚼

在过去的 6 个月里，宝宝的主要食物是奶，他们所掌握的吃的技能是吸吮和吞咽液体食物。如果在这之前你曾尝试喂宝宝吃固体食物，我相信肯定有很多次宝宝会用舌头把食物顶出来，这是一种叫作"挺舌反射"的生理反应，可以防止宝宝因不会处理固体食物而被噎住。

在这个阶段，你会发现宝宝的挺舌反射逐渐消失了，调皮的宝宝偶尔还会咬你的乳头，这意味着宝宝吃的技能又前进了一步，宝宝要开始学习一项新技能——"咀嚼"。

咀嚼并不是宝宝与生俱来的本领，是需要后天反复练习才能掌握的。当宝宝出现"咬"的动作时，就表明宝宝已经初步具备了咀嚼的能力。这个阶段是宝宝练习咀嚼能力的关键期，合理添加辅食、提供合适的餐具是锻炼宝宝咀嚼能力的最佳方法。具体可以怎么做呢？

6 月龄的宝宝需要从泥糊状食物开始，锻炼舌头前后移动以及用舌头碾烂食物的能力。

7 月龄的宝宝已适应了泥糊状食物，乳牙也开始陆续萌出，这时候辅食的质地可以稍粗一些，还可以准备些手抓食物促进咀嚼。

8 月龄的宝宝可以尝试用杯子喝水、喝奶，锻炼大口吞咽的能力。

抓住咀嚼的关键期进行训练对宝宝有很多好处：一方面，充分的咀嚼可以帮助宝宝消化食物，有利于牙齿的萌出；另一方面，咀嚼可以使口腔、舌头、嘴唇等相应部位的肌肉更加灵活和协调，有助于宝宝的语言发展。

如果咀嚼训练过晚，宝宝在吃固体食物的时候，就可能会出现呛咳、呕吐、食物含在口中不下咽等情况。咀嚼能力长期落后的宝宝，其营养状况、生长发育、牙齿发育和语言能力也会受到不同程度的影响。

现在就动手做好吃的，让宝宝体验咀嚼的乐趣吧！

二、合理喂养安排

对于 12 月龄以内的宝宝，母乳仍是重要的营养来源，应是宝宝的主食。

这个阶段的宝宝每天需要喂母乳 4~6 次，24 小时摄入的奶量一般不少于 600ml，如果母乳不足就需要添加宝宝配方奶粉作为母乳的补充。在这个阶段，妈妈可以逐渐减少夜间喂奶，这样做有利于培养宝宝睡整觉的习惯。

在保证奶量的基础上，从这阶段开始一定要给宝宝添加辅食来补充更多的能量和营养素，通常辅食所提供的能量应占到一天所需总能量的 1/3~1/2。

6 月龄是辅食添加初期阶段，妈妈可以在白天喂奶前后安排尝试 1~2 次泥糊状食物，从 1~2 勺开始逐渐增加；7~9 月龄进入辅食添加中期，每天可以有 1~2 整餐辅食，整餐辅食的时间建议安排在早上、中午或傍晚，同时上下午可以喂少量水果或手指食物当点心。这样做有利于宝宝日后形成一日三餐加两顿点心的饮食模式，与幼儿园的饮食安排同步。

三、母乳喂养过程中的问题

（一）咬乳头

如果在过去的半年里，你很享受给宝宝喂奶的过程，那么，最近这段时间，你可能会偶尔遭遇小家伙吃奶时的突然袭击——"咬乳头"。虽然被咬的疼痛对你来说是一种很不愉快的喂奶体验，但这是一种很正常的现象，通过正确的引导过一段时间就会消失，千万不要因为怕疼就放弃母乳喂养。

而且我还要恭喜你，宝宝出现"咬"的动作，证明宝宝又获得了一项新的口腔技能，这是为下一步的咀嚼做练习呢。另外，"咬乳头"也可能是宝宝马上要出牙的一个征兆，在乳牙萌出前，宝宝的牙龈可能会出现肿胀，为了缓解这种不适，宝宝会通过咬东西来缓解，妈妈的乳头对宝宝来说就是一个不错的选择。面对被咬，你可以怎么做呢？

1. 千万不要用笑或者大叫"哎哟"等强烈的反应来回应。

因为你的反应越大，越能激发宝宝的好奇心，下次还会再来。你可以用严肃的表情示意宝宝这样做是不对的，并且告诉宝宝"不可以咬妈妈，这样会很疼"，反复多次之后，宝宝就会慢慢明白不能这样做。

2. 控制喂奶时间、保持喂奶时环境安静。

通常宝宝一侧吃奶时间约需 8~10 分钟，如果喂的时间过久，宝宝吃不到奶就会开始玩弄妈妈的乳头。另外，这个月龄的宝宝对外界环境越来越感兴趣，如果吃奶时周围有吸引宝宝的事，宝宝可能会咬着你的乳头转头去看。

3. 用手指替代。

宝宝咬乳头的时候，你可以马上用自己的手指给宝宝，把乳头拔出并且结束喂奶，这样反复多次，宝宝会知道再咬就吃不到奶还会被塞手指，就不会再咬了。

（二）不愿吃奶

有不少宝宝自从添加辅食以后，对吃奶就慢慢不感兴趣了，但在这个阶段，奶仍然是宝宝饮食中最重要的能量和蛋白质来源，6~9月龄的宝宝每天需要至少摄入600ml以上的奶量。尤其是母乳喂养的宝宝，母乳可以继续为宝宝提供抗体、低聚糖等各种免疫保护因子，为了让宝宝少生病，建议妈妈能坚持哺乳到1周岁以上。

妈妈们不妨采取以下技巧来保证宝宝能吃到足够的奶量：

1. 如果妈妈母乳充足，可以适当延长宝宝两餐之间的间隔时间，等宝宝有饥饿感的时候再喂奶，辅食安排在喂奶之后。

2. 吃一段时间"迷糊奶"也无妨。宝宝清醒时对吃奶不感兴趣，妈妈不妨趁着宝宝迷迷糊糊快睡觉的时候喂奶，疲倦、安静、放松的状态下会更容易接受哺乳。

3. 如果妈妈的母乳已经不够宝宝吃了，那么就需要想办法引入奶瓶和配方奶粉。对于不吃奶粉的宝宝，有些妈妈将冲好的配方奶与部分母乳混合之后发现宝宝就没那么排斥了，通过逐渐增加配方奶的比例，宝宝最终可以接受配方奶。而对于不吃奶瓶的宝宝，妈妈们不妨先尝试用其他的喂养工具，比如杯子、勺子来喂奶，等宝宝情绪好、口渴的时候再试试奶瓶，可能成功的几率更大。另外，如果宝宝喜欢吃米粉，尝试用冲好的配方奶调制米粉，也是在短期内补充奶量的一种方式。等宝宝渐渐适应了奶米粉的口味，可能也会更容易接受配方奶呢。

宝宝在这个阶段出现不爱喝奶的表现还是比较常见的。妈妈遇到这种情况首先不要慌，尤其不要强迫喂奶，这样做会适得其反。我们可以先试试上述方法来引导，多数宝宝在经过一段时间的调整之后能吃足奶量。但如果宝宝长时间厌奶，体重增长也变慢的话，就需要带宝宝到医院就诊了。

四、辅食添加

扫一扫，
观看视频，
学习给宝宝添加辅食

（一）辅食添加的时间

WHO 以及我国 2016 版的喂养指南都推荐宝宝满 6 月龄（生后 180 天）起开始添加辅食。这样做的目的是为了尽可能保证 6 月龄以内的宝宝能够纯母乳喂养。6 月龄以后，宝宝需要从其他食物中获取更全面的营养，同时也需要通过吃辅食来练习咀嚼、吞咽的饮食技能。

当然，具体每个宝宝该在什么时候添加辅食，除了需要考虑月龄，还要评估宝宝在心理、认知及行为能力上是否已经发育到可以接受固体辅食的状态。以下这些关键信号可以帮助妈妈来判断你的宝宝是否已经准备好接受辅食了：

1. 规律哺乳

宝宝吃奶已经比较规律，平均间隔 3~4 小时喂奶一次，一天喂 4~6 次奶。

2. 体重增加一倍，食欲旺盛

体重已达到出生时的 2 倍以上，一天奶量达到 800~1 000ml 时感觉仍想吃，貌似没吃饱的样子。

3. 动作发育达到一定阶段

让宝宝在吃饭时保持坐位是非常重要的。添辅食阶段宝宝需要竖头很稳，能扶坐或靠坐，会抬头伸手抓握玩具，会将玩具放入口中探索。

4. 对大人食物感兴趣

对大人的食物感兴趣，看到大人吃饭会流露出想吃的表情。

5. 能接受小勺喂食

把勺子放到嘴边会有张口动作，可以含住勺子，用小勺喂水或奶可以顺利吞咽。

（二）辅食添加的原则

辅食添加应遵循循序渐进添加的原则，由少到多、由稀到稠、由细到粗、由一种到多种。每次只添加一种新的食物，观察3~4天，如果宝宝喜欢吃且没有不适反应，再添加新的辅食。

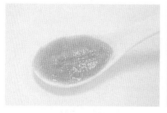
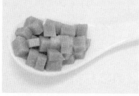
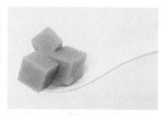

泥糊状　　　　　　　　颗粒状　　　　　　　　块状

食物应保持原味，不额外添加糖、盐及各种刺激性的调味品，但需要加少许植物油。从小培养宝宝适应天然食物和淡口味的饮食习惯，有利于降低日后患肥胖、糖尿病、高血压等疾病的风险，长大后也不容易挑食、厌食。

在食物转换期间，我们需要注意的是，有时在添过新食物的1~2天内宝宝会出现皮疹、腹泻或者呕吐等不良反应，这时需要警惕是否是食物过敏了。遇到这样的情况，通常建议先暂停可疑食物，改吃以往已适应的辅食。如果这样做并没有改善宝宝的不适症状，就应及时就医确诊；如果暂停该新添辅食后宝宝不适症状消失，可以再少量尝试，若再次出现同样的不适反应，则应该高度怀疑食物过敏，需要暂时回避不吃。

（三）辅食添加种类及顺序

富含铁的食物是辅食添加初期的首选。这阶段的宝宝生长速度较快，对铁的需求量大，而6月龄以后宝宝体内来自母体的储备铁已消耗殆尽，以乳类为主的饮食结构已不能满足宝宝对铁的需求，因此首先添加含铁丰富的辅食，如强化铁

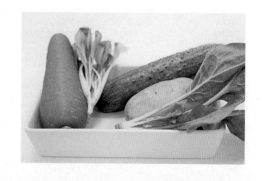

的宝宝营养米粉、肉泥、肝泥等有利于预防宝宝缺铁性贫血。

至于蔬菜、水果、鱼、虾、蛋等其他食物，究竟先吃什么再吃什么，并没有严格的规定，只要在添加过程中遵循辅食添加的基本原则就好。等宝宝适应了多种食物以后，妈妈们就可以自由发挥，做各类搭配，如西蓝花猪肉泥米粉、番茄猪肝粥等。食物质地方面，应由细到粗，从泥糊状食物开始，逐渐过渡到颗粒状。

下面我们就以 8 月龄宝宝的进食安排来举例。

（四）8 月龄宝宝辅食样例

07：00　喂奶

10：00　喂奶 + 点心

12：00　一整餐辅食

15：00　喂奶

18：00　一整餐辅食

21：00　喂奶

夜间喂奶 0~1 次

（五）8 月龄宝宝一日进食量参考

母乳或配方奶	600~800ml				
辅食	半碗 粥或米粉	0.5~1 汤勺 肉禽鱼类	1~2 汤勺 蔬菜	1 汤勺 水果泥	1 个 蛋黄

备注：

一碗：容量为 250~300ml 的中号碗

一汤勺：中式汤勺，一勺约 20g 煮熟切碎的蔬菜

肉禽鱼类：总量逐渐增加到 50g/d

鸡蛋：从 1/4 个蛋黄逐渐增加到 1 个蛋黄，再到全蛋

调味品：需适量添加油脂 5~10g/d，但不额外加盐、糖、味精等

（六）8 月龄宝宝一周辅食菜谱示例

	午餐	晚餐	点心
周一	菜泥蛋黄米粉	木瓜奶米粉	香蕉泥
周二	菠菜鱼泥粥	南瓜豆腐粥	苹果泥

续表

	午餐	晚餐	点心
周三	红薯蛋黄粥	西蓝花牛肉粥	宝宝饼干
周四	豆腐香蕉米粉	番茄猪肝粥	牛油果泥
周五	鸡肉青豆粥	西蓝花猪肉粥	木瓜泥
周六	鱼泥豆腐米粉	冬瓜鸡肉粥	宝宝饼干
周日	番茄鱼泥粥	菠菜牛肉米粉	香蕉泥

（七）手抓食物

这个月龄的宝宝喜欢自己用手抓东西，对食物也是如此，宝宝喜欢自己抓了食物放到嘴巴里吮吸或者啃咬，这对宝宝来说是一种很愉快的体验。这个时候，妈妈们就可以给宝宝准备一些适合手抓的磨牙食物，这样做既可以促进宝宝咀嚼能力和精细动作的发展，还能缓解出牙期间的牙龈不适。

宝宝磨牙饼干、吐司面包片、馒头片都是不错的选择。这阶段的宝宝虽然还没长几颗牙，但完全可以通过牙床啃咬、唾液软化后再咽下。宝宝满9月龄大时，手指已经灵活到可以用拇指和食指自由捏取东西了，这时候妈妈们可以准备一些小块质软的水果或煮熟的蔬菜（如熟胡萝卜丁），让宝宝自己用手抓着吃。

给宝宝吃手抓食物时需要注意的是，一定要有大人照看，不要给宝宝吃豆子、坚果、带籽的水果，这些小而坚硬的食物对他们来说很危险，容易吃呛，甚至是误吸入气管而导致窒息。

五、自制和外购宝宝食物

（一）自制宝宝食物的好处

许多父母都愿意自己制作宝宝的食物，自制食物的优点是经济实惠，选择的食材比较新鲜，还可以自主选择宝宝喜欢的食材进行搭配烹调。但缺点是比较费时间，外出或旅游不方便携带。

（二）自制食物需要的工具

1. 研磨碗、研磨棒

内壁有坑纹的研磨碗，配合研磨棒，可以将食物捣烂成泥糊状。吃多少做多少，较为方便快捷。

2. 过滤网

可以将研磨过的辅食进一步过滤，去除较大食物颗粒，做成细滑的泥糊状食物。适合6月龄刚接触辅食的宝宝。

3. 辅食剪

可以将食物剪碎成小块状及条状，适合于可以吃块状食物的宝宝。另外，辅食剪在剪碎面条时特别好用，比传统的筷子要方便、快捷。

4. 生熟食砧板及刀具

宝宝的辅食建议和大人食物分开制作，因此准备一套宝宝专用的砧板和刀具是很有必要的。

5. 辅食机（或辅食搅拌棒）

电动辅食机或者搅拌棒可以说是辅食工具中的战斗机了。优点：效率高，仅仅十几秒时间就可以将食物打成细腻的糊状，适合一次性做较多辅食。缺点：少量食物无法有效搅拌；价格相比手动研磨工具贵上几十倍。

6. 辅食冷冻盒

上班族妈妈平时没有时间每顿辅食都现做，那也不妨在周末一次做好一周的食量，把食物分装在辅食冷冻盒里，放入冰箱冷冻。以后每次取出宝宝需要的量，解冻后隔水蒸熟再吃。

（三）制作及储存注意事项

1. 要注意自制宝宝食物的安全卫生。选择新鲜、优质和安全的原料，制作前洗手。

2. 辅食工具在使用后要注意清洁、消毒、晾干，以免被细菌污染。如果采用煮沸或高温蒸汽的消毒方法，需确保辅食工具的材质能耐受高温，否则会出现塑化现象产生有害物质。现在市场上较为流行的紫外线消毒柜消毒方法，操作简单，适用范围广，较受妈妈们的青睐。

3. 宝宝食物需单独制作，生熟分开，如果选用家庭烹调的食物需要在放调味品之前将宝宝的食物取出。

4. 宝宝食物的烹调方法应以蒸、煮为主，避免油炸、烧烤等方式。

5. 辅食尽量现做现吃，吃剩下的食物应该丢弃。如果有多余的辅食原料或者做好的半成品可以放入冰箱冷藏或冷冻。记得要标注储存的日期，冷藏食物最好在 1~2 天内用完，冷冻食物也不宜过久，最好在 1 个月之内用完。

（四）自制泥糊状食物的方法

1. 肉泥

肉的选择首先要新鲜，其次尽量买筋少的部位，方便制作，比如：鸡腿肉、鸡胸脯肉、牛里脊、牛腿肉、猪里脊等。

制作方法一：将肉切成小块，放入清水中煮，可放少许姜片去腥。煮熟后撇去浮沫，将肉及少许肉汁放入研磨碗中研磨，或者用料理机搅打。料理机相比手工研磨，打出的肉更为细腻，缺点是量少不好打，通常一次性做得比较多，需要将剩余的冷冻。

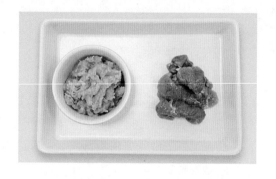

制作方法二：大人们平时炖鸡、炖肉的时候，在放佐料之前取出部分筋少的肉质，放入研磨碗（或料理机）研磨，研磨方法同上。

2. 鱼泥

鱼肉营养丰富，但在所有辅食中，制作鱼泥是最费心的，因为必须保证没有鱼刺。妈妈们可以选择以下三种类型的鱼肉为宝宝制作鱼泥：

市售的没有鱼刺的鱼，如三文鱼、鳕鱼。

鱼刺较少，也较容易去刺的鱼，如草鱼、青鱼、鲈鱼等。

鱼身上鱼刺较少的部位，如鱼腮帮子肉、鱼脊背肉等。

制作方法一：处理三文鱼之类没有鱼刺的鱼，比较方便，把超市里买回来的新鲜三文鱼切成块，取宝宝需要的量，直接上锅蒸熟，再放入研磨碗研碎即可，剩余的肉可以放冰箱冷冻。

制作方法二：处理有鱼刺的鱼，先将鱼清洗干净后，鱼皮向下，用刀背拍松鱼肉，再用刀锋轻刮鱼肉，会看到细腻的鱼肉泥被刮出。鱼泥放入锅中蒸熟或加水煮熟，再给宝宝食用。这种方法比较适合将鱼肉做成肉丸。

3. 肝泥

动物肝脏是宝宝补铁的佳品，建议每1~2周给宝宝食用一次。肝脏尽量选择新鲜的鸡肝、鸭肝、猪肝，不要买熟食店的卤制品。

制作方法一：鸡肝、鸭肝的质地较软，在水里煮熟后，可以直接放入研磨碗，加少许汤汁一起研磨成肝泥。

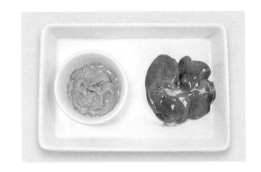

制作方法二：猪肝煮熟后的质地较硬，不易研磨。因此，猪肝的做法建议先将生的猪肝洗净，去膜，用不锈钢勺刮成细浆，再加少许水蒸熟。

4. 蔬菜泥

根茎类蔬菜，选择当季的蔬菜，如：土豆、南瓜、胡萝卜、山药、藕等可以先取合适的量，洗净后蒸熟，再去皮后用研磨碗（或料理机）研磨成泥糊状。

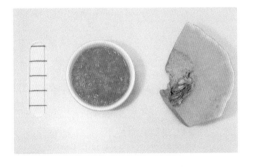

绿叶蔬菜，如：青菜、菠菜、生菜、油麦菜等，可以先取合适的量，放入沸水中煮熟，再放入料理机打成泥糊状，或切碎用研磨碗研磨成泥茸状。

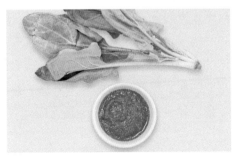

5. 果泥

选择当季的新鲜水果制作果泥。制作时先将水果去皮切成小块，然后用辅食研磨碗（或料理机）研磨成泥糊状即可给宝宝食用，质地柔软的水果可以直接用勺子刮给宝宝吃。比如：香蕉、梨、苹果、牛油果、火龙果、猕猴桃等都是不错的选择。

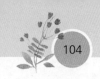

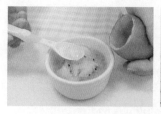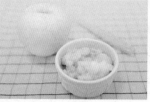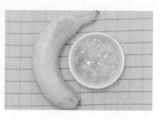

果泥还是果汁？

经常有些妈妈会问，给宝宝吃果泥好还是果汁好。果泥和果汁都是水果的加工品，果泥相比果汁，保留了较多的膳食纤维，质地更为稠厚，更能锻炼宝宝的口腔进食技能，也有利于宝宝通便。而果汁因甜度较高，摄入过度容易引起宝宝肥胖，而且会影响宝宝对奶以及其他淡口味食物的摄入量。因此，综合考虑利弊，建议6月龄以上的宝宝，还是以果泥为主哦。

（五）外购宝宝食物

现在在超市和母婴店可以很方便地买到成品或半成品的宝宝食物，如宝宝营养米粉、各种口味的辅食泥、宝宝饼干等。市售宝宝食物的优点在于食用方便，而且便于携带、应急，当你带宝宝外出旅游或外出就餐时，带上几袋现成的辅食泥，绝对要比你在外面自己找地方做方便得多。

虽然现成的宝宝食品在精加工的过程中会流失一部分维生素、蛋白质和膳食纤维，但是现在正规的宝宝食品加工厂家都有一套严格的生产工艺，无论在食物的卫生，还是营养、口味上，相比以往都有了很大的改善。所以，对于没有时间自制辅食的妈妈来说，购买现成的宝宝食物是个不错的选择。

需要注意的是，在购买宝宝食物的时候，一定要先看食品标签，了解具体的食物成分，特别要看成分中是否有宝宝过敏的物质以及额外的添加剂，不要购买加糖或加盐的宝宝食品。开罐后吃剩的辅食泥要将瓶盖拧紧放冰箱冷藏，并且在1~2天内尽量吃完。

六、饮食技能培养

（一）练习用杯子喝水

6月龄以上的宝宝，独坐渐稳，手、眼、口的协调能力逐步增强，随着辅食量日渐增多，每天水的摄入量也应适当增加，这时候你就可以给宝宝一个杯子练习喝水了。

　　练习用杯子喝水对宝宝有很多好处，一方面可以锻炼宝宝的手口协调能力；另一方面，相比奶瓶的细流量吞咽，用杯子吞咽的液体容量更大，速度更快，有利于提高宝宝的进食技能，让辅食添加变得更顺利。有些母乳喂养的宝宝，转换成奶瓶喝奶很困难，而用杯子喝奶反而会容易些。

　　通常，这个阶段的宝宝可以先用学饮杯或吸管杯，1岁以后再练习像大人那样喝敞口杯。学饮杯，也叫鸭嘴杯，使用起来相对比较简单，杯身两边有手柄可以方

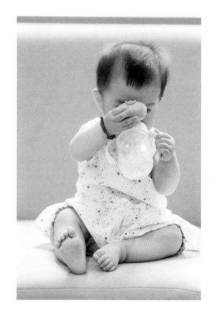

便宝宝抓握，杯口有一个形似鸭嘴的吸水孔。刚开始可以趁宝宝比较口渴想喝水的时候练习，比如在户外玩耍过后或者洗完澡之后，把杯子里的水装的满一些，这样宝宝稍微将杯子一倾斜就可以从吸孔喝到水。吸管杯的吸口较窄，需要宝宝能更熟练地控制嘴唇及口腔部位肌肉才能喝到管子里的水，而敞口杯对宝宝饮水技能的要求则更高，所以大部分宝宝需要使用过学饮杯、吸管杯之后才能学会用敞口杯喝水。

　　不过，在使用杯子这件事上，个体差异较大。有些宝宝可以不用学饮杯，直接使用吸管，甚至直接用小量杯、小碗喝水；也有些宝宝在很长一段时间内会把杯子当玩具来玩耍。你也不要气馁，你需要在一旁不断示范如何把杯子放到嘴边、倾斜水杯，如何吸和吞。在宝宝练习的过程中你也要时刻看护好宝宝以免把水直接倒在身上或倒进鼻孔被呛到。

（二）练习用勺吃饭

　　从你喂宝宝的第一口固体食物开始，就要用勺子，千万不要把食物打成糊装在奶瓶里喂。因为添加辅食不仅是给孩子食物和营养，同时也是让宝宝学习新的进食技能、锻炼手眼口协调能力的好机会，适时引入恰当的餐具有助于宝宝的身心发展。

　　宝宝的第一把小勺应该挑选材质安全、质地柔软、口径短小的宝宝专用

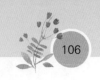

软勺，一把好的勺子可以让宝宝爱上辅食，而口径太大、太深或者质地太硬的勺子会让宝宝吃起来更困难，会打击他们吃固体食物的积极性。

　　刚开始时，妈妈需要拿着勺子喂，随着宝宝进食技能的发展，你会发现宝宝喜欢和你抢勺子或者抢食物。这时候你就可以多准备一把勺子给宝宝，尽管一开始宝宝可能只会拿勺子乱戳，但只要你不断地示范，给宝宝足够的时间去练习，允许他们吃得慢一点、邋遢一点，这个看似没什么效率的进食过程可以为宝宝独立吃饭打下基础，教会孩子独立吃饭的益处将远远超过食物本身的营养价值。

七、常见营养问题

（一）缺铁

　　6 月龄到 2 岁的宝宝是缺铁的高危人群。缺铁会导致宝宝贫血、食欲减退、消化不良、免疫力低下、活动量减少、生长发育迟缓。特别是婴儿期，长期缺铁会造成神经系统不可逆的损害，导致宝宝记忆力和认知功能减退，智力低下。缺铁性贫血的宝宝会表现出苍白或偏黄的面色，特别是在嘴唇、眼睑和指甲甲床这几个部位最为明显。但轻度贫血往往不易被察觉，需要通过血常规检查才能发现。宝宝在 6~9 月龄体检期间会至少接受一次血常规检查，一旦筛查出有贫血，就需要及时就医治疗。

　　预防宝宝缺铁，需要妈妈们把好喂养关。首先，尽量母乳喂养，虽然母乳中铁的含量比配方奶中要少，但是母乳中铁的吸收率高，相当于牛奶的 5 倍。其次，及时添加含铁丰富的辅食，如强化铁的米粉、肉泥、动物肝泥、动物血泥、鱼泥等。

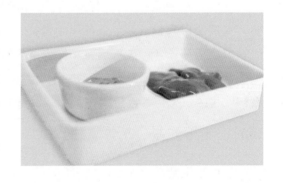

　　在补铁食物的选择上，很多人都以为菠菜、蛋黄是补铁的佳品，这其实是个误区。食物中的铁分两大类：血红素铁和非血红素铁。血红素铁主要来自肉类、鱼类、动物内脏等动物性食品，它的吸收率高（23% 左右），而且在肠道的吸收不容易受其他食物成分的影响，所以是补铁的首选。非血红素铁主要来自大米、小麦、豆类等植物性食物，吸收率低（2%~20%），植物中的草酸、鞣酸、茶碱、植物纤维等成分还会与铁形成不溶性铁盐，影响铁的吸收。

菠菜富含胡萝卜素、维生素 C 和膳食纤维等营养素，蛋黄富含蛋白质、磷脂和维生素 A，对宝宝来说都是有营养的辅食，但两者所含的铁是非血红素铁，作为补铁食物就不合适了。菠菜中含有大量草酸，会影响铁的吸收，因此在做菜前最好先将菠菜焯水过滤掉其中的草酸。另外，膳食中的维生素 C 能使难以吸收的三价铁还原为易于被人体吸收的二价铁，从而提高铁的吸收效率。因此在吃补铁食物的同时如果搭配富含维生素 C 的新鲜蔬菜或水果，可以达到事半功倍的效果，比如西红柿猪肝面、牛肉菜粥等。

（二）缺钙

宝宝在第一年里生长速度飞快，骨骼的快速增长对钙和维生素 D 的需求量较大。如果长期缺乏这些营养素，宝宝容易出现多汗、睡眠不安、易惊醒、易烦躁等表现。同时维生素 D 缺乏还会引起钙磷代谢失常，导致一系列骨骼的畸形，6~9 月龄的宝宝可能会出现"方颅"、"鸡胸"、肋骨"串珠样"改变、"肋膈沟"、"手镯、足镯"体征，甚至还会累及到脊柱的畸形。

需要注意的是，很多人会把枕秃、出牙晚、前囟大以及宝宝下肢的生理弯曲视为缺钙的表现，这其实是个误区，这些体征在多数情况下都是宝宝发育过程中的正常现象，无须过多干预。

宝宝需不需要额外补钙，主要看从膳食中获取的钙能否满足自身的需求。根据 2016《中国居民膳食营养素参考摄入量》推荐标准，婴幼儿每日推荐的钙摄入量如下：

年龄	钙推荐量（mg/d）
0~6 月龄	200
7~12 月龄	250
1~3 岁	600

奶是膳食中钙的主要来源，一般来说，如果生长发育正常，这阶段的宝宝平均每日吃母乳或配方奶达到 600ml 以上就基本能满足钙的需要。另外，

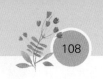
6 月龄以后适当吃些含钙丰富的辅食，如虾皮、芝麻酱、豆腐都是不错的选择。

相比钙，宝宝从食物中能获取的维生素 D 就很少了。食物中除海鱼的肝脏含一定量维生素 D 外，乳类、肉蛋类中含量均很少，谷物、蔬菜和水果几乎没有。人体获得维生素 D 的主要途径是通过皮肤照射紫外线自身合成，因此每日坚持带宝宝户外活动，有利于内源性维生素 D 的生成，同时给宝宝口服维生素 D_3 每日 400IU 可以有效预防钙缺乏。

第三节　玩

一、智能发育

6~9 月龄对宝宝来说是充满新发现的一个阶段。宝宝在这个阶段的智能发育，有着很多里程碑式的发展。从坐到爬；从一把抓东西到能用拇指和食指准确拿捏东西；从咿咿呀呀发声到会叫第一声"爸爸""妈妈"；从什么人都能抱到只要你抱，见陌生人会哭。宝宝不再是那个只知道吃奶和睡觉的小家伙了，他们开始对周围的世界越来越感兴趣，他们尝试挪动自己笨拙的身体去自己想去的地方，尝试着去抓距离自己不远处的玩具，尝试着去看懂你的表情、听懂你的话，甚至他们开始会用自己不同的表现来试探你的反应。从现在开始，你会觉得宝宝开始变"坏了"，但是你一定会越来越喜欢上这个聪明的小伙伴的。

二、大运动

7~9 月龄是练习爬行的关键期，从坐到爬可以说是这个阶段最有标志性的发展了。但是在宝宝真正学会用双手和膝盖支撑身体爬行之前，他们通常先会经历一段"匍匐期"。匍匐，就是通过各种方式让自己的身体移动，每个宝宝都可能会经历一段特殊姿态的匍匐期。有些是双手撑地、原地打转；有些是靠两侧前臂使劲，拖动身体往前移动；有些则是趴在地上往后退。不论是哪种姿态，对宝宝来说都是一种进步，他们正在努力尝试独立运动。在匍匐移动的过程中，宝宝会逐步过渡到用手和膝盖爬行的姿态，而"手膝爬"则是会走路的先兆。

当然，也有部分宝宝跳跃了"爬"的过程，经历了一段翻滚期后也学会了站立和走路，但还是建议你在这段时间让宝宝多多练习爬，让他们掌握爬的技能。因为爬行是一种极好的全身运动，既锻炼四肢肌肉的力量，又促进手、眼、脚的运动协调性，有利于大脑发育。

对于不会爬的宝宝，妈妈可以在地板上铺一块宝宝专用的爬行垫，让宝宝经常趴着，用玩具吸引宝宝，鼓励宝宝向前移动抓玩具；如果宝宝不知道怎么前进，你可以用手顶住宝宝的双脚，给宝宝一个支撑力前行。相信你的宝宝一定会在这个过程中学会爬，并享受到爬的乐趣。

三、精细动作

本阶段是眼和腰的协调关键期。满6月龄的宝宝，手部动作可以更精确，对近处的玩具可以准确抓到手里，而且能够双手配合，玩具可以从一只手转移到另一只手。对不想要的东西宝宝也学会放开或直接扔掉，如果你把宝宝扔掉的玩具捡起来，宝宝会再扔掉，并且会把这件事当成一种好玩的游戏。

满8月龄时，宝宝已经能模仿大人的部分动作了，比如拍手欢迎、摆手再见等；你给宝宝一块磨牙饼干，宝宝就会自己拿着吃；你给宝宝一个奶瓶，宝宝会自己捧着喝。

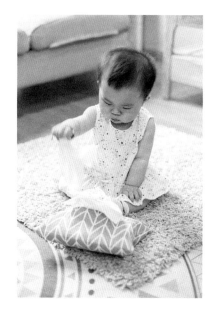
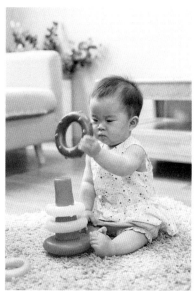

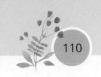

满 9 月龄时，宝宝会把小东西放进大盒子里，也会从大盒子里取出玩具。他们手部的动作越发娴熟，可以用大拇指和食指对捏拿起小丸子了，而且宝宝在这段时间会对捡各种小东西乐此不疲，因此你需要时刻看护好他们，避免把这些小东西放进嘴里而引发误食或误吸的危险。

四、语言

这个阶段的宝宝已经进入了语言敏感期，你要多和宝宝说话，宝宝会很乐于模仿你的手势和表情，并且会尝试模仿你发出的声音。

满 7 月龄的宝宝，他们已经可以发出类似 "da-da" "ma-ma" 的音节，尽管这时他们还不知道这些声音代表着什么，但随着宝宝理解能力的增强，他们已经能读懂大人的面部表情。

满 8 月龄的宝宝，已经可以理解一部分家庭物品的名称，比如灯、门、奶瓶等。与此同时，宝宝的肢体语言也越来越丰富了，宝宝会张开双臂、看着你 "求抱抱"，也会在你身上扭来扭去示意 "可以放开我了"。

满 9 月龄的宝宝，已经拥有了自己独特的语言表达方式，就是嗯嗯啊啊的声音配上自己的手势和表情。你可以和宝宝玩认东西、找东西的游戏来帮助宝宝认识物品的名称；在宝宝面前做 "再见" "欢迎" "拿" "放" 等动作的时候要清晰、明确并反复多次地告诉宝宝你在做什么。

这段时间，你和宝宝的互动越多，宝宝掌握的本领越多，给你的回报也会越多。

五、认知

如果说在半岁之前，你的宝宝还是个爱被大家抱，爱对大家笑，人见人爱的天使宝宝，那么，从现在开始，宝宝可能不会再像以前那样给面子了。宝宝可能会在你的亲戚朋友面前突然大哭，谁都不要抱，只要你抱。如果你带宝宝去医院体检或接种疫苗，也要有心理准备，你可能会花上比之前多一半的时间去安抚这个紧张不安的小宝贝。

宝宝为什么会在很多场合变得不友好了呢？这其实是一种叫作 "陌生人焦虑" 的生理现象。也就是说，宝宝开始认人了，他们的记忆力更好了，开始能分清楚自己和别人，熟悉人和陌生人。对陌生的人和事物会感到害怕，离开了妈妈的怀抱会出现分离焦虑，恰恰是宝宝认知能力进一步提高的表现，不过你不用太担心，这种怯生的感觉通常在1岁以后会渐渐消失。这段时间，你可以善意提醒一下家里的访客，不要贸然去抱宝宝，可以对宝宝微笑、讲话，或者给宝宝一个玩具，等待宝宝慢慢熟悉和接纳。你也不要突然把宝宝交给宝宝不熟悉的人去照顾，不强行把宝宝放在陌生的环境，你需要一直陪伴在宝宝身边，给宝宝足够的安全感，带宝宝去户外多看看陌生的环境和人，不久以后，宝宝就没那么怕生了。

六、社会交往

6~9月龄的宝宝对周围的一切都充满好奇心，什么都想摸一下或放嘴里咬一咬，一刻都不让人省心，怕被磕了碰了，但宝宝的生活技能却着实在探索中一点点提高了。这段时间如果给宝宝多多练习用杯子喝水，宝宝可以学会自己捧着杯子喝，逐渐戒掉奶瓶，这有利于减少龋齿的发生。这段时间，宝宝会认生了，见到陌生人宝宝可能会大哭，这是很正常的表现，你需要多陪伴宝宝，给宝宝足够的安全感，在你的陪伴下带宝宝多出去看看外面的人和事，能帮助宝宝克服这种"陌生人焦虑"。这阶段宝宝的理解力会突飞猛

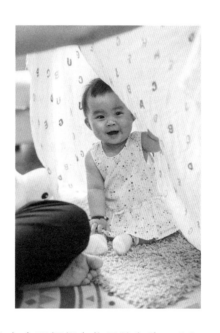

进，你多和宝宝说话，多教宝宝认东西，宝宝会理解很多物品的名称，比如自己的五官、家庭用品、亲人的称呼，"欢迎、再见、谢谢"等手势的意义。宝宝开始能读懂你的表情，你高兴或生气都被宝宝看在眼里，因此趁这个机会，你要告诉宝宝可以做什么，不可以做什么，让宝宝从小就学会什么时候该约束自己，避免一些危险或不礼貌的行为发生。

七、异常信号

尽管每个宝宝都有自己独特的生长发育轨迹，但我们总能在他们身上找到很多共同的发育规律。因此，宝宝的每一次体检，医生都会评估孩子在运动、语言、适应性及认知能力等方面的发育状况是否达到同龄儿的平均水

平。如果孩子存在某些能力的落后，就要根据医生的建议给予相应的干预措施。在这个阶段，当你的宝宝出现以下异常发育信号时，应该引起重视，带宝宝到儿保门诊就诊：

1. 看起来身体僵硬、肌肉紧张。

2. 看起来身体特别软、肌肉无力。

3. 对照顾宝宝的亲人没有兴趣和感情。

4. 不喜欢被拥抱。

5. 对周围声音无反应。

6. 6~7 月龄不会发出笑声或尖叫声。

7. 6~7 月龄不会使用肢体语言来吸引大人注意。

8. 6~7 月龄大人扶住腋下仍不会站立，双腿无力。

9. 7~8 月龄不会独坐。

10. 7~8 月龄不会主动拿近处的玩具。

11. 7~8 月龄对自己名字没有反应。

12. 7~8 月龄不能辨别生人和熟人。

八、益智玩具

玩具是孩子成长中必不可少的伙伴，也是开启宝宝智慧大门的金钥匙。合适的玩具可以启发孩子的思维和兴趣，锻炼孩子的手眼协调能力、运动能力和想象力。

适合 6~9 月龄宝宝的玩具和活动

1. 不同尺寸的彩色软球。

2. 积木。

3. 洋娃娃。

4. 有指洞的玩具。

5. 音乐玩具（比如摇铃、沙铃、手鼓）。

6. 挤压发声的玩具。

7. 宝宝纸板书、布书或塑料书。

8. 不会碎的杯子、罐子、盒子。

9. 用软塑料制成的小车、卡车及其他车类玩具。

10. 照镜子、过家家、躲猫猫的游戏。

九、玩的方式

1. 玩球

抱宝宝坐在桌边，看彩球滚动、落地，鼓励宝宝会寻找丢失的球；和宝宝一起坐在床上或地垫上，互相扔球、滚球、接球。

2. 积木

先给宝宝抓一块积木，再给另一块，让宝宝练习积木换手；大人手拿2块积木做敲击动作，再给宝宝2块积木，让宝宝跟着学；教宝宝从杯子里取出积木，再一块一块放入杯中。

3. 瓶子

给宝宝一个带盖子的小瓶子，示范如何开瓶盖和盖瓶盖。

4. 看图

给宝宝看大的画报，可教宝宝指认图画，每日看3~5张。

5. 照镜子

家长抱着宝宝照镜子，指着镜子的人说"这是宝宝"，"这是妈妈"；拿着宝宝的小手指宝宝的五官，说"这是鼻子"，"这是嘴巴"等。

6. 躲猫猫

大人用一块手绢蒙住自己的脸，问宝宝"妈妈在哪儿"，当宝宝在寻找时，突然拿掉手绢露出你的笑脸，并叫一声"喵儿"。然后将手绢蒙住宝宝的脸，让宝宝学着将手绢拿开，大人叫一声"喵儿"。这样的游戏可以培养宝宝愉快的情绪，也有助于想象力的发展。

7. 过家家

给宝宝一个玩具娃娃和一块小毛巾，告诉宝宝"娃娃要睡觉了"，教宝宝给娃娃盖被子。

十、主被动操

6月龄以后的宝宝，随着身体主动活动的能力越来越强，宝宝操的形式也不再拘泥于被动操了，你可以尝试让宝宝在你的协助下完成一部分主动动作，也就是给宝宝做主被动操。顺应宝宝运动发展的主被动操可以让宝宝动作更灵敏，肌肉更发达，有利于身心发展。

这阶段的宝宝主被动操动作主要包括：锻炼四肢肌肉关节的上下肢运

动；锻炼腹肌、腰肌以及脊柱的桥形运动、拾物运动；为站立和行走作准备的立起、扶腋步行、双脚跳跃等动作。具体做法如下：

1. 起坐运动

宝宝仰卧，妈妈拇指插入宝宝手心，让宝宝握拳，握住宝宝手腕，轻轻把宝宝拉起到坐位，停留片刻后再还原成平躺姿势。在这个过程中，注意感受宝宝自己腰部的力量。

2. 起立运动

宝宝俯卧，双手支撑在胸前，妈妈双手握住宝宝手臂，让宝宝以双膝跪地的姿势，停留片刻，再扶宝宝站起，再双膝跪地，还原至俯卧姿势。

3. 提腿运动

宝宝俯卧，双肘支撑身体，妈妈握住宝宝两条小腿，轻轻向上抬，宝宝胸部不离开床面，再还原成俯卧姿势。

4. 弯腰运动

宝宝背向妈妈站立，妈妈一手抱住宝宝腰腹部，另一手扶住宝宝双膝，在宝宝前方30cm处放一玩具，鼓励宝宝弯腰拾取玩具，再还原。

5. 爬行运动

宝宝俯卧，两臂向前，两腿弯曲，在宝宝前方60cm处放一样宝宝喜欢的玩具，鼓励宝宝向前爬行拿玩具。若宝宝不爬，妈妈可以双手托住宝宝双脚，有节奏地左右向前推进辅助爬行。

6. 游泳运动

宝宝俯卧，妈妈双手托住宝宝胸腹部，将宝宝悬空向前向后做来回摇摆动作，鼓励小儿活动四肢，做游泳动作。

7. 跳跃运动

宝宝面对面站在妈妈面前，妈妈双手扶住宝宝腋下，稍用力将宝宝托起，再放下，鼓励宝宝做跳跃动作。

8. 下蹲运动

宝宝背对妈妈站立，妈妈一手托住宝宝臀部，一手抱住宝宝腰腹部，协助宝宝做下蹲的动作。

十一、活动安全

宝宝天生是个出色的探索家，自从会翻滚和爬行之后，整个家就成了他的游乐场，但是这阶段的宝宝还没有任何危险意识。好奇心经常会让他们陷入危险地带，因此作为家长一定要时刻看管好自己的宝宝，为宝宝创造一个安全的活动空间。爬行期的宝宝在家中最容易出现的危险是跌落伤、吞食异物及中毒，因此你需要经常清理孩子活动的地方，排除危险隐患。

十二、安全环境的创设

1. 小物件

硬币、小珠子、小发卡、纽扣、纽扣电池等小东西不能随手放，一定要收纳起来放在宝宝够不到的地方，避免宝宝误食。

2. 电源电线

宝宝喜欢把手指伸进有洞的地方，因此家里的电源插座尽量用家具挡住，如暴露在外的插座要装上安全塞；家里的电线也要藏在宝宝够不到的地方。

3. 家具安全

经常检查家具的稳定性，把容易摇晃的家具靠边放，比如液晶电视、落地灯、镂空的书架等。对于有尖角或硬边的家具要用防撞条包裹好防止磕伤。

4. 药品、化学用品

家中的药品、洗涤剂、酸碱溶液、化妆品、洗护用品都要摆放在高处或者可以带锁的抽屉里。

5. 房门

不关的房门用门吸固定，门缝处最好用防夹手的保护条贴起来。

6. 厨房、卫生间

这里是家中安全隐患最多的地方，尽量不要让宝宝进去。

第四节 拉

一、便便晴雨表

如果说在添辅食之前，宝宝的大便很有规律，一天一次，金黄色不稀不稠，就如教科书那般美好。那么自从添加辅食之后，宝宝排便的情况就

会复杂许多。多数情况下，添辅食之后宝宝每天排便次数会比纯母乳喂养时有所减少，大便的性状会变稠或基本成形，大便颜色变深，呈现出深黄色或褐色。

你可能会在给宝宝换尿布的时候发现隐藏在大便里面的食物残渣。由于宝宝的消化系统还没有完全发育成熟，吃下的食物有部分未能得到充分消化就会直接拉出来。如果你发现大便里有绿色的小颗粒，说不定就是上一顿吃的菜泥；如果大便里有橙红色的粑粑，好好想想是不是之前有喂过胡萝卜；如果你发现大便里有一根根黑线，千万不要害怕以为是寄生虫，那很有可能是未消化的香蕉纤维呢。

总之，添加辅食之后，宝宝的大便常常会让你有"惊喜"的发现，多数都是正常现象，妈妈要细心观察，也要沉着淡定。随着宝宝消化能力的逐步完善，排便会逐渐规律，大便里面的食物残渣也会越来越少。

二、食物转换期腹泻

食物转换期间，如果发现宝宝的大便出现下面这些表现时，就要警惕是否出现了食物转换期腹泻：

1. 便便看上去油油的，有泡沫。
2. 便便的次数突然增多。
3. 便便很稀，或者呈蛋花汤或水样便。
4. 便便里面有大量未消化的食物残渣。
5. 便便有异常的酸臭味或腥臭味。

这些症状往往提示宝宝可能是腹泻了。由于这阶段宝宝吃的食物种类越来越丰富，但自身消化器官却没有完全发育成熟，消化酶分泌不足，神经系统对胃肠道的调节功能也不完善。因此，如果宝宝对添加的辅食不适应，就可能会腹泻。同时，宝宝自身的免疫功能尚未完善，肠道容易受到外界病原体的侵袭，各种感染性腹泻在这个阶段也时常会发生。

如果怀疑辅食添加不当引起的腹泻，妈妈可以先暂停添加新的辅食，适当减少辅食的喂养频率和喂食量，遵循从少到多，从稀到稠，一种一种添加的原则观察一段时间。如果调整了喂养方法仍然不能缓解宝宝的腹泻症状，或者宝宝除了腹泻外又出现了发热、呕吐等其他问题时，就需要找医生来诊治了。

三、易过敏食物

食物过敏是宝宝食物转换期间的常见问题，伴随着辅食的增加，宝宝出现皮疹、腹泻、呕吐等食物过敏的现象也会随之增多。这是为什么呢？对于宝宝来说，免疫系统发育不成熟是导致过敏的重要原因。淋巴细胞是机体免疫应答功能的重要细胞成分，辅助性T淋巴细胞根据功能的不同又分为Th1细胞和Th2细胞。成熟的免疫应答应该是Th1细胞和Th2细胞达到平衡的状态使机体免受外来物质的侵害。宝宝在出生后一段时间内，若Th2细胞呈优势状态，则容易导致过敏。其次，宝宝肠道屏障功能不成熟，肠黏膜细胞间存在间隙，食物中的大分子食物抗原或病原微生物容易通过肠黏膜激发机体产生过敏反应。

常见的易过敏食物有鸡蛋、牛奶、大豆、小麦、鱼、虾及花生等坚果类食物，还有芒果、菠萝、猕猴桃、水蜜桃是比较容易过敏的水果。

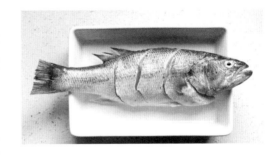

宝宝食物过敏的主要表现有：皮肤出现红疹，伴瘙痒；持续呕吐、腹泻；烦躁不安、持续哭闹、体重增长不理想。如果你的宝宝经常出现上述症状，就很可能是发生食物过敏了。你需要将某种可疑的食物暂停，给宝宝吃以往已适应的辅食。如果这样做并没有改善宝宝的过敏症状，或者妈妈不能确定宝宝对哪种食物过敏，就应及时就医确诊。

不过妈妈也不用太担心宝宝会不会永远不能吃曾经过敏的食物。随着宝宝的成长，肠道的屏障功能也会越来越完善，曾经过敏的食物可能或过一段时间就不会再过敏，或者有可能过敏反应会轻一些。有一种治疗过敏的方法叫作"脱敏治疗"，就是让宝宝少量接触慢慢适应和耐受曾经过敏的食物，不过为了宝宝的安全，妈妈自己在家不要轻易尝试脱敏治疗，你需要在专业医生的指导下进行。

四、食疗解决便秘

添加辅食之后，有些宝宝会便秘，表现为排便很费劲、大便干结，甚至会出血。由于宝宝的肠道已经习惯了消化母乳或配方奶，现在肠道每天都要处理新的固体食物，一开始也会不知道怎么去加工它们，大便就会变得比较硬。但宝宝在食物转换阶段出现的便秘多数是功能性的、暂时的，等辅食量增多，肠道慢慢适应了，便秘就会消失。宝宝发生便秘期间，妈妈不要依赖用开塞露通便，可以通过以下食疗的方式去尝试解决：

1. 保证膳食纤维和水分的摄入

每天喂两汤勺煮熟的绿叶菜泥，如菠菜泥、青菜泥、生菜泥等。根据宝宝排尿的颜色来判断水分摄入是否充分，如果尿液无色或微黄，就不需要额外多喂水；如果尿液深黄或尿味很重，就可以在两餐之间给宝宝多喂些水。

2. 吃些利于通便的果泥或果汁

你可以根据当下季节，给宝宝喂些火龙果泥，或者稀释过的西瓜汁、梨汁等。

3. 不要给宝宝喂蜂蜜

虽然蜂蜜含有大量果糖利于通便，但是蜂蜜在生产加工过程中容易被肉毒梭状芽孢杆菌污染，1岁以内宝宝肠道屏障能力弱，容易肉毒杆菌中毒。因此，千万不要给1岁以内的宝宝吃蜂蜜。

除了食疗，妈妈还可以通过顺时针轻柔宝宝腹部以及增加下肢的被动操来促进肠蠕动。如果上述食疗及运动都无法改善宝宝便秘的哭闹，那就需要找儿科医生帮忙了。

五、多汗

有不少妈妈会发现，宝宝很容易出汗，特别是在入睡以后。出汗是一种生理现象，人体通过出汗散发热量，可以维持体温的正常。宝宝皮肤含水量大，新陈代谢相对旺盛，而且由于汗腺的分泌是受自主神经来调节的，年龄越小，神经调节功能越差，入睡后自主神经不能调节到抑制状态，所以很多宝宝刚入睡时很容易出汗。随着宝宝慢慢长大、神经系统逐渐完善，"多汗"的现象也会逐渐减轻。

所以说，多数宝宝在这个阶段多汗是一种生理现象，不用特别干预。不过也有少数多汗是由于病理原因引起的，常见的病理性出汗会可能还会伴随其他症状，比如：

1. 佝偻病的宝宝入睡后多汗，深睡后出汗渐止，同时还常伴有夜惊、夜啼及骨骼发育异常等其他表现。

2. 某些特殊疾病如：结核病通常表现为夜间多汗、醒后汗止，常伴有咳嗽、午后低热、消瘦、食欲不振等其他表现；风湿热的宝宝除了多汗，还有关节肿痛、发烧等表现；宝宝低血糖时也会出现一过性多汗，进食后出汗会好转。

长期多汗会引起宝宝皮肤瘙痒、不适，睡眠不好，平时妈妈在家要注意保证室温合适，不要过冷过热；宝宝睡觉时不要穿盖太多，根据气温适度增减衣物；保持宝宝皮肤清洁干爽，出汗时要及时擦干，及时更换干净衣物，并经常用清水清洁皮肤。如果怀疑宝宝是病理性多汗，需要及时就医确诊，明确病因后再做针对性调理。

第五节　睡

一、本阶段睡眠特点

睡眠是人体主动的生理需求，人的一生中约有 1/3 的时间在睡眠中度过，如同营养对孩子很重要一样，睡眠对促进婴幼儿的生长发育也有着重要的意义。良好的睡眠有助于恢复体力、增强免疫功能，同时也有助于巩固记忆、促进脑发育。6~9 月龄的宝宝一天需要 13~14 个小时的睡眠。随着昼夜节律的逐步稳定，宝宝会养成白天 2 次小睡，晚上睡长觉的习惯。约 60% 的宝宝在这阶段已经可以晚上连睡 6 小时以上了，比如从晚上 23：00 睡到第二天早上 6：00。宝宝夜间醒来的频率会越来越少，这也意味着你的睡眠质量会大大改善，兴许还有那么几天你和宝宝都能一觉睡到天亮呢。

二、小睡的变化

宝宝白天清醒的时间比以前更长了，多数宝宝在上午和下午需各睡 1 觉，一次小睡约 1~2 个小时，两次小睡之间能有 3~4 个小时的清醒时间。如果你能掌握好宝宝白天小睡的规律，就可以利用两次小睡间清醒的时间带宝宝外出活动玩耍。培养宝宝白天规律的小睡习惯，也有利于提高夜间的睡眠质量。

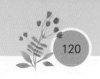

如果你的宝宝晚上很晚睡，早上又很晚醒，那么宝宝白天的小睡很可能就在下午和黄昏，这样会导致晚上入睡的时间推迟，长此以往不利于生长发育。这时候你可以试着在早上早点叫醒宝宝，把起床时间逐步提前到6:00~7:00，这样做可以把白天小睡的时间调整到上午9:00和下午13:00左右，那么晚上入睡时间也会相应提前。

如果你的宝宝白天很能睡，但是晚上很精神不想睡觉的话，也需要进行调整。一种方式是控制一次小睡的时间不超过2小时，到点就可以叫醒宝宝；如果你不舍得叫醒熟睡的宝宝，想要满足宝宝一次长长的午觉，那么就不要让他在黄昏时间睡第2次小觉，适当陪宝宝玩会儿，直到晚上20:00左右就直接引导夜间睡眠。

三、睡眠程序

不论是白天小睡还是夜间就寝，每次给宝宝创造同样的睡眠环境，建立一套相对固定的睡眠程序更有利于培养宝宝快速入睡。这种睡前程序并非千篇一律，你可以根据宝宝自身的作息特点来进行引导。

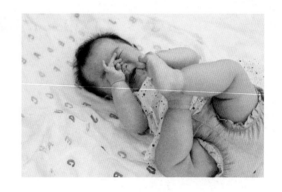

首先，你需要观察宝宝犯困的信号，掌握引导宝宝入睡的最佳时机。宝宝犯困最常见的表现是打呵欠、揉眼睛；有些宝宝会变得相对安静、两眼无神；有些会盯着某个地方发愣；也有些会坐立不安、烦躁、嘴里发出怪叫……当你察觉到宝宝犯困的时候，就可以开始睡眠程序啦。

比如白天可以这样：先把宝宝从刺激性的地方（如嘈杂的客厅）转移到相对安静的地方（如卧室），而且尽量保证这时候没有人在你俩边上走来走去或打电话、玩手机。然后拉上窗帘，把宝宝放在小床上，给宝宝哼会儿柔和的小曲，直到宝宝睡着。

晚上的睡眠程序可以更丰富些，比如睡前1小时给宝宝洗个澡，接着抱进安静的卧室给宝宝做抚触按摩，然后给宝宝喂奶，讲会儿故事后关灯，告诉宝宝"要睡觉了"。

这些看似简单的睡前活动，如果日复一日的重复，会让宝宝逐步形成条件反射，看到妈妈"拉窗帘""关灯"等动作就知道要睡觉了。

四、自行入睡

宝宝自行入睡的能力并不是天生就有的，是需要去培养的，而且这种能力对宝宝很重要。通过合适的方式，循序渐进地引导宝宝早日学会自我安静下来、进入睡眠状态，既有利于提高宝宝的睡眠质量，还能省去家人日后各种哄睡的烦恼，改善全家的生活质量。那我们该怎么做呢？

尽量减少睡前帮助，不要让宝宝含着乳头入睡，不要又抱又拍又摇晃着入睡。在宝宝犯困但仍醒着的时候把宝宝放在自己的小床上，可以给宝宝哼一段摇篮曲，或者在宝宝边上摆上一个熟悉的玩具，直到宝宝自己睡着。如果宝宝哭闹，查看一下尿不湿是否是干的，确保宝宝是舒服的，可以在床边轻轻抚摸宝宝，说一些安慰的话，帮助宝宝平静下来。有时候你需要让宝宝哭着睡觉，这并不会给宝宝带来伤害，直到宝宝学会自己入睡。

五、常见的睡眠问题

（一）喂养不当的夜醒

宝宝满 6 月龄以后在生理上就具备夜间睡长觉的能力，可以不需要夜间喂哺了，但事实上，这阶段约 25%~30% 的宝宝在晚上仍有频繁的夜醒。这其中的原因主要与喂养不当有关。

宝宝若睡前吃得太多会导致消化不适，太少则容易饥饿，因此睡前过饱或饥饿均难以睡好。而 6~9 月龄以后，宝宝在晚间通常无需再进食，如果此时仍给予频繁的夜奶，不仅干扰了睡眠周期的自动转化，而且摄入的大量液体会使夜尿次数增多，造成晚间睡眠不安。

其实，宝宝频繁夜醒，多数问题不是出在醒，而是醒来之后无法自己重新入睡。这种宝宝往往是存在不恰当的入睡依赖，比如吃奶，如果宝宝每次睡觉前都要吃奶，每次夜醒后你也喂奶，那么宝宝就容易把你的乳头当成入睡的安抚工具，导致宝宝每次醒来都要寻找来自吃奶的帮助。把吃奶和睡眠形成条件反射，一犯困就找奶吃，一醒也找奶吃，但其实宝宝不饿，所以经常没吃几口只是含着乳头就又睡了。

这时候，你需要要让宝宝知道除了吃奶，还有很多其他的安抚方式。尝试白天规律喂养，把吃和睡分开，并建立睡前常规程序来诱导宝宝入睡。对于晚上的夜醒，通过用抚摸、轻拍或哼歌的安抚方式来替代喂奶，虽然刚开始这样安抚会比喂奶花更多的时间，但这会让宝宝的作息逐渐步入良性循环，吃、玩、睡会越来越有规律，你也会因此得到更多的休息时间。

另外，某些疾病因素也会引起宝宝睡眠不安，比如维生素 D 缺乏性佝偻病、牛奶蛋白过敏引起的腹痛、中耳炎、鼻炎等。如果怀疑疾病所致的频繁夜醒，就需要找医生确诊后再针对病因进行干预，同时配合睡眠指导以及睡眠问题的行为矫正综合解决。

（二）早醒

常听到有些父母抱怨自己的宝宝醒得太早，就像一只小闹钟，害的全家也不得不一大早爬起来。实际上，宝宝的早醒问题与生物钟节律相关，早上几点醒来在很大程度上是受到人体内在生物钟控制的。如果生物钟告诉宝宝5 点要醒了，那么你想让宝宝睡到 7 点是不太现实的。

那我们怎样才能把宝宝的生物节律调整到早上不要太早醒呢？

1. 注意卧室的光线，最好选择遮光窗帘

早晨卧室的光线太亮容易驱动宝宝的早醒模式。有些父母担心宝宝怕黑，会在卧室开一盏夜灯，事实上，夜灯对于 2 岁以上分房睡怕黑的孩子可能是个安慰，但对宝宝来说是没有必要的，夜间持续存在的光线甚至还会干扰到宝宝生物钟的节律。

2. 培养规律的作息

如果宝宝在吃、玩、睡方面都没有相对规律的作息时间，人体就难以形成生物钟节律来告诉宝宝该什么时候睡觉，该睡多长时间，该什么时候醒。

3. 给宝宝一个机会自己玩一会儿

如果你以前看到宝宝一醒就会把宝宝抱到自己的床上，那么现在你不妨在宝宝的小床上放一两个宝宝喜欢的玩具，留宝宝在自己床上。因为随着年龄的增长，宝宝已渐渐有能力在醒来的时候自己玩一会儿了，虽然这样做，你刚开始可能会比之前更累，但坚持一段时间就能解决这个问题。

（三）迟睡

宝宝快到 9 月龄大时，会渐渐懂得追随自己的意愿选择睡或不睡，他们越来越享受在父母陪伴下玩耍的愉悦，迟迟不肯入睡。你千万不要认为宝宝不睡就代表不困，更多时候其实是宝宝贪恋玩耍而刻意抵抗睡意不肯睡觉。

但不管怎样，让宝宝尽量早睡是你应该要坚守的原则。早睡对宝宝的生长发育非常重要。儿童体格生长所必需的生长激素绝大多数是在睡眠过程中分泌的，尤其在前半夜的深睡眠（慢波睡眠）阶段，生长激素分泌最为旺盛，因此是睡眠黄金期。如果宝宝晚睡，就容易错失生长激素分泌的高峰，长期会影响到体格生长和发育，同时宝宝晚睡也干扰了家长正常的休息时间，影响全家的生活质量。

纠正宝宝晚睡的问题可以通过以下方式去改善：

1. 睡前不宜陪宝宝玩太久，不能让宝宝过于兴奋。

2. 坚持做睡眠程序，比如洗澡、抚触、听音乐、讲故事等一系列"睡前仪式"，不断重复巩固有利于宝宝快速进入睡眠。

3. 睡眠避免宝宝处于饥饿或过饱的状态。

4. 不要给宝宝在白天过多补觉，这样反而容易形成晚睡晚起的恶性循环。而早上起床的时间固定不变，白天小睡的时间也不多给，才有利于宝宝在晚上早些时间犯困入睡。

第六节　日常护理及常见问题

一、给宝宝按摩

宝宝的皮肤有着灵敏的触觉，触觉也是宝宝感受外界环境、认识外界事物的一种重要方式。通过按摩皮肤，可以让宝宝感受到丰富的触觉刺激，对宝宝的身心发展有明显的促进作用。同时，科学的按摩方法还可以提高人体迷走神经的张力，促进胃肠道的消化和吸收能力，增强宝宝的免疫力，改善宝宝睡眠等作用。

给宝宝按摩并没有固定的形式，原则上是在宝宝安静的状态下，最好

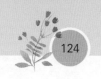

是在洗澡后或两顿奶之间进行，保证室温维持在26℃左右，脱去宝宝衣物，按摩时间不宜过长，以不超过20分钟为宜。妈妈在按摩前先用热水洗干净手，在手心倒少许宝宝润肤油作为润滑剂，可以配上轻音乐伴奏，边按摩边和宝宝说话。

按摩过程通常从脸部开始，两拇指从宝宝额头中央向两侧向下推，再从下颌中央向两侧向上推，两手给从前往后抚摸宝宝头部做梳头动作；胸部按摩可以从中间向两边划圆弧按摩；腹部按摩从宝宝右下腹开始顺时针方向画圆；四肢及手足按摩可以从靠近身体中心部位开始，慢慢揉捏向指尖和脚尖；背部按摩通常可以放在最后操作，让宝宝俯卧，两侧手肘支撑，从颈部开始向臀部方向轻揉轻按。

每一次按摩都是亲子交流的美好时光，相信你和宝宝一定会很享受这个过程的。

二、不出牙

这个阶段，很多宝宝开始陆续长出第一颗乳牙，但如果你的宝宝始终没有动静也不用太担心，因为乳牙萌出的月龄及出牙顺序有较大的个体差异，与遗传也有一定的关系。通常多数宝宝会在6~8月龄时萌出第一颗乳牙，但也有早在3~4月龄就长牙，有些会推迟到12月龄才长牙，这些情况都属于正常现象。

所以，如果你的宝宝现在还没出牙，并不代表宝宝有问题，更不用着急给宝宝补钙，除非医生确诊宝宝身体缺钙。而且，不长牙也不影响你继续为宝宝添加条块状辅食，宝宝完全可以通过牙龈、舌头及上颚的完美配合去咀嚼研磨食物。

在牙齿破土而出之前，宝宝可能会有流口水、没有食欲、喜欢咬东西或咬人、睡觉不安等生理反应。妈妈可以用你干净的手指轻轻按摩宝宝的牙龈，也可以购买1~2块宝宝专用咬胶给宝宝啃咬缓解牙龈不适。总之，宝宝出牙是一个顺其自然的过程，妈妈需要耐心陪伴和等待，大部分宝宝在1周岁之前会出牙，如果宝宝满了13月龄仍未出牙，就需要去医生那里就诊了。

三、过早站立

宝宝掌握抬头、翻身、坐、爬、站立及行走的过程是一步步水到渠成慢慢学来的，不能够操之过急，否则会影响宝宝正常的生长发育。很多宝宝刚能坐稳，还不会爬，双腿及腰部的力量还不足以支撑宝宝的上半身，这时候就不要急于求成去训练宝宝站立或学步。

宝宝骨骼的弹性大，但是硬度差，容易受到外力影响发生变形。如果宝宝自身的肌肉力量不足，过早训练站立，会使得宝宝的脊柱和下肢弯曲变形，不利于宝宝的生长发育。

当然，也有些妈妈会发现，宝宝已经可以靠自己的力量扶东西站起，并且双脚能站稳的时候，这说明宝宝已经准备好站立了。但你还是不能让宝宝站太久，因为宝宝很有可能学会了站但是不知道怎么坐下去，站立时间久了宝宝撑不住会容易跌倒。

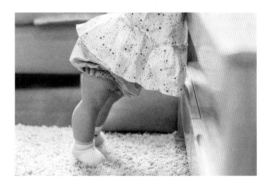

宝宝已经学会了如何从坐到站，现在你需要帮助宝宝学习如何从站到坐下，这比让宝宝学习长时间练习站立更有意义。

四、发育迟缓

宝宝的发育受到先天遗传以及后天环境因素的综合影响，因此，每一个宝宝的发育情况都是不一样的，有些宝宝能很快学会发音、认物，但学会翻身、坐或爬的时间却总比同龄儿慢一拍；有些宝宝呢，已经熟练爬和站了，但是仍不会用手指捏东西。这就是个体差异，每个宝宝都有自己独特的发育进程，但只要是正常的发育，他们都遵循着共同的发育规律，即使有时候某些能力暂时落后了，但只要给宝宝机会去练习就可以很快跟上。

但如果宝宝发育一直比同龄儿晚，或者宝宝在某些能力方面的发育比同龄宝宝落后太多，就需要引起重视，应该找专业的儿保医生咨询，医生会根据宝宝的情况做相应的评估和测试来判断宝宝的发育水平。有时候医生会给你一些建议，告诉你如何在家进行强化练习，过段时间再复诊，通常这种情况是考虑到宝宝缺乏练习机会所导致的发育迟缓；有时候医生会建议进一步给宝宝做深入的检查，比如验血、头颅磁共振等，那是为了明确或排除某些可疑疾病导致的发育迟缓，你需要尽量配合，这样可以早日明确病因，如果真有问题那么尽早干预可能会让结局完全不同。

五、妈妈身材恢复

同样是怀孕生孩子，有的妈妈就像假怀孕似的，一"卸货"就又回到原来那个苗条的身材。但有的妈妈产后身材会很臃肿，眼看着肚子上多了一层救生圈，手臂和腿不再纤细，乳房下垂，心情也会变得很沮丧。

有些妈妈产后身材恢复的好并不是人家天生丽质，这主要取决于孕期严格控制体重增加的速度及产后选择科学的方式进行康复。产后42天到6个月是产后身体功能恢复的黄金期，产后6~12个月则是产后妈妈身材恢复的黄金期。所以，妈妈们千万不要气馁，现在正是你恢复身材的好时机，下面这些方法会对你有帮助。

1. 坚持母乳喂养

喂哺母乳可以帮助妈妈消耗脂肪和热量，因此坚持母乳喂养可以让你毫不费力地减掉体重。

2. 哺乳期饮食控制

很多妈妈产后体重不减反增，都是因为吃得太多，但其实哺乳期过多的蛋白质、油脂和糖分的摄入并不会给母乳增加多少营养，只会让自己变得更胖。所以，产后饮食要均衡，营养补充要适度对恢复体重很重要。

3. 科学运动

有些妈妈体重虽然已经和孕前差不多，但还是穿不上怀孕前的衣服，这个差距就在于腹部皮肤和肌肉的松弛。要改变现状，就需要通过科学的产后康复运动来实现。如果有时间，你可以参加专业的产后康复课程，或是购买产后康复的书籍、光碟，自己在家锻炼。

当你看到这里，本书已然过半，然而你为人父母的生涯才刚刚开始。纸张一页页地翻过，一如时光一天天地过去，而我们也终将老去，人们常说孩子是父母生命的延续，是父母后半生的意义。也许9个月前，你还将信将疑，也许在可以预见的未来，还会有更多的不如意。然而我相信当你低下头，怀中的宝贝只需浅浅一笑，咿咿一语，便能融化你的整个世界，因为啊，宝宝便是这世界给予你最大的善意。

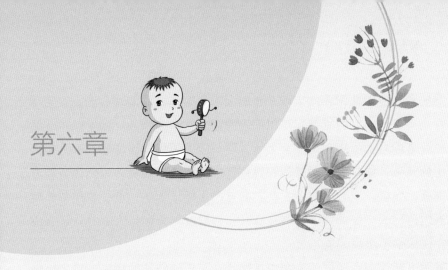

第六章

9~12 月龄

第一节　本阶段宝宝的特点

一、综述

宝宝从会爬到能独立行走，能自主控制自己的行动，可以不依靠大人从一个地方移动到另一个地方，活动范围明显增大，这一切变化会令家长有很大的成就感。

宝宝接近一周岁时身高可以达到75cm，体重可以达到10kg，头围可以达到46cm，牙齿萌出 6~8 颗，随着宝宝乳牙的萌出，食物的性状可以和成人接近了。同时这时候也为恒牙打下基础。大运动方面宝宝可以一手扶着物品走路，会自己从站立的姿势慢慢地坐下，能独立站甚至独走几步，

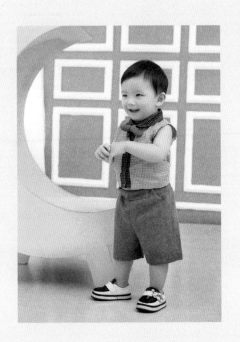

但是有一些爬行能力非常棒的宝宝，可能独走的时间会稍微晚一些。宝宝手的灵巧性也有了大幅度的提升，可以精确的捏起细小的物品，会拿起笔在纸上乱涂。语言能力的提高也是非常之大，理解能力更进一步增强，表达能力有了一定的突破，能有意识叫爸爸妈妈以及一些简单的交流，模仿语音能力进一步加强，会模仿成人的很多发音。会自己用杯子喝水，玩一些简单的游戏。会表达自己的一些情绪，喜欢被夸奖，心理发展方面，宝宝的依恋感逐渐增强，往往很不愿意和妈妈分开。

随着宝宝能爬能走以后，安全也是家长非常需要注意的地方，这个年龄阶段的宝宝有很强的表达能力，当他需要帮助的时候，他会有一些表现，家长要密切观察，适时地去帮助宝宝。同时要给宝宝一些去发现、去试验自己能力的机会，这样他就会越来越自信，越来越勇敢。

二、体格生长

男婴

年龄组（月龄）	体重（kg）	身高（cm）	头围（cm）
8~<10	9.4±1.0	72.5±2.4	45.0±1.3
10~<12	9.9±1.1	75.1±2.6	45.7±1.4

女婴

年龄组（月龄）	体重（kg）	身高（cm）	头围（cm）
8~<10	8.7±1.0	70.9±2.6	43.9±1.3
10~<12	9.2±1.1	73.7±2.7	44.7±1.3

备注：身长、体重、头围的均值及加、减一个标准差。

三、神经精神发育进程

	大运动	精细动作	语言	认知	社会交往	情绪，情感
9月龄~	推车能走几步；能扶栏杆坐位到站	手能翻书或捏弄玩具；会用手握笔涂涂点点	能听简单命令，如"给我"；能听懂较多	对新鲜事物兴趣的增加；认识日常	模仿成人动作"再见"；能熟练用手表示"再	有明显的变化：各种动作比以前灵活了，身体

续表

	大运动	精细动作	语言	认知	社会交往	情绪，情感
9 月龄 ~	起来； 扶栏杆迈步		的话，会指认室内较多的物品，会听成人的语言拿东西	物品：水果、蔬菜、锅碗瓢盆等	见""欢迎"；训练坐盆大小便	活动范围扩大了，亲子依恋关系巩固了
10 月龄 ~	牵一只手能走，牵一只手能蹲下和站起来	用手势表示需要，能竖起食指表示"1"	开始用单词；说些莫名其妙的话，有些婴儿会有意识地叫爸爸、妈妈	会仔细观察所见的人、动物和车辆	会有意识地做动作，如穿衣、脱衣时会主动配合，能双手举杯子喝水	10 月龄开始是婴儿分离焦虑和陌生人焦虑的敏感时期，反映出他们是否有依恋和安全感
11 月龄 ~	独自走；弯腰拾东西；许多婴儿会独站；有的孩子能独走几步	翻书；会将圆圈套在木棍上；能盖上或打开盖子	说第一个单词；能叫出物品名字，如：灯、碗；会指认自己的五官及身体部位	能随音乐节奏做动作；随音乐打拍子	能随音乐节奏自发地手舞足蹈	对陌生人的态度： 正面情绪表现：有兴趣、快乐、笑； 负面情绪表现：痛苦、愤怒、叫、哭

四、体检

宝宝在 8 月龄进行体检后到 12 月龄时需要到相应的体检机构进行定期体检，体检内容包括身长、体重、头围、胸围等体格指标以及常规体检内容如心肺的听诊，还需要检查宝宝的牙齿健康状况，如果有龋齿的话，需要及时就医，不能听之任之，注意从小保护宝宝的牙齿。如果宝宝之前没有贫血的话，这阶段的体检可以不用查血常规，另外一个非常重要的检查是宝宝的发育能力评估，通过评估可以了解宝宝感知觉、语言、运动和社交能力的发展情况，促进宝宝的神经心理发育。除此之外在定期的体检中还可以筛查出一些疾病，及时干预，促进宝宝健康成长。

12个月健康检查记录

随访日期_____年___月___日   实足年龄_____月___天
体重_____(Kg) 评价_____ 身长_____(cm) 评价_____ 头围_____(cm)
面色 1红润 2其他_____
皮肤 1未见异常 2异常_____
前囟 1闭合 2未闭_____cm ×_____cm
眼睛 1未见异常 2异常_____
耳外观 1未见异常 2异常_____
听力 1通过 2未通过_____
出牙/龋齿数（颗）_____/_____
胸部 1未见异常 2异常_____
腹部 1未见异常 2异常_____
四肢 1未见异常 2异常_____
可疑佝偻病症状 1无 2夜惊 3多汗 4烦躁
可疑佝偻病体征 1无 2肋串珠 3肋软骨沟 4鸡胸 5手足镯 6 "O" 型腿
                7 "X" 型腿
户外活动_____小时/日 服用维生素D_____IU/日
发育评估 1呼唤名字无反应 2不会模仿 "再见" 或 "欢迎" 动作
         3不会用拇食指对捏小物品 4不会扶物站立
两次随访间患病情况 1无 2肺炎___次 3腹泻___次 4外伤___次 5其他
其他_____

转诊建议 1无 2有
原因_____
机构与科室：_____
指导 1科学喂养 2生长发育 3疾病预防 4预防伤害 5口腔保健
     6其他
检查单位_____
下次检查日期_____年___月___日   检查医生签名_____

12月健康检查（江苏省儿童保健手册）

五、异常信号

这年龄阶段的宝宝出现以下问题时家长要非常注意。

在最初阶段（9月龄左右）：当宝宝对家长的说话声音没有反应，不理睬人，没有互动；宝宝到这时候还不能区分生人和熟人；精细运动方面宝宝到这时候还不会将玩具或其他物品从一只手换到另外一只手；甚至还不会独坐或者是独坐的时候家长不能完全离开。当发现宝宝有其中任何一个问题的话，家长需要及时带他到医院就诊。

到宝宝接近满周岁的时候还不会用手势表示一些日常的交往如：用拍手表示"欢迎"，用挥手表示"再见"等；家人或者其他人叫宝宝的时候没有反应（排除听力的问题）；在捏取小物体的时候还不会用拇指和食指对捏；还不会自己扶着床或者沙发等站稳。也是家长需要及时带孩子去就医。

第二节　吃　和　喝

一、吃的技能发展——自喂

宝宝到了这阶段手的灵巧性有了很大的提升，可以用拇指和食指去捏起物体，手眼协调性有了明显的提升，为宝宝发展吃的技能提供了坚实的基础，这个阶段的宝宝可以开始训练自喂的能力。由于宝宝独坐已经很稳了，可以让宝宝坐在专用的餐椅

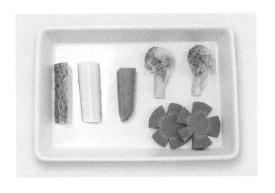

上，固定好进餐的位置，有利于养成良好的进餐习惯。可以让宝宝自己拿勺子参与进食的过程，家长需要选择适合宝宝的专用勺子，开始的时候他的动作可能有些笨拙，训练得当的话，过不了多久宝宝就能将食物精确地放入口中，可以自己喂食大半餐的食物量，剩余部分可以由家长继续喂，不要怕宝宝将周围的环境弄得一团糟，他总会从不协调到协调。还可以让他自己用杯子喝奶或水。当然刚开始的时候宝宝可能还会用手抓，随着宝宝的成长，使用餐具的能力会越来越熟练。妈妈也可以将宝宝能吃的水果切成条状，也可以用磨牙饼干，让宝宝自己拿着吃。这样做一方面可以训练宝宝手的精细运动，提高手眼协调能力，另一方面提高宝宝的自我服务能力，可以提高他的自信心。

二、一天喂养安排

这个月龄的宝宝每天吃母乳量约600ml，每天喂养4次，母乳不足或不能母乳喂养的宝宝喂养的奶量可以参考母乳的量及喂养次数。另外宝宝需要的能量约1/2来自辅食，辅食喂养的次数2~3次，辅食喂养的时间和家人的进餐时间相仿，做到定时定量。逐步让宝宝能够和家人一日三餐同时进餐，并在上午和下午各增加一次点心时间，睡前加餐一次。宝宝的食物品种要丰富，荤素搭配，蛋白质的补充以优质蛋白质为主，如猪肉、牛肉、蛋、鱼及

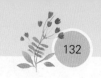

豆类食物。同时要保证碳水化合物的摄入，如粥、面等，宝宝这时期消化脂肪的能力比较好，所以辅食中可以添加一些油脂类，以植物油为更好些，可以增加食物的口感，提高宝宝的食欲，也要注意含铁食物的补充，预防缺铁性贫血的发生，如：每月添加 1~2 次的动物肝，每天有一些红肉类食物，每天补充维生素 D 等，添加适量的白开水。一般不加味精和盐，到满一周岁后可以少量添加食盐。

三、母乳过渡到奶瓶

到了这个年龄阶段，母乳喂养的宝宝，有些妈妈能够继续亲自喂母乳。但是，绝大部分的妈妈不可能完全来亲自喂哺宝宝。所以说在这个阶段，宝宝逐渐要学会用奶瓶来喝奶，那怎么让宝宝平稳的度过这个阶段呢？首先我们可以在宝宝饥饿的时候由家中的其他成员来用奶瓶喂妈妈的乳汁，这样宝宝接受奶瓶的可能性会增加。也可以尝试几种不同类型的奶嘴，寻找宝宝容易接受的奶嘴，可以开始的时候用乳胶的奶嘴，因为这种奶嘴与妈妈的乳头比较接近，符合宝宝的口感。也有些宝宝如果实在不会或不愿用奶瓶喝奶的话，也可以直接尝试用杯子喝奶。

四、选择配方奶而不是纯牛奶

在这个阶段如果有母乳的话，可以继续母乳喂养，但是如果妈妈母乳不足，或者是几乎没有母乳的话，就需要选择其他奶来喂养宝宝了。这个阶段的宝宝是用配方奶还是纯牛奶来喂养呢？如果没有母乳，还是选择以配方奶为好，因为配方奶粉一般是以牛奶为基础，按照母乳的一些成分进行改造，它的营养成分比较适合宝宝。而纯牛奶的蛋白质中酪蛋白含量高，乳清蛋白含量低，凝块大不容易被宝宝消化；脂肪以长链脂肪为主，在进食前加热的时候会破坏脂肪酶不利于消化吸收；碳水化合物方面乳糖的成分与母乳不一致，容易出现消化吸收方面的问题，矿物质含量偏高不合适 1 岁以内的宝宝，所以说配方奶优于纯牛奶。

五、断奶

母乳喂养的宝宝到了 12 月龄左右可以考虑断离母乳，但断母乳并不是说宝宝什么奶都不喝，这个年龄的宝宝还是需要有一定的奶量供应，可以添加一定量的配方奶粉，所以说"断奶"并不是说断所有的奶。但是如果妈妈奶量充足的话也可以母乳喂养到 2 周岁。但是，不管是母乳喂养还是用奶粉喂养，喂养的方式都要有所变化，1 周岁以后应该以其他食物为主，奶量要有所减少。所以说断奶的真实意思是断离以奶为主的阶段。为了让宝宝能够适应这个变化，需要慢慢地逐渐替代，从替代一次到两次逐渐的过渡，可以先从白天开始再到晚上。需要合理安排宝宝的辅食和奶的喂养方式，按时按点喂养，逐渐让辅食替代数次奶的喂养，让宝宝适应其他的食物。所以说宝宝在 6 月龄添加辅食开始，就是为断奶在做准备。断奶的季节选择最好是在春秋季，如果正好在夏季的话，建议适当后推 1~2 个月，还有当宝宝生病，或者气候变化比较大的时候是不适合断母乳，可以适当后推。断奶的过程建议是循序渐进，可以先慢慢延长哺乳的时间间隔，先停掉 1~2 次喂乳，还要改变宝宝吃奶的习惯，比如说奶睡的习惯。

六、维生素 D 缺乏

很多家长往往非常关心宝宝缺钙的问题，其实家长更应该注意的是维生素 D 缺乏的问题，一般这个月龄阶段的宝宝，如果奶量正常是不会缺钙的，但是如果妈妈本身缺钙，母乳中的钙含量偏低，这时候母乳喂养的宝宝就要注意钙的补充，一般配方奶粉喂养每日奶量达到 500ml 及以上则钙的摄入量就足够了。但是这个月龄的宝宝更容易出现的是维生素 D 缺乏，因为宝宝的生长速度比较快，如果日照时间不够，而维生素 D 又没有及时补充就容易导致维生素 D 缺乏。一旦维生素 D 缺乏，容易出现维生素 D 缺乏性佝偻病，影响宝宝的生长。要改善维生素 D 缺乏的问题，一方面可以补充维生素 D 制剂，另外一个非常好的办法是晒太阳。但是宝宝在晒太阳的时候要注意不要隔着玻璃晒，每天保证 2 个小时的时间。在夏季注意不要在烈日下暴晒，可以在树荫下晒，但时间需要适当延长，同时要注意保护眼睛不要直晒，时间可以选择在上午 7 点之前，冬季的时候可以选择在 10：00~14：00 之间。

如果宝宝没有合适的时间晒太阳或无法晒太阳的话就需要补充维生素 D 制剂，一岁以内的宝宝每天需要预防量补充维生素 D 400IU，如果宝宝是早产或双胎，维生素 D 的补充需要咨询专科医生。如果宝宝出现一些维生素 D

缺乏性佝偻病的症状的话，建议到专科就诊，在医师的指导下进行维生素 D 的补充。

七、饮食行为问题

如果宝宝总是对食物没有兴趣，并且很少有饥饿的表现，对游戏或与人交往很感兴趣，而对食物没有任何兴趣，总是经常吃几口食物以后就拒绝再吃，总是到了用餐时间，经常想离开餐椅，那宝宝可能存在胃口差的问题；如果宝宝总是因为气味、口味、外观质地的原因，拒绝很多食物，总是只吃很有限的几种很喜欢的食物，总是很不愿意尝试新的食物，那宝宝可能存在挑食的问题；如果宝宝总是在进食过程中只顾看电视、玩玩具或讲故事，而不是进餐，总是需要在大人的追逐下进食，经常进食时间超过半小时以上，总是将饭菜含在嘴里不往下咽，宝宝可能存在不良饮食习惯问题；如果宝宝经常是有饥饿感，对食物也有兴趣，但是家长认为孩子吃得不够多，或者宝宝经常不能吃完家长所提供的饭菜，提示可能是存在父母过多关心，家长的期望值过高的问题；如果宝宝存在害怕进食，强烈拒绝吃任何固体食物，当准备用餐或餐具和食物时会出现害怕的问题，可能存在害怕进食的问题；如果宝宝胃口一直不好，还伴有频繁的呕吐和腹泻等症状，或怀疑或确诊有其他疾病，说明宝宝存在一些潜在性疾病，需要及时去就医。平时要注意培养宝宝良好的饮食习惯：适当限制进食时间，一般一餐不超过 30 分钟；如果宝宝在进餐过程中离开餐椅，家长可多次提醒；进餐时间超过 30 分钟可以将孩子的餐具收掉；两餐之间不提供零食；同时要鼓励孩子自己吃饭；孩子吃饭有固定的餐桌或餐椅；对孩子独立进食的表现多给予鼓励和赞扬；允许狼藉，待孩子吃完再收拾残局。减少进食干扰，吃饭时不提供玩具、电视；进食过程中不谈论与食物无关的话题；家长做好吃饭的榜样；平时增加活动量，不强迫进食，减少零食摄入；不把零食作为奖励。尽量让主食多样化，如菜饭、稀饭、杂粮饭、面条、馄饨、馒头；选择孩子喜欢的蔬菜种类先吃，再逐步把不爱吃的菜做到其他菜里。定期进行营养评估咨询。饮食行为问题的矫正需要一定的时间；矫正的同时应关注儿童的生长和营养状况。有疾病状态的宝宝需要及时就医。

这个月龄的宝宝如果喂养不当或者是喂养的方式不当的话容易出现挑食的情况。如有些宝宝不喜欢吃某些蔬菜，水果或者鱼虾等。或者不能接受块状食物等。有些宝宝边吃边玩。有些家长过度喂养，都可能会让宝宝对吃饭产生不良情绪。如果宝宝挑食的话会对他的生长产生不利的影响。如体重增加少，抵抗力差，容易生病，严重的情况甚至会影响宝宝的智力发育。因此作为家长首先在宝宝面前不挑食，并营造良好的进餐氛围，养成良好的饮食习惯，并适当增加宝宝的运动量增进宝宝的食欲。

八、进食技能的训练

开始添加辅食的时候就用勺子喂养，而不应该用奶瓶喂辅食。让宝宝能够适应用勺子喂食的一个过程，对他以后逐步断奶、断奶瓶做好一个准备。宝宝这个阶段的手眼协调还不是特别完善，可能还不能完全自己用勺子进食，但是可以给宝宝一个勺子，让他参与进食的过程，这个时候可能他会把食物弄得脸上身上到处都是，但是不要打击孩子的积极性，这是为他以后自己的进食做准备。但是给宝宝勺子的时候要注意安全。宝宝这个年龄阶段手的精细运动已经发展到了一定的阶段，可以鼓励宝宝自己手拿的食物，虽然可能宝宝会将自己及周围环境弄得一团糟，但是家长要有耐心，宝宝会从不协调逐步协调，这会对他的手的协调性有非常大的帮助。食物的选择要便于宝宝的抓握，比如说香蕉块，煮熟的胡萝卜块等，开始可以选择比较软的食物，逐渐可以转换为较硬的食物。

九、常见食谱

宝宝到了这个月龄可以断夜奶了。进食的时间可以安排为一日三餐，并在早餐和午餐之间、午餐和晚餐之间及临睡前各安排一次点心时间。

早餐：7：00左右：母乳或配方奶粉，加米粉或其他辅食，以奶为主。

早点：10：00左右：母乳或配方奶粉。

午餐：12：00左右：厚糊状或小颗粒状辅食，如：软饭、碎菜、小块肉或饺子等。

下午点心：15：00左右：母乳或配方奶，加水果泥等，以奶为主。

晚餐：18：00左右：厚糊状或小颗粒状辅食，如：烂面条加碎菜，鱼，虾等；

睡前点心：母乳或配方奶。

十、食物的多样化

各种营养素

宝宝的生长需要各种营养素的供应，主要有以下几种：

1. 碳水化合物

碳水化合物是宝宝能量的主要来源，还能构成人体细胞，糖类还有传递信息的功能。在宝宝膳食中总占能量的 50%~60%。 碳水化合物包括有葡萄糖、乳糖、淀粉等。米，面类也属于碳水化合物。碳水化合物对宝宝来说是一类非常重要的营养素，平时注意粗细粮搭配，少食精细的糖类如葡萄糖、精白米等。

2. 蛋白质

蛋白质最重要的功能是组成人体细胞的基本成分，还是保证各种生理功能的重要物质基础，还能调节各种生理生化活动，在宝宝膳食中蛋白质需要占总能量的 8%~15%。我们每天都需要摄入蛋白质，否则容易导致蛋白质缺乏。蛋白质是由各种氨基酸所组成的，其中有一些氨基酸是人体自身不能合成，需要从食物种补充的，称为必需氨基酸，包括亮氨酸、异亮氨酸、蛋氨酸、缬氨酸、苯丙氨酸、苏氨酸、色氨酸、组氨酸、赖氨酸。蛋白质食物以优质蛋白为好，蛋白质有互补的能力，所以说蛋白质补充的时候尽量不要单一食物，多种食物补充会更好。蛋白质补充不足会影响宝宝的生长发育，补充过量会增加机体的负担。

3. 脂类

脂类主要是提供能量作用，还有提供必需脂肪酸、协助脂溶性维生素吸收、防止散热、机械的保护作用。脂类食物占总能量的 25%~30%，是宝宝生长必不可少的营养物质。脂类包括：脂肪、磷脂、固醇类和必需脂肪酸。各种脂类都有它重要的功能，特别是必需脂肪酸亚油酸、亚麻酸与宝宝的健康息息相关。宝宝在添加辅食以后可以少量添加油脂，各种油脂的饱和脂肪酸和不饱和脂肪酸成分不同，所以可以经常更换品种。脂类物质添加不足会影响宝宝的生长发育，添加过多会引起肥胖等问题。

4. 矿物质

矿物质包括常量元素和微量元素。有钙、铁、锌、硒等。

（1）钙：钙是人体最多的常量元素之一，主要存在于骨骼和牙齿中，钙还有很多其他重要的生理生化功能。钙的补充方式可以参考前面的内容。

（2）铁：铁是人体必需的微量元素，铁主要的功能是合成血红蛋白，宝宝在这个月龄阶段生长速度还是比较快的，血容量增加也很快，对铁的需求量还是很高的，如果铁的摄入量不足会造成铁缺乏或者缺铁性贫血。动物性食物中的铁为血红素铁其吸收率高，植物性食物中的铁为非血红素铁吸收率较低。因此宝宝需要摄入足够量的动物性食物。奶中的铁含量低，吸收率也低，因此宝宝铁的需要从辅食中来，如动物的肝脏、动物的血、强化铁的米粉、肉泥等。早产儿和低出生体重儿尤其要注意铁的补充，母乳喂养的足月宝宝在添加辅食的时候也需要注意补充铁。铁含量高吸收好的食物包括动物的肝脏、红肉类、鱼类等。

（3）锌：锌是人体必需的微量元素，对生长发育、免疫功能等方面有很重要的功能。宝宝是锌缺乏的高危人群，多半是由于辅食添加的不合理造成的。富含锌的食物包括：瘦牛肉、瘦羊肉、蛋黄、坚果以及海鲜类食物。乳类中锌的含量比较充足，6月龄以内以奶为主的宝宝，一般不会缺锌，6月龄以后的宝宝添加辅食的时候，要注意含锌食物的补充。但是宝宝偶尔不喜欢吃饭并不一定是缺锌，只要宝宝的膳食结构合理，含锌食物摄入足够，一般是不会缺锌的。但是如果宝宝挑食偏食明显，就有缺锌的可能性，就需要改变宝宝的膳食结构了。

（4）硒：硒是人体必需的一种微量元素，具有保护心血管、解毒等功能，硒摄入不足会引起心肌的损害，摄入过多会中毒。婴幼儿硒的推荐摄入量是15~20微克，海产品和动物的肝脏富含硒。

5. 维生素

维生素在人体中是微量的，但它的生理功能是非常重要的，维生素分为脂溶性和水溶性两大类，脂溶性维生素包括维生素A，维生素D、维生素E和维生素K，水溶性维生素包括维生素C和B族维生素。维生素A、维生素D、维生素C、维生素B_1是儿童期最容易缺乏的维生素。

（1）维生素A：维生素A是脂溶性维生素，动物性食物中维生素A的含量比较高，深色蔬菜中含有β-胡萝卜素，β-胡萝卜素可以在体内转化为维生素A。一岁以内的宝宝是很容易出现维生素A缺乏。维生素A对眼睛的正常生理功能、神经系统、心血管系统等各方面都有帮助。维生素A缺乏最

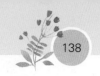

早出现的症状是暗适应能力下降。母乳当中维生素A含量不稳定，如果妈妈食物当中维生素A含量多，那么母乳中的维生素A的含量也就高。如果平时注意摄入的动性食物以及深色蔬菜水果，一般不太会发生维生素A缺乏，如果这类食物比较少的话，可能有维生素A缺乏的风险，可以适当补充一些维生素A的制剂。

（2）维生素C：维生素C属于水溶性维生素，具有抗氧化的功能，维生素C主要来源于新鲜的蔬菜和水果，维生素C缺乏会引起坏血病，每天摄入富含维生素C的食物，一般都就能满足孩子的需要，维生素C富含的蔬菜有菠菜、卷心菜、花菜、青辣椒等，富含维生素C的水果包括柚子、草莓、猕猴桃等。

（3）维生素B$_1$：又称硫胺素，维生素B$_1$不耐热，但对能量代谢和神经系统有重要的作用，硫胺素存在于谷物的外胚层，如果长期进食精白大米，

容易出现硫胺素的缺乏，维生素B$_1$缺乏的时候，早期表现为疲倦，情绪不稳定，脚趾或者脚的皮肤感觉异常。平时注意避免长期进食精白米，可以有效地避免维生素B$_1$的缺乏，另外维生素B$_1$还存在于瘦肉，内脏，豆类等食物当中。

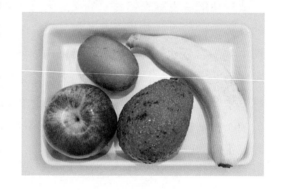

6. 膳食纤维

是指不能在小肠内吸收，可以在大肠中发酵的一类物质，目前婴幼儿的膳食纤维没有明确的推荐量，一般建议6月龄以后的宝宝摄入量应该逐步增加。

7. 水

1周岁以内的宝宝，身体内水分占的比例很大，同时新陈代谢又旺盛，容易发生水代谢的紊乱。1周岁以内的宝宝可以从乳汁和其他食物当中获取足够的水分，为了减轻胃肠道的负担，应该避免给宝宝过多的水分或者果汁。判断宝宝水量是否足够可以从宝宝的尿来看，如果宝宝每天有6~7次小便，小便颜色比较清亮，说明水分是足够了。

第三节　玩

一、智能发育特征

这阶段的宝宝智能发育相比较前有了很大的进步，可以从以下几个方面看出来：大运动方面：宝宝的爬行能力有了很大的进步，能从爬行状态拉着栏杆站起，靠着自己的能力站起对他来说能提高自信能力，接着宝宝会扶着沙发边，桌子边移动，会扶走了，如果地上有宝宝喜欢的东西，宝宝能扶站的状态蹲下去捡玩具，到接近 1 周岁时能独站到独走；精细运动方面：能拇指、食指捏小丸甚至头发丝、而且特别喜欢撕纸，家长可以拿一些餐巾纸给宝宝练习，能打开包装寻找玩具，到接近 1 周岁时会拿着蜡笔或其他笔在纸上乱画；适应能力方面：寻找能力明显增强，会主动拿掉杯子取出藏在下面的玩具玩、能有意识地将玩具搂在怀里玩、会将瓶盖正确盖在瓶上；语言方面：从能模仿大人发 1~2 个字的音，会无意识发"baba，mama"的音，会一些打招呼的动作、能说拿等有意识的音，到接近一周岁时能主动叫爸爸妈妈；社交行为方面：爸爸妈妈说"不拿"或"不动"后，宝宝会停止拿取玩具的动作，家长问宝宝要东西的时候会主动给家长，到接近一周岁时给宝宝穿衣服时会主动配合伸手伸脚等。宝宝的独立性逐渐增强。

二、大运动

这个阶段的宝宝的大运动方面爬行的能力进一步的提高，并且从会扶站到独站，甚至有些宝宝会独走。

爬是这阶段宝宝非常重要的运动之一，开始是匍匐爬，然后用手和膝爬，不断地进步。当宝宝爬行能力到一定程度的时候往往会自己扶着东西站起来。这时候可以给宝宝准备一个带栏杆的小床，或者在沙发前或者床前的地板布置一个相对安全的空间，可以给宝宝练习扶站，当宝宝自己能扶站稳的时候，可以在宝宝的脚下放一些玩具，让宝宝试着从站位慢慢蹲下，这样宝宝的能力又有了一个很大的进步。当宝宝扶站稳定以后就会开始扶走了，这时候给他一个安全的活动空间，放一些稳定的家具，如沙发、床、固定牢靠的茶几等，可以让宝宝扶着走，但是不要给宝宝用学步车，因为把宝宝放在学步车里，不利于宝宝运动协调能力的锻炼，可以让宝宝推着一些椅子练习走，或者系一根带子或者拿着一根小棍子让宝宝慢慢练着走路。当宝宝自己能控制平衡的时候，就会试着独自站立了。但是如果宝宝不敢自己迈步自己独走的话，不要强迫，让宝宝在愉快中学习走路。能独立行走是宝宝运动发育的一个重要的里程碑，能独立行走的时间有个体差异，早的宝宝 11 月龄就会独走，晚的可能要到 1 岁半。

三、精细动作

宝宝到了这个月龄手指的精细运动能力有了突飞猛进的变化，手指的灵巧性有了非常大的进步，可以用手指指端精确的拿取物品，甚至是细小的头发，拇指和食指的对捏动作是一个非常重要的里程碑，是人类进行精细活动的必要技能。在 9 月龄左右，会将手中的玩具主动放下，会将积木放进杯子中。宝宝双手的配合能力逐步提高，会将两个玩具互相对敲，会打开瓶子的盖子，甚至会将盖子盖到瓶子上去，这是需要双手互相的协同才能完成的动作。宝宝喜欢将玩具放到杯子里，再拿出来，是手眼协调和物体的配合

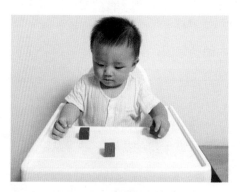
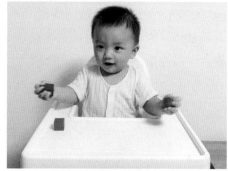
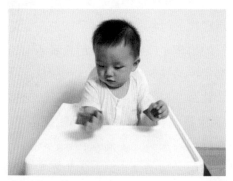
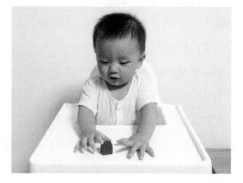

能力。这个阶段的宝宝乐此不疲的一个游戏是将玩具拿起来，扔掉，然后让家长捡起来，再扔掉，让家长再捡起……家长不要认为孩子是故意和家长捣蛋，这是他神经发育的一个特点。到宝宝接近 1 周岁时可以给宝宝一些比较容易翻阅的书，让他练习翻书，开始的时候可能会整本书翻个身，慢慢地会几页几页的翻，在给宝宝练习翻书的时候可以培养宝宝阅读的习惯。还可以让宝宝开始练习笔的抓握，然后让他练习涂鸦，如果宝宝在纸上涂出一些痕迹的时候，家长可以夸张地表扬他，提高宝宝的兴趣。

四、语言

这个阶段的宝宝语言的理解能力有了很大的进步，他的理解能力往往比你想象的要多得多，但前提是你要与宝宝多说话，多交流，宝宝的理解能力才会大幅度的提高，你可以在每时每刻与宝宝交流，告诉他周围发生的事情，与宝宝说话的时候尽量简单和明确。和宝宝说话的时候要注意语速要慢，句子要简单些，要注意和宝宝的眼神交流。教宝宝说的内容最好是平时看得见摸得着的，有助于他建立语言和事物之间的联系。如果宝宝特别感兴趣某样东西的时候，是教他的好时机，他容易记住。家长可以试着去理解宝宝表达的意思，会激发宝宝说话的兴趣，并注意鼓励宝宝多说话，多发音，让宝宝在愉快的气氛中学习语言。

这阶段的宝宝发声的能力会有很大的进步，能发出较清晰的音节，如"ba ba，ma ma"等，甚至能发出两个音节的，这时候爸爸妈妈可以和宝宝玩发音游戏，可以先模仿宝宝的发音，然后让宝宝逐渐跟着爸爸妈妈发音。朗朗上口的儿歌是促进宝宝语言能力的好方法，可以选择 1~2 首儿歌反复念给宝宝听，慢慢地宝宝就有可能跟着后面说 1 个字。并且可以创造机会与宝宝多交流。还可以进行亲子阅读，培养宝宝的阅读能力，图书选择以图为主，一边讲一边可以进行一些简单的提问，开始的时候家长可以自问自答，慢慢地引导宝宝回答，激发宝宝的阅读兴趣。宝宝到了 12 月龄左右语言会有一个飞跃，会能真正的说出有意义的词了，宝宝的语言发育开辟了一个新的篇章。

五、认知

宝宝的认知包括客体永存，因果关系，再认记忆和习惯注意几个方面。

客体永存性是指宝宝能理解一样物体是始终客观存在的，即使宝宝不能看到或感受到这样物体存在，但是它还是客观存在的。宝宝到了9月龄对客体永存性的概念开始出现，但是还不太完善。所以这时候的宝宝能够寻找被当面藏起来的东西，但是当一物体隐蔽的平移到另一个地方的

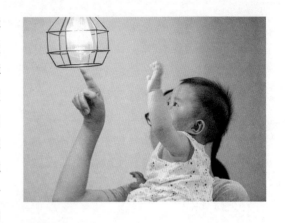

时候，宝宝就不能重新找到它的。最初的因果关系是客观化的，初步理解原因和结果之间有一定的联系，比如宝宝发现拉动一个绳子铃声会响的时候，宝宝就会不断地去拉动这个绳子，宝宝逐步在理解因果关系，即拉绳和响铃之间有因果关系。再认记忆是一种提取信息能力，即原来学习过的东西或者原来看到的物体再次出现在宝宝的面前的时候，能识别出原先学习过的东西或看过的物体，在这个月龄的宝宝有了初步的再认记忆，能够识别出原先认知到的东西。习惯性注意，是指宝宝会对某些东西优先的去注意，这个月龄的宝宝开始有了习惯注意的开端。在10月龄左右的宝宝，当爸爸妈妈不在身边的时候，虽然宝宝知道爸爸妈妈仍然存在，但是宝宝不能想象爸爸妈妈可能在哪里，所以这个阶段的宝宝，宝宝会有一定的分离焦虑，宝宝会经常焦虑地跟着爸爸妈妈，甚至爸爸妈妈进洗手间，宝宝也要跟着进去，如果不让宝宝进去的话，宝宝会在卫生间门口不停的敲门。随着宝宝慢慢地长大分离焦虑会改善，所以说爸爸妈妈不需要太担心。

六、社会交往

随着宝宝动手能力的提高，生活能力也会有很大的进步，家长可以让宝宝学习自己用小勺吃饭，开始可能会弄脏自己，但是如果培养得当的话，有些宝宝在1岁时就能自己吃饭了。在穿衣、脱衣和洗澡等生活过程中可以让宝宝配合穿脱衣服等，对以后宝宝提高自己的生活能力有帮助，教会宝宝观察大人的面部表情，有助于提高宝宝与他人的相处能力。同时要培养宝宝与人分享的习惯，比如在吃水果时可以让宝宝帮着一起给家人分配水果，有宝宝喜欢吃的东西，也要教育宝宝学会分享，家庭中要有共同分享的氛围。经

常带宝宝与同龄人交往，提高宝宝的社交技能，能更好地与同伴相处。宝宝在这月龄的时候往往会出现一个问题，就是"怕生"，这是宝宝情感发育的一个阶段，同时宝宝还会出现明显的分离焦虑，随着宝宝长大，这些问题都会迎刃而解。当宝宝出现这些问题的时候，如果能很好地处理，那么孩子与你的情感会进一步升华，而且宝宝的心理发展也会朝好的方面发展。另外，宝宝在这个阶段开始自我意识逐渐成熟，并且会以"不"来表示拒绝。家长要学会引导，并控制自己的情绪，对宝宝的一些不合理要求要及时制止，学会自我约束。

七、手和手指能力发展

这阶段的宝宝手和手指能力的发展也是非常明显的，宝宝开始只会用手将玩具"耙"到自己身边，慢慢地宝宝会准确用拇指和食指捏取细小东西。这个年龄阶段的宝宝学会了将玩具主动放下，这时候宝宝最喜欢玩的一个游戏是，家长把玩具放到宝宝跟前，宝宝将玩具扔到地上，而且乐此不疲。宝宝对一些有洞洞的玩具会特别喜欢，喜欢将手指伸进去，所以家长在玩具选择的时候要特别注意，玩具上的小洞眼不能过小。宝宝最喜欢玩的玩具是积木，而且对孩子来说，积木也是一个非常有意义的一个玩具，可以创造出很多不同的玩法。到后期宝宝可以试着拿笔涂鸦，这时候可以给宝宝准备一些油画棒让宝宝学会握笔涂鸦。

八、益智玩具

玩具是宝宝的最爱，怎样选择适合这个年龄阶段宝宝的玩具呢？家长在选择玩具的时候要注意，颜色鲜艳，但是质量要有保证，一些劣质的鲜艳玩具铅的含量往往比较高，尽量不要给宝宝购买；玩具要容易清洗，这阶段的宝宝喜欢将玩具扔到地上，所以要经常清洗；玩具上尽量不要有太小的装饰品，容易给宝宝拽下来后吞下。给宝宝选择玩具的时候可以选需要较多动手操作的玩具，比如一些大的拆装玩具，或者是一些敲敲打打的玩具等。不太推荐宝宝玩手机等电子产品，因为这些产品对宝宝的精细运动的发展是不利的，如果宝宝沉迷其中的话对宝宝的语言发展和人际交往也没有好处。电视可以在家长的陪伴下偶尔看，家长需要和孩子讲解其中的内容，时间上要控制。

建议 9 月龄左右的宝宝，可以选择一些颜色鲜艳能发出柔和声音的布制类玩具，可以训练宝宝颜色的辨别能力，触觉能力等，但是不能太大，否则宝宝有被窒息其中的危险，还要便于清洗。还可以选择布书，可以有不同质地，一方面容易清洁，另一方面有助于宝宝的精细运动能力的提高。在给宝宝选择卡片的时候，尽量是一张卡片一个内容，减少认知时的干扰。宝宝开始学步的时候，可以选择一些用手推着的玩具，帮着宝宝控制身体的平衡，有助于宝宝早日学会独走。

九、活动安全

随着宝宝的运动能力的提高，活动范围的扩大，宝宝的安全问题家长要十分关注。家长要把宝宝能接触到的范围内的一切不安全因素都要考虑到。在预防溺水方面，浴室要注意及时关门或者要将马桶盖盖好，浴缸中不要放水存储，宝宝有可能会自己到浴室中去，有溺水的可能性。预防跌落方面，当宝宝会爬以后要注意宝宝不要从床上摔下，窗户上装一定高度的栏杆，栏杆间距要小于 9cm，防止宝宝的头卡入栏杆中，窗边不要放凳子桌子之类的家具。预防烫伤方面，在给宝宝洗澡的时候先放冷水，再放热水，热水瓶等物品尽量不要放在宝宝能伸手可及的地方。预防中毒方面，家长要将家中的药品放在宝宝拿不到的地方防止误服。预防窒息方面，不要在宝宝的床上放一些大型的毛绒玩具，玩具不要有细小的部件，防止宝宝误吞误吸。厨房安全方面，不要将热的食物放在桌子边缘防止被宝宝碰倒。乘车的时候一定要记得给宝宝坐安全座椅。

十、生活习惯养成

在这个年龄阶段培养宝宝的生活习惯非常重要，可以从以下几个方面进行培养：

1. 睡眠习惯

首先培养宝宝晚上相对固定的入睡时间，尽量让宝宝自己躺在床上睡觉，不要养成含着奶嘴睡的习惯，白天可以睡 1~2 次，合计睡眠在 11~13 个小时左右。

2. 饮食习惯

吃饭时间相对固定，吃饭地点相对固定，可以让宝宝参与进食，吃饭时不要过多的逗引宝宝，不要养成边玩玩具边吃饭的习惯。

3. 洗澡

洗澡的时间尽量控制在 20 分钟以内，不要时间过长。

第四节　拉

一、奇怪的便便

到 9 月龄以后随着辅食品种的增加，以及辅食颗粒变粗，宝宝的大便与之前有了一些的变化。有些宝宝添加辅食后会出现便秘，这时候要注意宝宝是否对添加的食物过敏，如果有过敏的情况，建议暂时停止添加该种辅食进行观察，或者是有可能家长将辅食制作过于细腻，破坏了植物纤维素引起宝宝便秘。还有些宝宝大便的时间间隔变长，如果宝宝排便时没有痛苦，这不是便秘，一般不需要特殊处理。有些宝宝的大便会变稀，如果次数不多，没有粘冻或血丝，一般不需要特殊处理。还有些宝宝在进食含铁丰富的食物后大便往往会变成黑色或暗黑色，与宝宝对食物中的铁没有完全吸收有关，还有些宝宝随着碎菜状食物量的增加，大便中还会有食物的残渣，如菜叶等，这不是宝宝消化不良的表现，还是可以继续添加辅食的。

宝宝的大便可能会是各种性状，什么样的大便是正常，哪些大便需要家长注意的呢？一般母乳喂养宝宝的便便是金黄色的软糊便，没有添加辅食之前通常一天为 2~5 次，有时候甚至会 7~8 次。添加辅食之后，一般为 1~2 次。奶粉喂养宝宝的便便一般是土黄色的硬膏便，有些时候可能会是黄中带绿或者是青绿色，这是由于配方奶粉中强化的铁含量较高，宝宝对铁没有完全吸收导致的。吃辅食以后的宝宝的便便会和成人接近，有时候还会夹杂着一些菜叶等。但是如果宝宝的便便出现为绿色稀便、蛋花汤样便、泡沫状便、发臭、豆腐渣样便、油性便、水便分离或者血便的话家长就要注意了需要及时就医。在秋冬季节如果宝宝出现水样泻的话，要注意轮状病毒的感染导致的秋季腹泻，也需要及时就医。

二、要不要把尿

关于要不要给宝宝把尿的问题，往往会有很多的争议，有的人认为不需要把尿，顺其自然就可以，有的人认为一定要把尿，这样孩子才能养成一个良好的排便习惯，那究竟哪种观点是正确的呢？现在有观点认为，宝宝有与生俱来地知道自己要排泄的能力，他会通过不同的肢体语言或者其他信号来表示他的排泄需求，如果家人能够从宝宝的这些信号中了解孩子的排泄要求，并作出恰当的反应，家人与宝宝之间的恰当的沟通，有助于帮助宝宝建立良好的排便习惯。所以说，当宝宝有这些排泄需求的肢体语言的时候，家长就可以帮助宝宝，到马桶或者便盆进行排便或者排尿，这种把尿方式更加尊重宝宝的意愿，是辅助式和互动式的，如果训练得当的话，可以为宝宝以后社会性如厕奠定良好的基础。

如果宝宝控制小便的能力较好的话，可以白天不用尿片，到晚上再用。在夏季的时候可以多准备些棉质的短裤，开始训练宝宝排便的习惯。但是不管是男孩还是女孩不建议穿开裆裤。

第五节　睡

一、正确看待睡眠

睡眠对孩子来说是一个健康生活必不可少的部分，睡眠对孩子大脑的发育有非常重要的作用。帮助孩子养成良好的睡眠习惯非常重要，越早处理孩子的睡眠问题，更有效地解决这些问题，孩子能够很好地睡眠，家长能很好地休息，否则家长过于劳累，容易患抑郁症的风险就加大。培养孩子良好的睡眠习惯，按时睡觉是对父母来说是一个很大的挑战。孩子有1~2个晚上睡眠不太好，家长不用着急，尽量帮孩子回归到正常的睡眠习惯。

睡眠环境：规范宝宝的睡眠习惯，注意睡眠环境的营造，可以从以下几个方面做起：

1. 给你的宝宝一个有妈妈味道的过渡物品，比如一条毯子，一个毛绒玩具，把它放在妈妈身边，使它沾上妈妈的气味，让宝宝夜间醒来时，周围有妈妈的气味，有助于他重新入睡。

2. 让宝宝在一个固定的地方睡觉，帮助他把睡觉和固定的睡觉场所联系起来。

3. 区别对待白天的小睡，白天的小睡就不需要有太多的规矩，甚至可以使用在另一个房间的摇篮来区别于宝宝平时睡觉的宝宝床，让他知道白天睡觉与晚上睡觉是不一样的，而且会比晚上要短得多。

4. 区分夜间和白天的吃奶，夜间喂奶的时候应该保持安静，而白天喂奶的时候可以多跟宝宝交流，这样宝宝就会明白，夜间喂奶的时候不是玩的时间。

5. 逐步引导宝宝自己睡，在宝宝困了，但还没睡着的时候，就把它放在床上，很快的，宝宝就会习惯了。通过这样的方法培养孩子的睡眠习惯。

二、睡眠特点和节律

9月龄的宝宝晚上通常会睡12~13小时，70%~80%的9月龄宝宝可以连续睡眠长达6~8个小时，宝宝每天晚上睡了几个小时后会醒过来一会儿，与以往不一样的地方是，当他醒来以后，他会记起入睡时的状态，如果他入睡时是摇晃和大人的怀抱中入睡，那么当他醒来时会要同样的场景。所以说让宝宝养成一个良好的睡眠习惯非常重要，哄宝宝睡觉的时候尽量不要抱着摇晃着，可以陪伴着宝宝在床上入睡，这样宝宝半夜醒来的时候就会相对的安静一些。如果宝宝夜间醒来哭闹的话，可以先观察一段时间，让他自己平静下来。如果宝宝的哭闹加剧，要尽可能平和地让他安静下来；如果你还是想要他今后定期睡在自己床上的话，尽量不要去抱起他。有些宝宝可以出现长时间的睡眠，夜间不再醒来。这个年龄阶段的宝宝白天还是需要小睡2次，保证宝宝的睡眠时间。

三、建立睡前程序

随着宝宝活动量的增加，信息输入的增多，往往会出现到睡觉的时间不愿去睡的情况，这时候需要给宝宝建立良好的睡前程序。首先需要选择好睡前活动和时间范围，睡前活动不能过于兴奋，需要相对平稳和愉悦的活动，时间可以根据每个家庭的晚餐时间早晚来定；一旦确定好睡前活动，可以安排一些提示信息让宝宝开始执行睡前程序。当带宝宝外出做客或旅行时也尽量不要过多破坏宝宝的睡前程序。

安抚物：有些宝宝睡觉的时候喜欢抱着某些特定的物品比如玩具娃娃，特定的毛巾，毯子等；或者含着某些东西入睡如安抚奶嘴等，这些物品称为安抚物，但这些安抚物究竟对宝宝有没有好处呢？安抚物怎么去选择呢？安抚物在某种程度上来说对宝宝是有一定的正面作用的，可以让宝宝有安全感，能帮助宝宝减少焦虑，并非"恋物癖"。家长不必强迫宝宝去除，我们可以帮助宝宝选择合适的安抚物。安抚物的选择：

1. 毛绒或者是毛巾之类的

选择的时候要注意这类安抚物容易携带，方便清洁。

2. 声光类安抚物

选择的时候注意声音要柔和，光线不能太刺激，以免影响宝宝的视力。

3. 安抚奶嘴

选择的时候注意奶嘴的质量。不管是哪种安抚物要注意定时清洁，定时检查有无损坏，保证宝宝的安全。随着宝宝的长大，兴趣逐渐扩大，安抚物会慢慢地离开宝宝的生活。

四、自行入睡能力

建立了良好的睡前程序以后培养宝宝的自行入睡的能力会变得相对容易些，刚开始时家长需要一定的耐心，并需要有坚持下去，哄睡的方式不要采取抱睡、奶睡等方式。

五、常见睡眠问题

（一）气质对宝宝睡眠的影响

气质是与生俱来的，受到遗传因素的影响，不容易受环境因素改变。气质包含9个方面的特征，有活动水平、规律性、趋进性、适应性、反应强度、敏感性、情绪本质、注意分散程度和坚持度。这9个特征构成了每个宝宝的独特性。根据以上特征将气质分为：容易型（容易抚养、规律性强、适应变化快、情绪多为积极的），困难型（难以相处、规律性差、适应变化慢、不良情绪反应剧烈），启动缓慢型（退缩、适应慢、反应强度低），混合型（介于上述各型之间）。气质类型没有好坏之分，与智力、活动能力无关。无论何种气质类型只要选择合适的相处方法，以积极正面的态度去看待宝宝，不用消极不良的态度对宝宝，都可能培养出出类拔萃的孩子。容易型的宝宝，一般睡眠规律养成比较方便，而对于困难型的宝宝只要引导方面得当，家长接纳孩子的气质特点，不要勉强宝宝，要有包容心，还是能培养宝宝良好的睡眠习惯的。

有些宝宝睡眠时间比一般宝宝时间少，甚至拒绝白天小睡，或者白天只能小睡1次，如果宝宝夜间睡眠时间足够，白天精神状态影响不大的话也是可以接受的。

还有些宝宝白天过于兴奋的话，夜间睡眠的时候往往容易醒来哭闹，如果这些问题比较频繁的话，家长要注意白天的活动强度稍加控制。同时做好良好的睡前活动，避免睡前过分兴奋。如果宝宝频繁夜醒的话也要注意是否睡前水分摄入过多，如果是这种情况的话建议睡前控制饮水量，睡前的喝奶时间适当提前。

（二）断奶后的入睡问题

妈妈在准备断奶的时候最大的烦恼是宝宝的睡眠问题，担心宝宝在断奶的时候出现睡眠问题，那么这个问题怎么能够比较好的解决呢，其实在准备断奶之前就要做好一些措施，首先，要让宝宝逐渐断夜奶，如果宝宝本来在喝奶的时间醒来，先拍拍宝宝，看宝宝能不能睡着，如果实在睡不着，可以给宝宝喝一点白开水，尽量停掉夜间喝奶的习惯，其次不要让宝宝形成奶睡的习惯。如果做到这两点，断母乳会变得比较方便，对妈妈对宝宝都不痛苦，而且对宝宝的睡眠也不会产生很大的影响。

（三）独睡

宝宝出生以后可以考虑让他独睡，可以同房间不同床，这样既方便照顾小宝宝，又对宝宝健康有利。可以大床和小床并排的放，这样可以避免发生一些危险的情况，如把宝宝压着，也能有效避免和妈妈睡对宝宝的卫生方面的问题，如妈妈呼出的废气，会被宝宝吸入对宝宝的健康不利。如果妈妈感冒，和妈妈睡在同一个床上会很容易传给孩子。同房间不同床可以让宝宝睡得更安稳。

第六节 日常护理及常见问题

一、宝宝的交流

交流能力对宝宝来说是非常重要的，是社会交往能力的重要表现形式。交流的能力需要从新生儿期开始培养，家长在生活中，要逐渐养成和孩子的

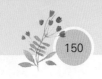

互相交流和沟通的习惯。在新生儿期，宝宝的交流形式往往体现在非语言的交流，包括了注视、表情、肢体动作等。家长可以在养育过程中培养宝宝的交流能力，在给宝宝喂奶的时候是最早可以交流的时候，特别是进行母乳喂养的时候更是一个良好的时机，在照看宝宝的时候也是可以和他进行深入的交流，比如给宝宝换尿布、洗脸、穿衣、洗澡的时候都可以进行交流，当然良好的亲子游戏也是一个非常好的交流手段。家长在生活的点点滴滴中注重和宝宝的交流，对宝宝的心理健康有很好的帮助。到了9月龄后，宝宝交流互动的能力有了很大的提高，会拍手表示欢迎，往往家长只要说"欢迎"宝宝就会拍手做出表示，会做出再见的手势，这时候虽然宝宝还不会说出有意义的话，但可以通过手势来互动交流了。

二、出牙的不适感

宝宝的乳牙萌出的时候往往会出现一些不良反应，如果处理恰当，宝宝就会平稳度过。当宝宝不停地抓耳朵，但是其他状态都很好，这时候家长要注意，宝宝有可能是在出牙，因为宝宝在出牙的时候，会感觉到耳朵不舒服，这时候家长

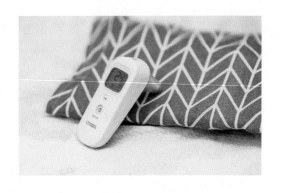

注意及时修剪宝宝的指甲，防止抓破耳朵引起感染；宝宝的乳牙萌出前后有可能会引起发烧，因为宝宝牙齿萌出的时候牙龈会有一些小伤口，如果口腔清洁不彻底的话容易引起感染，从而引起发烧，爸爸妈妈应注意宝宝的口腔卫生，如果体温不高，宝宝精神状态好，一般不用太担心，如果宝宝体温超过38.5℃，需要及时就医。宝宝在出牙的时候，往往会出现胃口变差的情况，与进食的时候，牙龈疼痛有关系，可以给宝宝吃一些比较凉爽的食物；宝宝出牙的时候还会影响睡眠，宝宝会在夜间突然醒来，这时候家长注意不要急着给孩子喂食；由于宝宝出牙的时候有一些不舒适感，会让宝宝脾气变得暴躁，这时候注意多安抚一下。宝宝乳牙萌出后，就要注意牙齿的清洁保护，特别是要注意不要喝着奶睡觉，因为无法进行牙齿的清洁，容易出现上排乳牙的破坏，造成奶瓶龋。

三、龋齿的预防

龋齿的形成一般是由于含糖分的东西紧贴在牙齿的表面，在一定的温度和时间的作用下，牙齿表面会出现菌斑产生酸性物质，从而侵蚀牙齿，牙齿的矿物质被破坏，有机质被破坏，而产生蛀牙。宝宝的乳牙开始萌出以后就需要注意牙齿的保护，并注意口腔卫生，定期清洁。乳牙由于其结构的问题，牙釉质牙本质比较薄，比恒牙更容易出现蛀牙，平时宝宝的食物较软，黏稠度高，容易黏附在宝宝的牙齿上，如果不及时清洁，就容易蛀牙。特别是宝宝临睡前一定要清洁口腔和牙齿，不要让宝宝含着奶嘴睡觉，否则宝宝容易出现龋齿，特别是上牙最容易出现问题。龋齿严重的话会影响宝宝营养的摄入。平时可以给宝宝用指套牙刷或软布进行清洁，注意保护宝宝的牙齿，平时注意给宝宝补充维生素 D 和含钙、磷类的辅食，少吃甜食。尽量保护好宝宝的乳牙，有利于宝宝的营养的摄入，也对宝宝以后恒牙的健康打下坚实的基础。

四、不长头发

宝宝的头发稀少，或者不长头发，往往让家长非常烦恼，那么究竟什么原因会让宝宝头发稀少呢？头发的多少与遗传有关，和父母有很大的关系。新生儿期头发少的宝宝往往到 1 岁以后会慢慢地变多。宝宝正常情况下头发的生长是有一定的规律，在正常的营养情况下，每天都可以长长一小段，在宝宝阶段，如果头发比较稀少，只要宝宝生长发育是正常的也不需要太担心。宝宝某个部位的头发不长或者稀少，往往和局部的摩擦有一定的关系。比如宝宝由于各种原因引起睡眠不安稳（比如维生素 D 缺乏性佝偻病、湿疹等），头不断的摩擦枕头，就会出现局部头发的脱落，引起枕秃，随着睡眠问题的解决，宝宝的头发会逐渐长出来。当然并不是所有枕秃的宝宝都是维生素 D 的缺乏。

五、夜间磨牙

磨牙指睡眠时（或白天）咀嚼肌非功能性收缩，使牙列相互研磨发出声响的行为。宝宝磨牙一般是什么原因引起的呢？

1. 肠内寄生虫病

新生儿期不多见，而且如今的卫生状况比以往好很多，寄生虫感染的可能性要少很多。

2. 胃肠道因素

睡前吃太饱，或者临睡前给孩子吃不易消化的食物，在宝宝睡觉后会引起咀嚼肌持续收缩。

3. 口腔因素

如牙列不整齐、牙齿缺失、龋齿、牙不完全萌出等。牙齿排列不齐咀嚼肌用力过大或长期用一侧牙咀嚼，以及牙齿咬合关系不好，发生颞下颌关节功能紊乱，均会引起夜间磨牙。

4. 耳鼻喉科因素

如中耳炎、鼻炎、鼻窦炎等均可能影响睡眠进而导致磨牙。

5. 营养因素

患有维生素 D 缺乏性佝偻病的孩子，由于体内钙、磷代谢紊乱，会引起骨骼脱钙及自主神经紊乱，常常会出现多汗、夜惊、烦躁不安和夜间磨牙。

6. 神经系统疾病

如精神运动性癫痫、癔病、脑膜炎、脑瘫等。

7. 精神因素

孩子白天情绪激动、过度疲劳或情绪紧张、入睡前玩耍过度，这些因素都可引起磨牙。另外，如果因某件事情长期受到爸爸妈妈的责骂，引起压抑、不安和焦虑，也会出现夜间磨牙的现象。

8. 遗传因素

磨牙症有家族内多发倾向。宝宝偶尔磨牙一般不会对他有影响，家长不需要太担心，但是如果宝宝天天磨牙的话，就需要查找原因，对症下药。如果磨牙严重的话，必要时可以考虑戴牙套保护牙齿。

六、喜欢咬人

当宝宝在出牙的时候，往往会出现牙龈不舒服，从而会出现咬人的现象；有时候和宝宝玩耍的时候，也会出现咬人的情况，这时候往往宝宝是想和家长表达他的情感。但是如果宝宝持续出现咬人情况的话，家长要注意，这会影响宝宝的交往，也会对宝宝的心理行为发展有损害。宝宝咬人怎么办呢？如果是宝宝出牙牙龈痒的话，可以给宝宝一些食物磨牙缓解不适感，还可以培养宝宝自我进食的习惯；如果宝宝是由于其他原因出现的咬人现象，要明确告诉宝宝咬人是不对的，可以进行适当的惩罚，但不是去打骂他，但是家长不要去反咬宝宝，这样的话宝宝会更兴奋，以为咬人是互相打闹的一种正确方法，平时可以引导宝宝如何与他人交流玩耍。宝宝就不容易养成咬人的习惯了。

七、要做规矩

俗话说没有规矩不成方圆。有些好的行为习惯，好的规矩，如果错过了学习的时间，以后就会很难纠正。在立规矩之前，我们先了解宝宝的一些行为，宝宝的每个行为一般都是有其原因的，宝宝往往是在不断地探索中学习规则的。在给宝宝立规矩的时候每次不要太多，可以一个一个地来。对小宝宝立规矩的时候要注意规矩要明确，容易操作，这样宝宝的接受程度就高。同时家长要以身作则，宝宝不能做的，家长也同样不能做。要保证规矩的持续性。从小给宝宝立好规矩，让宝宝明白什么事情能做什么事情是不能做的，有利于培养宝宝积极的规矩，平时在生活中随时教宝宝一些待人接物的规矩，虽然宝宝这时候还没有全部理解，耳濡目染会对宝宝树立良好的规矩是有帮助的，同时家长近距离的引导宝宝做事情，比远距离指挥宝宝效果要好得多。并及时纠正宝宝的错误习惯，宝宝能更好地接受良好的习惯。确定好的规矩要坚持执行，不能朝令夕改。

八、膝内翻 / 膝外翻

膝内翻又称为"O 形腿"，膝外翻又称为"X 形腿"，婴儿期的膝内（外）翻绝大部分是生理性的，少部分是由于维生素 D 缺乏后导致，还有极少部分是由于其他因素导致。宝宝如果还不会走路的时候，膝关节内（外）翻一般是不需要治疗的，随着年龄的增加会逐渐恢复。宝宝开始学走路后，膝内（外）翻不严重的话也不需要治疗。但是如果有维生素 D 缺乏的问题，需要及时补充维生素 D，防止问题加重，影响骨骼健康。如果程度比较严重的话，建议及时就诊。

九、鼓励为主

宝宝的自信是非常重要，培养宝宝良好的自信能力，就需要经常鼓励孩

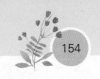

子，鼓励要注意方式和方法，恰当的鼓励方式可以让孩子越来越优秀，而不恰当的鼓励方式会打击孩子的积极性。首先我们鼓励的内容要具体客观，对宝宝做到的事情内容进行鼓励，而不是空泛地说一下鼓励的语句，要肯定宝宝自身的努力，其次我们鼓励宝宝要及时，宝宝做得好，马上表扬给予肯定和鼓励，如果相隔时间长的话效果就要打折扣，特别是小宝宝，及时的鼓励更加重要，因为宝宝的记忆时间相对偏短，如果家长到隔天再鼓励表扬他的话，他可能已经忘了当时的场景，这样起不到巩固好的行为的目的，另外精神的奖励比物质奖励的效果好，而且持久，家长的一个微笑，一个拥抱可能比食物的奖励更有效。

十、食物过敏

宝宝过敏的情况比较普遍，患病率大约6%~8%，而牛奶和鸡蛋过敏是最常见的。接触的途径有进食、吸入、皮肤接触和通过母乳等方式。

容易引起食物过敏的有：

1. 含蛋白质高的如牛奶、鸡蛋等。
2. 海产品如鱼、虾、蟹、贝类等。
3. 气味较重刺激性的如洋葱、蒜、葱、香菜、辣椒、胡椒等。
4. 一些生食的食物如番茄、生花生、生核桃等。
5. 腐败的食物如死鱼、虾、蟹等。
6. 蛋白质含量高且不易消化的如蛤蚌类、鱿鱼、乌贼。
7. 坚果如花生、芝麻等。

有一些食物的过敏是有交叉的，对牛奶过敏的宝宝，往往对羊奶也会过敏，对鸡蛋过敏的往往会对其他蛋类过敏，但牛奶过敏对牛肉可能不会过敏，对鸡蛋过敏对鸡肉可能不会过敏。食物过敏往往和遗传有关。母乳喂养对预防过敏有好处，给宝宝添加辅食的时候一样一样的添加。

十一、营养过剩

家长看到胖乎乎的宝宝大多比较喜欢，但是如果宝宝胖的过分就有肥胖的可能，新生儿期肥胖对宝宝的健康是有害的，会导致成年期的一些疾病风险增加，比如心脏病、糖尿病、高血压、高血脂等。导致宝宝过胖的原因一般是由于摄入过多，消耗不足。宝宝肥胖会对大运动发育有影响，大运动往往会比正常宝宝落后。如何判断孩子是否肥胖，在新生儿期可以采用按身高的体重进行评估。新生儿期的肥胖可以进行预防，定期监测宝宝的体重，如果有超重的现象及时调整饮食，尽量母乳喂养，如果是人工喂养的宝宝要控制奶量，正确调制配方奶粉，避免过早添加固体食物，另外增加宝宝的运动量，促进宝宝的运动发育，增加协调性，同时对宝宝的智力发育也有一定的帮助。正在生长发育过程中的宝宝，如果超重或者肥胖，不可以节食来减重，需要在均衡营养的前提下，给孩子少吃能量高的食物，适当多吃能量比较低的食物。

十二、营养不良

营养不良是由于长期摄入不足，不能维持正常的生理需要及生长所需导致的问题。营养不良会导致宝宝体重增加缓慢或不增，甚至体重下降；身长增加慢，导致身材矮小。严重的营养不良会对宝宝的智力产生一定的影响。如果宝宝的体重与同月龄同性别的宝宝比较处于"下"的等级，称为低体重；如果宝宝的身长与同月龄同性别的宝宝比较处于"下"的等级，称为生长迟缓。预防宝宝营养不良最重要的方法是母乳喂养，因为母乳中的营养成分适合宝宝的生长发育，另外要在合适的时间添加合适的辅助食品，以补充母乳的不足，并为宝宝断离母乳做好准备。对于早产，双胎及宫内营养不良的宝宝喂养需要咨询相关医师，制定适合宝宝的喂养方式，并定期随访宝宝的生长发育情况。定期到儿童保健进行体格检查，有助于早期发现营养问题，及时进行干预，减少营养不良的发生率。

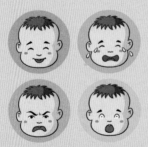

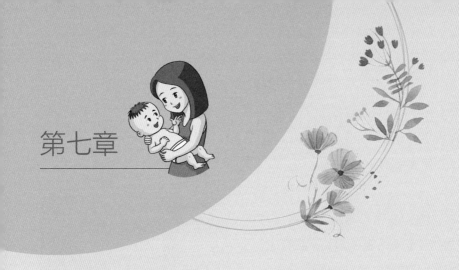

第七章

发育与玩耍

第一节　宝宝课堂的创设

当婴儿呱呱落地，第一个给予宝宝安全感的是母亲的心跳及气味，而家庭又是宝宝出生后第一个生活、学习、玩耍的场所，因此，良好的生活环境是宝宝全面发展最重要的环节，父母就是宝宝的第一任老师，家庭教养环境就是宝宝的课堂。在这个课堂里，宝宝不仅是一个居住者还是一个独立的人，也是我们要在这个课堂里要塑造的人。所以，要给宝宝创设一个安全、健康、宽松、民主的环境。

本书所讲述的宝宝是指 0~1 岁的婴幼儿，他们在这个被动认识世界的阶段中，知识的获取，能力的学习，行为的锻炼，都离不开父母的配合与支持。因此更确切地说，我们的宝宝课堂，应该是父母的课堂；我们的宝宝教育，应该是通过父母传达给宝宝的日常生活理念。我们将会伴随着宝宝慢慢长大的脚步，以不同月龄阶段的划分，把早期教育的内容结合宝宝常见的行为逐步铺陈开来，将易于操作、行之有效的教育方法与父母最关心的热点问题与大家一一分享。

创设宝宝课堂的提示

（一）与宝宝交流的语言

要用儿语声调与宝宝交谈：儿语的特点是发音清晰、吐字缓慢运用高频语音，带有感情；句子短而重复多；一旦有应答（包括表情、动作……）应该给予强化，形成交流之事。

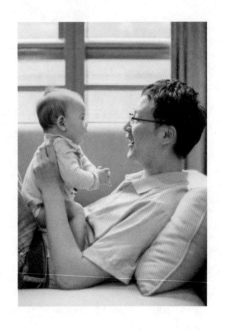

要不失时机地与宝宝说话：一岁以内的宝宝具有学习任何一种语言的能力，而这种能力主要是在与人交往的语言环境中获得的，与人交往的语言是缓慢的、富有情感的语言，也是宝宝喜欢的语言，这种语言环境是不可代替的，电视机、手机、播放机等的语言是单向输出，不可能提供给宝宝能理解的对应表情和动作，更不能产生互动。

（二）家庭教养环境创设

著名教育家陶行知说："生活即教育、教育即生活"宝宝在成长的过程中正是要保教结合，换句话说就是在保育中融入教育，教育中融入保育。

区域时间相对固定：各类区域活动相对固定，有利于帮助宝宝形成良好的动力习惯，在固定的区域和时间内从事固定的活动，有利于秩序感的建立，即养成良好习惯。

设置固定的标志物：尽管多数家庭为宝宝设计了专门起居的环境，但是，宝宝的活动不可能在专门的起居环境内全部完成，例如：7~9月龄宝宝爬行游戏就和三浴、认知、就餐、玩水等不可能在设计的专门起居环境内完成，因此，可以考虑利用家庭及户外的各种设施，在这种情况下用标志物规定区域是必要的。

固定的作息时间：随着宝宝月龄的增加，宝宝除吃喝拉撒睡的时间发生变化外，活动时间也随之变化，所以月龄不同，活动的时间及间隔时间也不同。

（三）游戏选择的原则

1. 快乐游戏的原则

宝宝在不同情绪的状态下，会对不同类型的游戏或运动表现出不同的兴趣。如果在睡眠较好、吃的较好和情绪比较饱满的状态下，适宜选择比较激烈、活动量较大的游戏。如：抬头、翻滚、爬行等游戏。这种游戏能引起婴幼儿大脑的兴奋促使脑干神经活跃起来。如果在宝宝感觉困乏、身体不适，或情绪不佳的状态下做这种游戏，只能使宝宝感到害怕、紧张和厌烦，从而影响宝宝对今后游戏产生畏惧的心理，此时，可以选择安静、平和的游戏，让宝宝感到平静与舒适。

2. 适应与发展的原则

要遵循宝宝粗大动作发展的时间顺序，使运动游戏能适应、满足宝宝运动发展的需要，同时要注意宝宝的个体差异，所以，在选择游戏时一定要根据宝宝的实际情况，不要拘泥于常规发展的时间表。

3. 循序渐进的原则

宝宝动作的学习由易到难、由简到繁、逐步提高。运动量也需由小到大开始缓和点，逐步加量，间歇时间逐步缩短。

4. 安全性的原则

宝宝既处在生长发育迅速的时期，同时也是缺乏自我保护意识与能力的时期，不能勉强宝宝做力所不能及的动作，否则容易使宝宝受到伤害。所以，无论在选择或指导宝宝做游戏时，都应该注意游戏的环境、方法、所用材料和游戏过程中的安全。

5. 全面性的原则

宝宝各种运动发展既具有一定的独立性，也具有一定的关联性。所以做运动游戏时，既要关注宝宝某一部位，某一动作的发展，同时也不能忽视身体其他部分及动作的发展。如上下肢的练习，左右都要做，翻身、转头都要练，使宝宝肌肉全面发展，也使大脑两半球同时获得发展。

第二节　0~3 月龄宝宝课堂

一、大运动

（一）俯卧抬头

游戏名称：俯卧抬头

准备材料：大床、地垫。

锻炼方法：让宝宝趴在床上，把宝宝的双臂放置胸前，进行抬头练习。

这里要注意，刚出生的宝宝在进行锻炼时，一开始头要贴着床，经过反复锻炼，头会慢慢地逐步上抬。最初的时候，下巴大约离床 3~4cm，头抬起的角度 15°——30°——60°——90° 逐渐变大。一直到 4~6 月龄的阶段，宝宝手臂可以支撑起来。此项练习，可一直持续到宝宝会爬行前。

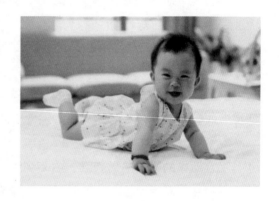

锻炼后的放松，父母可以用整个手掌，从颈部开始到尾椎部缓慢而有力的给宝宝进行放松按摩。可反复多次，这时候，观察宝宝的状态（有的宝宝会头一侧贴着床，很享受按摩的感觉；有的宝宝则会再接再厉，更上一个高台——头抬得更高了）。

锻炼意义：刚出生的宝宝，运动能力非常弱，被动地抬头能锻炼宝宝颈部和背部肌肉的力量，有助于增加宝宝的肺活量。头高高地抬起不是一蹴而就的，需要天天锻炼。抬头练习的好，对于 4~6 月龄的翻身，7~9 月龄的爬行等运动时有很大的辅助意义。抬头运动的练习，是在为后面更为复杂的运动打下坚实的基础。

家庭练习：在日常生活中，当宝宝觉醒，不饿，不哭闹的时候，不要一直抱着，尝试着进行一次抬头锻炼。洗完澡后、睡觉之前，都可以进行锻炼。总之，父母可以尽可能的创造条件和机会来给宝宝锻炼。

（二）四肢蹬球

游戏名称：四肢蹬球

准备材料：大小适合的球，绳。

锻炼方法：在宝宝小床的中间上方，挂一个小球，选择的小球时最好是纯正、明亮的颜色，推荐选用大红、大绿等。刚开始的时候，可先让宝宝追视（具体方法见认知——追视）。当球能够吸引到宝宝时，可拿着宝宝的手脚去做一些摸、踢的动作尝试，使小球晃动。经过多次玩耍后，仔细观察宝宝的反应，有的宝宝一到小床内，就会手舞足蹈，而有的宝宝则会"咿咿呀呀"，开始有意识地想要去触碰，把玩小球。这时候父母可以轻轻地拍动小球，尽量帮助宝宝，让他能够自己主动去触碰小球。当宝宝成功触碰到小球时，可用丰富的表情及语言去表扬和鼓励宝宝，让他感受到成功的乐趣。此时宝宝兴奋与喜悦的状态，和成年人其实是别无二致的。

锻炼意义：四肢蹬球可以锻炼宝宝手、足和眼的协调能力。促进宝宝观察力和身体灵活性的协调发展。宝宝会懂得根据自己的需要，用脚、用手去达到他的目的——玩耍这个球。

家庭练习：当宝宝觉醒，"无所事事"时，可将宝宝放在小床内，并把小球放到他触摸得到的地方，来逗引宝宝玩耍。到4~6月龄的阶段，小球已经可以被宝宝玩于手脚之中。

二、精细运动

（一）手指操

游戏名称：手指操

锻炼方法：父母可用大拇指、食指、中指的指肚轻轻地揉捏宝宝的每个手指，从指根到指尖，五个手指全都要按摩到，当揉捏结束后，还可在宝宝的手掌内进行按摩。并配上儿歌。

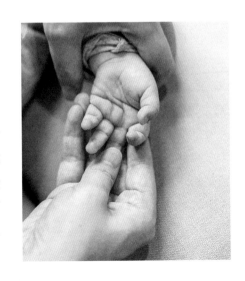

儿歌："爷爷、奶奶、爸爸、妈妈、宝宝（小名），大家都睡醒啦。"每个名称对应一个手指，在宝宝手掌内进行按摩的时候，对应"大家都睡醒啦"这一句儿歌。

锻炼意义：按摩能让宝宝的手指肌肉放松，各关节自由活动，使宝宝的手掌打开更灵活，便于以后精细动作的发展。

家庭练习：父母可以随时随地的进行手指操锻炼。甚至在哺乳时，也可以来按摩一番。

（二）握紧玩具

游戏名称：握紧玩具

准备材料：适合婴儿小手抓握的玩具。

锻炼方法：父母可选择一个带有响声的抓握玩具，如小摇铃、拨浪鼓等。刚出生的宝宝小手多是握拳的状态，这时可将玩具放入宝宝的手掌内，宝宝一般会尝试将其握紧。有时宝宝握在手里的玩具，会很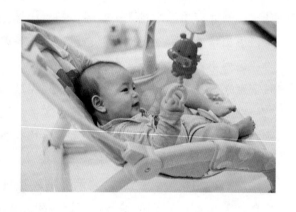

快地掉下。父母可以握着宝宝的小手，同他一起紧握玩具，并且摇出声音，引起他的注意，逗他开心。随着宝宝一天天的成长，大概在 2~3 月龄的阶段，父母再将玩具放入宝宝的手掌内时，他不单单会紧握玩具，而且会开始尝试将玩具放入口中"吃一吃"。

锻炼意义：抓握东西的动作，能强化宝宝小手的张开和触摸的感受，让宝宝的小手更加灵敏。促进小手肌肉的发展，并为 4~6 月龄的主动抓握行为做好准备。

家庭练习：当宝宝觉醒时，可给他一个小玩具让其尝试抓握。父母逗宝宝玩的时候，建议拿着带有响声的玩具，和宝宝一起玩耍。这个练习，只要在宝宝觉醒的时候，都可进行，十分方便。

三、语言

自我发音、对话

游戏名称：自我发音、对话

锻炼方法：当宝宝啼哭的时候，父母多会抱着孩子，与其对话："是不是饿了呀？""是不是尿湿了呀？""是不是想玩了呀……"随着接触时间的增多，父母会越来越熟悉孩子，当生理性需求的啼哭得到满足后，有的啼哭，父母可呼应地发出相似的声音，有的孩子会停止啼哭并聆听父母的讲话，过一会儿再次发出啼哭的声音。这时候便可模仿宝宝的声音，如"阿古，阿古……咦咦""咦咦……"来与宝宝对话。大概在 20 天左右的时候，宝宝可与父母进行简单的交流，在 40 天左右的时候，宝宝会越来越积极，会想与父母对话，在 90 天左右，能够分辨音色，知道家里谁和他对话了。

锻炼意义：帮助宝宝进行发音的练习，促进宝宝语言能力的发展，有利于建立牢固的亲子关系。对孩子日后的个性、语言交际能力、社会适应能力的发展有着至关重要的作用。

家庭练习：宝宝喝奶的时候，醒来的时候，睡觉的时候，哭闹的时候，父母可以随时随地与其进行成人般的对话，父母要善于捕捉宝宝出现的"发音"，并作出积极地回应。每做一件事，都可以用缓慢、轻柔地语速与宝宝交流。千万不要因为他还不会说话，就少了语言上的互动，把宝宝当成一个听得懂，会说话的孩子进行沟通。

四、认知

（一）追视

游戏名称：追视

准备材料：视觉卡片（黑白、红白对比强烈）。

锻炼方法：可选用线条简单，色彩单一的卡片，如黑白、红白，给宝宝进行追视练习。将宝宝平躺在床上，在宝宝眼睛正上方 20~30cm 处，选用一张卡片，先晃动卡片，先吸引宝宝的注意，当宝宝注意卡片了，缓慢的移动卡片，尽量让宝宝的头在跟着卡片进行移动的同时，眼睛一直注

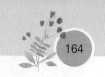

意着卡片。

刚出生的宝宝，一开始看卡片，头不太会转动，但观察宝宝的反应，他的眼睛会跟着移动的卡片进行移动。连续锻炼一周后，宝宝的头部会慢慢地跟着卡片进行移动。每天进行练习的宝宝，持续 1 个月左右的时间，他的头在卡片的移动的同时，也会跟着自如的转动。选用固定的卡片给宝宝追视，在 3 月龄左右的时候，父母可以特地将卡片反转、将笑脸卡片颠倒，观察宝宝的反应，有的宝宝会出现不愉悦的表情，有的会有"咿咿呀呀"的声音出现，告诉父母，这是不对的。

锻炼意义：锻炼宝宝的注意力、观察力，促进宝宝的大脑发展。

家庭练习：固定的追视练习，可在每日睡前、洗好澡等时候。平时，可将宝宝抱着看看家里固定的东西，如"家里贴的画，冰箱上的商标，户外的小狗"都是很好的选择。

（二）认母投怀

游戏名称：认母投怀

锻炼方法：这个活动，其实不用锻炼，大家会发现，每个孩子都会。母亲是给宝宝饱足、舒适和安全感的人。日常的照料就可以让宝宝感受到，在 2 个多月，80 天左右的时候，看到母亲就会迫不及待地要妈妈抱，特别哭闹时，妈妈一抱，妈妈一喂奶，就不哭了。

发展意义：宝宝社会性的发展，可以通过自身感知觉的感受而发展，母亲是宝宝接触最多，最密切地人。宝宝最初的社会性发展，是从身边最亲近的人开始。

家庭练习：通过日常的喂奶、哄睡、拥抱，宝宝可以从大概的模样、声音、气味、携抱的方式来进行认知。整个家庭中，谁与宝宝接触多、照料多，宝宝就会认识谁。当宝宝看到母亲等熟悉的人，有抱一抱的需求时，父母可将宝宝抱起，抱一抱，亲一亲，带着到处看一看。

现在的宝宝，因成人的有意关注、回应和刺激，都比较"精明"。有的宝宝不喜欢躺着横抱，喜欢竖起来，这样他就可以看到更多精彩的世界。这时候的成人，需要注意保护好宝宝的颈部，当竖抱起宝宝的时候，需用一手托住宝宝的颈部或者让宝宝的整个身体能够靠在成人身上，这样娇嫩的小宝宝就可以得到非常好的保护。

五、社会交往

逗笑

游戏名称：逗笑

锻炼方法：通过前面的语言对话、小手按摩等日常接触。大概在 2~3 周的时候，父母在与宝宝接触，拥抱、讲话时，宝宝会有微笑出现。这时候父母配合上语言对话，给予宝宝微笑时，会发现宝宝的笑容会越来越多。在不久的某一天，宝宝会突然笑出声来。大概在 3 月龄的时候，宝宝见到熟悉的人就会微笑，但当不熟悉的人出现时，他的笑容会收起。

锻炼意义：笑说明宝宝的需求大部分得到满足了，发展顺利，身心处于健康状态。良好的情绪可以促进体格发育。有利于接触外界事物和人。促进宝宝社会性的发展，为以后和人交往、相处、发展打下良好的基础。

家庭练习：在日常的换尿布、喂奶时，与宝宝"沟通"的时候，都会有"笑"的交流出现。

注意事项：我们知道所有的锻炼都不是单一的，宝宝的发展是一个循序渐进、持续、整体的过程。不同领域、不同功能的发展练习可以结合在一起进行锻炼，如在进行运动的时候，可将语言的交流，观察力的培养结合起来。尽力将所有的练习都融入日常生活中，那么可以说我们真正地做到了生活即教育、教育即生活。

当然陪伴宝宝练习的时候，要选择在宝宝情绪好的状态下进行。大运动练习应在两顿奶之间，或宝宝觉醒的时候进行。以防宝宝出现吐奶的情况。

第三节　3~6 月龄宝宝课堂

一、大运动

（一）俯卧抬头

游戏名称：俯卧抬头

锻炼方法：锻炼方法同 0~3 月龄的抬头练习。

锻炼意义：4 月龄的宝宝在俯卧时，能用前臂支撑胸部并将其抬起来，能够做到我们所说的"抬头挺胸"。这时宝宝的颈肌能托起头的重量，腰部的肌肉已经开始发育。为即将发展的翻身和今后的直立做好准备。

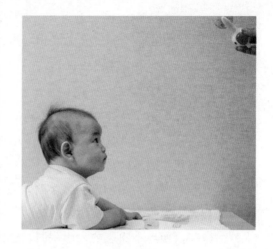

　　家庭练习：每天在宝宝觉醒，不哭闹的时候，可将宝宝放在床上、地垫上让宝宝趴着。同时在这个月龄段内，可让宝宝趴着进行追视，俯卧抬头这些运动都可以和追视结合到一起进行练习。

（二）翻身

　　游戏名称：翻身

　　锻炼方法：翻身是伴随着抬头挺胸的发展而进行的。当宝宝经过 3 个多月的抬头练习，能够将前臂支撑胸部并抬起头的时候，某一天宝宝会因看到周边的某个玩具、某样物品的时候，宝宝会尝试着松开一只手伸出去够取，这时候的身体会向一侧"翻倒"，因惯性的作用，身体几乎会翻 180°，成为仰卧位。刚开始的时候宝宝会有点害怕，看到父母在一旁笑会稍感安心，这时父母可拿着宝宝喜欢的玩具来逗宝宝，帮助宝宝从开始偶然的翻身过渡到可以自己控制身体主动的翻身。经过多次后，宝宝通过身体侧翻会体验到这"翻滚"的乐趣。在 4~6 月龄这个月龄段的宝宝，基本可从俯卧到仰卧，随着翻身能力逐渐熟练，可从仰卧到俯卧。

　　父母在逗引宝宝翻身练习的时候，应有意引导宝宝左右两侧同时交替进行，不要偏向某一侧，让宝宝左右能够协调发展。

　　锻炼意义：从抬头到翻身，这是在由被动练习逐渐发展为主动练习。通过身体的方向变化，让宝宝从不同方向来认识这个世界。通过身体的翻滚，可促进宝宝的感觉、知觉的全面发展。

　　家庭练习：同抬头一样，在宝宝睡醒、心情不错的时候，可融入日常生活中进行。

（三）拉坐

游戏名称：拉坐

锻炼方法：当宝宝在 4 月龄，大约 120 天的时候，让宝宝在仰卧的位置，第一次做这个游戏活动的时候，父母扶着宝宝的肩部，喊口令"坐起来"，观察宝宝的头是否有后仰。如果在宝宝起来的过程中，头能向前伸，说明宝宝的颈部肌肉有力，可以拉着宝宝坐起来，喊口令"站起来"，当宝宝能够"站起来"后，喊口令"坐下"，帮助宝宝坐下去。父母在同宝宝做动作的时候，最好可以配合口令进行完成。

经过多次上面的练习后，宝宝能够配合完成练习时，父母可扶着宝宝的手进行锻炼，这时的宝宝会随着口令，更加主动有力地来进行这项游戏。

锻炼意义：进一步锻炼宝宝的颈部、前臂及腰部等肌肉，促进宝宝的主动性锻炼。

家庭练习：每天可在闲暇时间与宝宝玩耍此项活动，在抱起宝宝，换尿布等时候，都可以进行这项"拉坐"活动。

二、精细运动

（一）握物

游戏名称：握物

准备材料：摇铃、拨浪鼓等便于婴儿握取的带响声的玩具。

锻炼方法：给 4 月龄左右的宝宝一个抓握玩具，开始时可以先不要塞入宝宝的手中，用摇晃来吸引宝宝注意，让他自己过来"拿取"。这个时候的宝宝在抓握玩具时，5 个手指会朝着同一方向，物品是贴着手心拿取的，这是最原始的握物方法。通过晃动玩具吸引宝宝注意，让宝宝由被动的抓握到主动的抓握。这个月龄的宝宝会用一只手去拿东西，拿到后放入口中。虽然在这个月龄段的宝宝手指还不太灵活，但宝宝已经有主动意识地想要拿东西，放入手口中了。与 0~3 月龄时父母将东西

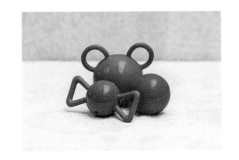

放入宝宝手中相比，本身就是从被动到主动的进行发展了。

5~6月龄左右的宝宝，能够用手指来握物了，拇指与其他的手指相对，将物握紧，宝宝手指的运动技巧有了提高。父母可给宝宝一个玩具，让宝宝伸手接住，再将另一个玩具给宝宝，宝宝会伸出另一只手来拿。从而让宝宝两只手的发育成熟程度大致相同。当宝宝能够在父母引导下抓握玩具后，就可以将玩具放在宝宝面前，让他去主动的抓握玩具。

锻炼意义：宝宝小手精细动作的发展从被动到主动，从不协调到协调，手部精细动作的发展，让宝宝的小手更加灵活，更加主动的通过触觉去认识外界。

家庭练习：除了日常有意地玩耍锻炼外，可结合宝宝的日常生活、饮食进行。如在宝宝添加辅食时，可让他自己抓握并尝试着自己来吃一吃。

（二）双手抱物

游戏名称：双手抱物

准备材料：小球、奶瓶等。

锻炼方法：在小床内安放好前面"蹬球"的那个小球，父母每次经过，可托起来玩玩。宝宝经过前几个月的玩耍锻炼，由开始的无意拍、摸，到现在双手有意识地去拍。当宝宝能够熟练的拍打小球时，宝宝会尝试双手抱起小球。

锻炼意义：双手抱起球，这个动作是两手合作的开端，宝宝的双手协调能力进一步提升。

家庭练习：在日常生活中，将球挂在床内，可让宝宝自己去"玩耍"，当宝宝喝奶的时候，可引导宝宝自己"抱奶瓶"，让宝宝的能力发展与自立能力结合起来。

三、语言

（一）发音

游戏名称：发音

锻炼方法：这个月龄的宝宝觉醒的时间开始变长，有时自己醒来时，会通过叫喊来玩耍，有时会用一个音喊叫"yiyi——yaya——mama——

baba"，当宝宝有发音出现的时候，父母要同宝宝拉长音"对话"，他说一句，你说一句，语速缓慢，眼睛互相对视。

锻炼意义：促进宝宝语言的发展，促进亲子之间的交流。通过"对话"，父母更能够读懂宝宝和了解宝宝。诱导宝宝发出更明确的声音，使之进一步学会语言。

家庭练习：日常生活中，每做一件事都与宝宝沟通、对话，当宝宝出现发音的时候，模仿宝宝的音和口吻，反复进行。

（二）叫名字回头

游戏名称：叫名字回头

锻炼方法：叫宝宝的名字或小名，在5月龄左右时，父母在宝宝的旁边或后面，叫宝宝的名字，宝宝一般会知道这是在叫自己了。观察宝宝听到后，是否会回头寻找。如果换一个人的名字，宝宝的反应是否一样，这些需要仔细观察。

锻炼意义：促进宝宝的社会发展，发展成为一个社会人。

家庭练习：结合日常的生活，家里的人上班出门前，可以叫宝宝的名字，与宝宝打招呼，告诉他，要出门上班了。下班进门后，可叫宝宝的名字。时间长了，宝宝就知道自己的名字，以及叫名字的时是在找他了。

（三）随儿歌做动作

游戏名称：随儿歌做动作

锻炼方法：父母抱着宝宝坐在怀里，一边唱着儿歌，一边有节奏的摇晃身体，同时拿着宝宝的小手随着节拍进行拍手。

例：1=C/D　2/4

我爱我的小动物

5 6 　　5 4 　|3 　　1 　| 2 1 　　2 3 | 5 —|
我爱 我的 　小 　猫 　小猫 怎样 叫？

3 3 　3| 　5 5 　5 | 3 　3 | 2 　2 |1—||
喵喵 喵，喵喵 喵，喵 喵 喵喵 喵。

当唱小猫的时候，前面四小节可跟着音乐的节律一边唱一边拍手，最后四小节跟着音乐的节律，学做小猫的动作，模仿小猫摸胡须。

上面的小动物儿歌可以用唱小狗、小鸡、小鸭均可，唱到相应的动物，做出相应的模仿动作。

锻炼意义：让宝宝感受音乐的节奏、美妙与欢乐。每次唱到相应的内容，会自主的做出相应的动作。通过音乐来发展宝宝的动作和认知。

家庭练习：结合宝宝日常接触的事物进行歌唱和模仿。

四、认知

（一）认识东西

游戏名称：认识东西

锻炼方法：在 4 月龄的时候，宝宝能将听觉、视觉、动作联系起来了，经过前几个月的锻炼玩耍，父母会发现，宝宝会偏爱某种东西，可以是玩具、可以是家里的电器、也可以是家里的某一幅画。这时家长需要将宝宝的这些喜好一一记录下来，告诉宝宝他喜欢的这些东西是什么，并可以去看一看，摸一摸。经过多次反复的练习后，会发现，当你说起宝宝喜欢的某一件物时，宝宝会去寻找这样物摆放的固定地方。

锻炼意义：从无意到有意的学习，认识物的形态需要语言、视觉、听觉、记忆等多种活动的参加，是大脑许多部位共同协作的结果。宝宝能够认物，标志着智力发展进入新的阶段。

家庭练习：从宝宝日常生活的、接触的事物开始，可以是宝宝之前追视过的画，可以是家里固定的用品"灯、冰箱……"，也可以是宝宝日常接触的奶瓶、碗筷等。这些练习需要每天反复、巩固。不可强求，要在宝宝有兴趣的时候进行。

（二）初步观察能力

游戏名称：初步观察能力

锻炼方法：这个月龄段的宝宝喜欢父母抱着，也喜欢出去"放风"。父母抱着的时候，会用手去摸父母身上特有的东西，如爸爸的眼镜，妈妈衣服上的装饰花。这时的宝宝会对感兴趣的东西进行玩耍，探索，研究。父母可引导宝宝，告诉他这是件什么东西，这件东西的性状、颜色、质地等。在安全允许的情况下，可以进行触摸等。

锻炼意义：通过对生活和周围环境的认识、接触和理解来丰富宝宝的认知发展。

家庭练习：告诉宝宝所能够接触到的不同事和物，通过摸一摸、看一看、讲一讲来帮助宝宝。

五、社会交往

（一）照镜子

游戏名称：照镜子

准备材料：镜子。

锻炼方法：抱着宝宝到镜子前面，让宝宝来看一看，当宝宝第一次见到镜子里面的自己，会以为这是一位同他玩耍的小朋友，会对着镜子笑。通过照镜子，锻炼宝宝的观察和认知能力，可以通过镜子来告诉宝宝，他的鼻子、眼睛、嘴巴在哪里。

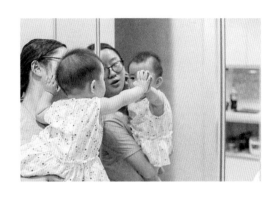

锻炼意义：在 4~6 月龄时的照镜子是宝宝初步自我认识的学习途径。通过照镜子可提高宝宝的认知能力。

家庭练习：常常带着宝宝去照一照，并告诉他镜子里面的人是谁，人的身上有些什么东西。

（二）藏猫猫

游戏名称：藏猫猫

锻炼方法：当父母抱着宝宝，头趴在父母一侧肩的时候，另外一位父母在另一侧可喊宝宝的名字，"宝宝——喵喵喵——"反复喊几次，让宝宝来寻找。

锻炼意义：发展宝宝的记忆、认识和社会交往，增进亲子亲情。

家庭练习：闲暇时，抱着宝宝，可全家人一起玩一玩。

（三）区分表情

游戏名称：区分表情

锻炼方法：当允许宝宝做一件事或宝宝做对了一件事后，可以抱一抱，并用微笑，赞扬的语言来表扬他。当宝宝做错了事，如去触碰危险的物品时，可用严肃的表情和语言来告诉宝宝这是不可以的。让宝宝来读懂父母的表情。

锻炼意义：宝宝能够区分父母的情绪，在认识上又有了一大进步。养成宝宝从小就学会自我约束的能力。

家庭练习：在家里，可以做的事情要鼓励，做对了要鼓励。不可以做的事要态度明确，说不可以。

第四节　6~9月龄宝宝课堂

一、大运动

（一）连续翻滚

游戏名称：连续翻滚

准备材料：婴儿日常感兴趣的玩具。

锻炼方法：在4~6月龄抬头挺胸和翻身锻炼的基础上，用玩具逗引宝宝，不要给他，逗引宝宝来主动抓取玩具。当宝宝拿不到的时候，会想办法，通过自己的努力，伸手取，通过翻来得到玩具。

锻炼意义：通过全身翻滚刺激，促进宝宝身体全身的发展。

家庭练习：可将宝宝放在垫子上玩耍，放一两个玩具，让他自己玩耍。有些运动发育是在宝宝日常玩耍与需求之间发展和锻炼起来的。

（二）爬

游戏名称：爬

准备材料：床、垫子。

锻炼方法：在宝宝刚刚开始学习爬的时候没有固定的方法，有的是在够取玩具的时候，会匍匐了，经过多次匍匐的练习后，手臂有足够的力量能将身体支撑起来了，就可以标准的用手、膝顺利地在平地上爬行了。宝宝爬行爬得熟练了，不会满足于平地爬行，可以翻越枕头等障碍物、出现爬着爬着钻到家里的桌子下面去的情况。经过爬行翻越一个阶段后，宝宝会扶着站起来，想爬上沙发等高一点的物体上，这时候可以引导宝宝进行爬楼梯的锻炼。

锻炼意义：通过爬行可以锻炼宝宝的感觉统合发展，使得听觉、视觉和运动觉在前庭得到统合的训练。通过爬行，能对自己身体平衡控制、促进小脑平衡功能的发展，通过手、眼、脚协调的运动，从而促进大脑发育。

家庭练习：这个月龄段的宝宝，觉醒时间多，运动能力从之前的被动在发展成为主被动了，通过自己的摸索、练习、锻炼来发展各项能力，这个时候的家长就要相对的少抱宝宝，创造一个有利于爬行的小天地，鼓励宝宝爬行，让他们有足够的机会、时间和空间来自己。

（三）扶站

游戏名称：扶站

锻炼方法：会爬的宝宝，遇到椅子、沙发等就会双手抓住，自己用力使劲站起来。这个时候，不要制止宝宝的站立，也不要扶着宝宝去迈步。这项活动让宝宝自己摸索、锻炼。刚开始的时候，宝宝的双腿力量不够，扶着站起来了一会儿，就会坐下去。当宝宝爬行锻炼的多了，全身力量发展棒棒的了，就能够扶着站起来并且横着移步了。

锻炼意义：锻炼宝宝自己活动的能力，为1周岁时的学走打下基础。

家庭练习：扶站伴随着爬行出现，这时候家长需要注意的就是不要有容易碰伤、磕伤的物品和环境。

二、精细运动

（一）按按钮

游戏名称：按按钮

准备材料：电话机、遥控器等。

锻炼方法：通过4~6月龄小手抓握的锻炼和发展后，在这个月龄的宝宝，小手更加灵活了。同时，自身主动运动爬行和认知的发展，对周围环境出现的东西倍感兴趣，喜欢把家里的遥控器，电话、开关等物由开始的摸一摸，到现在用手指去动一动，遥控、电话等通过触碰可出现屏幕变化，这样更加吸引宝宝了。这时候家长，可引导宝宝用一个小手指去按一按，碰一碰。

锻炼意义：对物品的按、摸，发展宝宝小手精细动作的发展并促进对周围环境、日常生活的探索和认知。

家庭练习：利用周围有的物品，进门前按门铃，用电话打电话来发展宝宝精细动作的练习，为后面的自理能力做准备。

（二）捏取

游戏名称：捏取

准备材料：小积木、小馒头等。

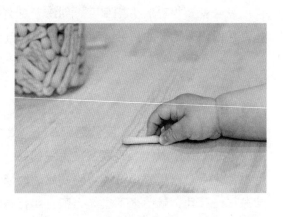

锻炼方法：给宝宝一些小小的玩具，注意不要让宝宝塞入口中吃下去。用这些小物品，让宝宝用拇指和其他四个手指对捏。宝宝由之前的抓握，要锻炼到每个手指灵活的捏取，需要有一段时间。刚开始，非常笨拙，还是会出现之前的抓握，但由于物品小，并不能自如拿住。这时候，家长可先用夸张的动作，用食指和拇指去捏，做给宝宝看。引导宝宝从拇指对着四个手指拿捏，到拇指可以自如的和食指拿捏，从而锻炼宝宝每个小手指灵活的锻炼发展。

锻炼意义：促进宝宝小手精细动作的发展，为日后的握笔、拿针线等精细的手部动作打下基础。

家庭练习：多给机会，多让宝宝练习。融入生活中，自己拿着吃辅食。

（三）摇响拨浪鼓

游戏名称：摇响拨浪鼓

准备材料：拨浪鼓。

锻炼方法：家长拿着拨浪鼓，用夸张的手法，转动手腕来摇响拨浪鼓，让拨浪鼓上面的两个小扣子在鼓面上打击出声音。刚开始的时候，宝宝会甩动拨浪鼓，但这样并不能发出很清脆的声音。这时，家长可以握着宝宝的小手，转动宝宝的手腕，帮助宝宝将拨浪鼓摇响。家长可反复多教几次。让宝宝感受手腕摇动锻炼。

锻炼意义：摇响拨浪鼓需要旋转手腕才能发出清脆的声音，通过摇拨浪鼓，可以锻炼宝宝的手腕灵活和动作的发展，为宝宝将来学习写字和画画做准备打基础。

家庭练习：多互动游戏，多让宝宝练习。

三、语言

（一）肢体语言

游戏名称：肢体语言

锻炼方法：将日常生活中的语言结合动作进行。如"拍手"父母与宝宝面对面，双手对拍并发出响声给宝宝看，并告诉他，这是"拍手，拍手"，刚开始接触的时候，家长可握着宝宝的小手进行对击。当宝宝开心的时候，可鼓励宝宝一起来拍拍手。

"再见"当爸爸妈妈上班出门前，可抱着宝宝在门口，与爸爸妈妈再见，这时候父母可用夸张的手法，伸出一只手，五个手指张合，张合，告诉宝宝要出门了需要说再见。让宝宝看着。在特定再见的环境下，教宝宝这个动作。观察宝宝的小手，是否有张合这个动作。

"点头"给宝宝喂奶、喂辅食的时候，可问宝宝是否想要？想要的话，可以点点头。家长夸张地点动自己的头，让宝宝看着，来教宝宝。当宝宝有需求的时候，可以询问宝宝，让宝宝用"点头"来告诉父母。

锻炼意义：丰富宝宝的语言和动作发展，在宝宝还不会用语言表达之前，用肢体动作来表示宝宝的需求。肢体语言可以促进宝宝的社会发展交往能力。

家庭练习：结合日常生活需求，并鼓励宝宝用自己的身体动作来表达自己的意愿。

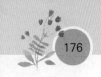

（二）称呼父母

游戏名称：称呼父母

锻炼方法：这个月龄段的宝宝，同前几个月的无意发音不同了。可以引导宝宝进行有意地发音，如当宝宝想要父母抱的时候，可以和宝宝说说"叫爸爸，妈妈……"表情夸张，语速慢与宝宝对话，引导宝宝发出"爸爸、妈妈"这个音的时候，可以抱起来亲亲宝宝等。

锻炼意义：促进亲子亲情和语言的发展。

家庭练习：结合宝宝日常需求，引导、帮助和鼓励宝宝称呼父母。

（三）听懂命令

游戏名称：听懂命令

锻炼方法：按照父母的指示进行完成相应的动作，如"来吃饭"，当父母说来吃饭了，宝宝会主动爬到餐桌那边，表示听懂了，想吃饭了。

"不可以"，当宝宝进行一件危险的事情时，父母可以用语言"不可以"大声呵斥，并说着"不可以"。以后，遇到危险的事就可以说"不可以"。

锻炼意义：通过语言、动作和行为的结合，帮助宝宝融入社会发展和对宝宝情绪和行为的控制。

家庭练习：在刚刚开始的时候，先出现一些简单的指令动作，伴随日常的生活进行。当宝宝能够理解，并按照指令实施后，再进行慢慢丰富。把宝宝当成一个懂事的人来交流。

（四）听故事有反应

游戏名称：听故事有反应

准备材料：绘本、故事书。

锻炼方法：选择一些宝宝喜欢的绘本，反复讲述，在讲述的过程中声情并茂。当宝宝熟悉后，再次讲述的时候，仔细观察宝宝的表情和反应，故事情节开心的时候，有的宝宝会高兴的拍手；听到伤心的地方，可能会表情严肃或者哭等。

锻炼意义：通过故事发展宝宝的理解能力。

家庭练习：每天睡前可进行亲子阅读。阅读的绘本选择与宝宝日常所能接触的，有图，有情节的书，父母按照上面的字慢慢地读，让宝宝自己观察图画。

四、认知

（一）认识用品

游戏名称：认知用品

准备材料：日常生活中接触的到的物品：奶瓶、碗等。

锻炼方法：在宝宝的日常生活中，会接触到很多日常用品，如奶瓶、毛巾、小碗、筷子、门、灯……父母可有意地将宝宝经常接触的那些用品，放在旁边，父母说"小碗，小碗在哪呢？哪个是小碗？"看宝宝是否能够将一些物品中，准确地拿出来。如果不能准确拿出，父母可以将这个物品拿出，告诉宝宝这是什么，可以每天反复反复，直到宝宝可以准确拿出。当宝宝可以准确拿出后，过个半天，再问下宝宝这样物品在哪？看是否还可以准确拿出。

锻炼意义：促进宝宝识物的记忆能力和丰富认知发展。

家庭练习：将日常生活中要接触的东西有意地进行认识和复习。

（二）听声捡卡片

游戏名称：听声捡卡片

准备材料：实物用品卡片。

锻炼方法：结合识物的基础上，给宝宝准备一些用品的卡片，卡片的选择需要真实，不可用卡通图片。当宝宝能够认识实物之后，父母将相应的卡片拿出来，给宝宝看，并告诉他，这是什么。通过实物与图片的认识后。父母可将几张图片放在一起，问宝宝，某一样东西的图片在哪？看宝宝是否能够准确地找出。

锻炼意义：通过实物发展了宝宝的感官，通过图片发展宝宝的想象记忆。

家庭练习：结合日常生活能够接触到的物品，匹配相应的卡片来学习。也可将一些卡片贴在上面，如冰箱可以贴在冰箱上面。

（三）感官

游戏名称：感官

准备材料：镜子。

锻炼方法：这个月龄段的宝宝可以认识自己的鼻子、眼睛、耳朵了。可以通过"照镜子"来告诉宝宝他的鼻子那在哪？通常鼻子是最先认识的，因为鼻子在整个五官里面是突起的，宝宝直接触摸到。可以让宝宝摸一摸妈妈、爸爸的鼻子，再摸一摸自己的鼻子，这样宝宝就容易学会和认识鼻子在哪，是什么样的。鼻子会了，可以认识眼睛，耳朵。一样一样反复进行。

锻炼意义：通过五官的认识，促进孩子对自己的了解，记住认识的身体部位。

家庭练习：亲子玩耍的时候，可以互相触摸，在触摸的同时，告诉宝宝这是什么。

五、社会交往

（一）懂得"不"

游戏名称：懂得"不"

锻炼方法：做了错的事后，父母可以用"不"来告诉宝宝，这件事是不对的，当宝宝做错了，只需要语言"不"就可以制止。如宝宝喜欢把东西放到嘴里，这个月龄段可以制止了。成人对宝宝做出严肃的表情，并说"不"，将东西从宝宝的嘴巴里拿出，告诉宝宝这是不好的。如果宝宝不吃了，可给予点头等表扬。当宝宝再次继续的时候，可反复"不"，通过语言和动作来理解"不"的意思。

锻炼意义：从小培养宝宝哪些可以做，哪些不可以做，学会约束自己的行为。

家庭练习：融入日常生活中，对的事情表扬，错的事情说"不"给予制止。

（二）肢体语言交往

游戏名称：肢体语言交往

锻炼方法：生活中遇到的事，当宝宝有需求的时候可以引导宝宝用自己喜欢的方式来表达。如看到喜欢的小姐姐、小哥哥，可以去抱一抱、握握手或者碰碰头等，表示打招呼。

锻炼意义：宝宝由被动的，逐步转换为主动的社会交往。

家庭练习：多给宝宝机会，观察宝宝的肢体动作，让宝宝多多地表达自己。

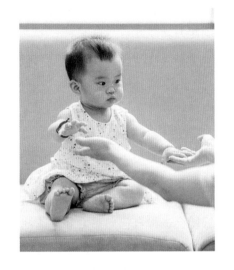

第五节 9~12月龄宝宝课堂

一、大运动

（一）蹲下捡物

游戏名称：蹲下捡物

准备材料：玩具。

锻炼方法：当宝宝扶着站立的时候，可将宝宝喜欢的一些玩具滚到他身边，吸引他的注意。宝宝会尝试着一只手扶着东西，另外一只手去捡起玩具。这个运动锻炼，伴随着宝宝爬行与站立后出现的，有时，家长会发现，并没有给予宝宝很多锻炼，他自己在进行锻炼。这时的家长，不可制止宝宝，让宝宝通过自己的努力尝试，通过不同的方式来得到自己想要的。一般刚开始站立的时候，宝宝站着，想要拿到地上的玩具，用一只手够取，发现不行，最后还是爬到地上去拿。随着宝宝各项肌肉的发展成熟，宝宝有足够的能力后，就可以单手扶物，蹲下去捡东西了。

锻炼意义：双手到单手扶物站立时，手对身体的支撑减少了，需要用身体来平衡。蹲下后，一只手捡物，需要上下肢和身体的配合。有时，玩具比较大，不能够一只手拿起时，用后背靠着支撑物而站立，双手去抱起物，这时候就会有短暂的独自站立时间了。通过蹲下捡物，能让锻炼宝宝克服困难的能力，建立自己自信。

家庭练习：给宝宝合适的玩具，让他有足够的时间玩耍和锻炼。

（二）快爬

游戏名称：快爬

准备材料：惯性汽车、球等。

锻炼方法：宝宝在追赶滚动的球或小车的时候，都会爬过去拿，而不是走过去拿的。宝宝的爬行非常熟练了，对他来说爬比走更快、更便捷，这时候就会选择自己熟悉方式快速地爬过去，够取自己想要的东西。在这个月龄段内，父母可提供一些宝宝喜欢的球、汽车、惯性玩具给宝宝，创造机会让宝宝多爬。还可以让宝宝钻进桌子底下去爬、钻过盒子爬等。

锻炼意义：爬行锻炼宝宝的感觉统合发展，快速地爬行使宝宝动作更加敏捷、灵巧。通过自己的爬行来解决问题，可以帮助宝宝逐步形成自立，获得满足感。

家庭练习：利用一些滚动的球，父母可故意使球滚动，让宝宝爬过去拿到。还可以利用一些宝宝喜欢的事或物，在得到这个事物与物体前，需要有个努力过程，可以是自己爬行到目的地等。

（三）爬楼梯

游戏名称：爬楼梯

准备材料/场地：台阶、楼梯。

锻炼方法：当宝宝能熟练的爬行后，用家里、亲子园或游乐场的台阶，让宝宝去爬。起初，父母可让宝宝观察更大点的孩子是怎么爬台阶的，或父母亲自示范。通过几次的演示后，让宝宝自己去尝试。刚开始的时候，宝宝用手爬上第一层台阶比较容易，但接下来该怎么办就不知道了。这时，父母可引导宝宝下一步手与腿的分工，手上了台阶后，腿部跟上。当手再上台阶，腿跟着再上一层台阶。父母可拿着宝宝的手脚，帮助爬行，让宝宝感受爬行台阶是一步一步地向上地。

当到达顶时，需要下去，宝宝会伸手下去，探探高度，这时候没有把握就不敢下了。为了安全，家长可引导宝宝用腿先下，就如倒退一样的下台阶，这样相对更加安全一点。

锻炼意义：通过爬台阶可以锻炼宝宝膝盖弯曲伸直的能力，增强宝宝对身体平衡的控制能力，为宝宝以后行走打好基础。

家庭练习：利用家里、亲子园或游乐场的台阶，让宝宝去锻炼，爬台阶的时候需要父母在旁边看护和保护好。

（四）牵着走

游戏名称：牵着走

锻炼方法：刚开始的时候，父母可牵着宝宝的双手，让他试着来走一走，可以先是面对面的，之后再向着同一方向一起走。

注意，在牵着走的时候，不要拽和拉着宝宝，注意"牵"的力量，一开始的时候可以稍微给一点力，帮助宝宝迈步练习。随着练习的次数增多，父母给宝宝的力越来越少。在牵着走的时候，切记不可非常用力拖着宝宝来学习走。走，需要靠他们自己的力量。父母的牵着是在刚开始起到一个保护和给宝宝一个安全的依赖。

锻炼意义：让宝宝体验迈步感觉，逐步从爬行过渡到独自行走。

家庭练习：当宝宝爬行、扶站、蹲下都非常自如之后，父母可牵着宝宝在家里的垫子上，室外草坪上，来走一走。

二、精细运动

（一）翻书

游戏名称：翻书

准备材料：书本。

锻炼方法：宝宝拿到书后，会把书正着放，一开始可能直接翻过来掉过去。父母可将书一页一页地翻给宝宝看，书翻出来后里面有好多东西，可以让宝宝看一看。经常接触书的宝宝，从刚开始的翻过来掉过去，到一下翻好几页，再逐渐的一页一页地翻。

锻炼意义：锻炼宝宝的小手精细动作灵活的发展，促进宝宝对图书的兴趣。

家庭练习：融入与日常的亲子阅读中，在父母给宝宝阅读的时候，可以鼓励宝宝一起来翻一下，下面是什么内容。

（二）拧瓶盖

游戏名称：拧瓶盖

准备材料：带盖子的瓶。

锻炼方法：拿一个小瓶，瓶盖宝宝可以握住。示范给宝宝看，通过手腕的转动，可以将瓶盖拧下来。在刚开始宝宝不会的时候，父母可握着宝宝的手，一起来拧瓶盖，让宝宝感受拧瓶盖，是通过双手配合，手腕转动来进行完成的。

锻炼意义：促进宝宝双手的配合能力，促进宝宝手腕的灵活性。感知事物之间的对应关系。

家庭练习：可专门提供小瓶让宝宝来练习。也可在宝宝吃瓶装食物的时候，让宝宝自己学着来拧开，取出食物等。

（三）放入小球

游戏名称：放入小球

准备材料：瓶子、小球（小馒头）。

锻炼方法：当宝宝能用拇指和食指捏住小球后，引导宝宝将细小的小球（旺仔小馒头）放入口径相对较小的瓶子内。刚开始玩的时候，可以先选择的瓶子大一点，或者直接放在小碗内，当宝宝可以准确地放入小碗后。大点瓶口的瓶子来放入小球，再过渡到放入小口径的瓶子内。

锻炼意义：促进宝宝的手、眼协调和双手配合的发展。

家庭练习：融入生活中，将玩具收到收纳箱，再过渡到，将更加细小的玩具收拾到相应细小的盒子内。平时日常吃的东西，也可以来拿一拿、玩一玩、放一放。

三、语言

（一）食指表示"1"

游戏名称：食指表示"1"

锻炼方法：每次问宝宝："你几岁啦？你要几个饼干？"，在宝宝回答的时候，可举起食指，并说"1"，"我1岁啦"，"我要1块饼干"。通过多次的示范后，宝宝也会举起食指并作答。

锻炼意义：当宝宝懂得举起食指表示"1"，需要东西，问他需要多少，举起食指"1"，并给一样，多次联系与实物等结合起来，有助于孩子对数概念的理解。

家庭练习：当宝宝需要东西了，不要直接给，除了让她指出来与尝试着说后，可用食指表示数，问他要的数量。

（二）听声拿玩具给认识的人

游戏名称：听声拿玩具给认识的人

准备材料：玩具。

锻炼方法：当父母陪着宝宝一起玩耍的时候，父母可和宝宝说："把你的小摇铃给妈妈玩一玩"，这时，父母可伸出一只手，问宝宝要。刚开始的时候，宝宝会不舍得给，父母可宝宝说"给我玩一玩，我们一起玩玩"。父母拿着宝宝的玩具，可以玩一玩，一起互动游戏一下。通常宝宝会比较愿意给陪伴他的人。

锻炼意义：听懂父母的指令，鼓励宝宝养成与别人分享的习惯，体验共同玩耍的乐趣。

家庭锻炼：日常玩耍中，鼓励宝宝将自己的玩具，听着父母的指令拿给父母，父母陪着宝宝一起玩耍一下。

（三）跟着儿歌做动作

游戏名称：跟着儿歌做动作

准备材料：婴儿喜欢的律动歌曲。

锻炼方法：父母一面念儿歌或唱歌，一面同宝宝做动作。宝宝可以很快地跟着父母一起做动作，当唱到固定的词时，就知道做什么动作了。多次练习后，儿歌或歌曲也能很快地学会了。

锻炼意义：宝宝学会做动作，使得宝宝的身体语言更加丰富。

家庭练习：日常听儿歌或歌曲的时候，将动作加上，一边听，一边做动作。

如：　　　小猪吃得饱饱

1=C/D　2/4　　　　小猪吃得饱饱

3 5　3 5 | i 5 |　3 5　3 5 | i 5 |　6 i　i 6 |　5 3 |

小猪 吃得 饱饱，闭着　眼睛　睡觉。大耳 朵在　扇扇，

6 i　i 6　| 5 3 | 5555　i | 5555　i | 5 i 5 3 |

小尾 巴在　摇摇。呼噜噜噜 噜，呼噜噜噜 噜，呼噜 呼噜，

5 i 5 3 | 5 1 3 2 | 1 1 | |

呼噜 呼噜，小尾 巴在　摇　摇。

（四）学小动物叫

游戏名称：学小动物叫

准备材料：动物卡片。

锻炼方法：1 周岁的宝宝，还不太会用语言来表达自己，随着日常生活经验的丰富，非常喜欢学小动物叫。拿出卡片，看到相应的动物，就会学叫。

锻炼意义：通过认识动物、认识卡片，学习小动物叫声，对小动物了解和产生兴趣。

家庭练习：在认卡片的时候，可以让宝宝学一下小动物的特征，并学一学小动物是如何叫的。在户外散步和去动物园看到小动物，可以来认一认、学一学。

四、认知

（一）认识红色

游戏名称：认识红色

准备材料：红色的物品。

锻炼方法：父母拿一个红色的玩具告诉宝宝，这是红色的。再拿另外一个红色的玩具告诉宝宝，这个也是红色的。通过多次的识别练习后，可让宝宝在几个不同颜色之中，指认出红色在哪。

锻炼意义：刚开始宝宝不能够接受红色有好几个，这个月龄段的孩子认为每一件东西只有一个名称。通过反复引导，让宝宝熟悉颜色和接受物体的

共性。

不一定是先从认识红色开始，也可以是绿色、黄色，选择一个宝宝喜欢的颜色。

家庭练习：在日常玩玩具和宝宝能够解决到的物，父母告诉宝宝这是什么颜色的，什么形状的，融入生活中，让宝宝来学习。

（二）认识圆形

游戏名称：认识圆形

准备材料：圆形物品。

锻炼方法：准备一个三角形和圆形。父母告诉宝宝，哪一个是圆形的，并可将宝宝平时所接触的圆形玩具，球等拿出来，告诉宝宝，这个是圆形的。经过一段时间的接触，父母可以将不同形状的两个物拿出来，放在宝宝前面，问宝宝，哪一个是圆形的？让宝宝找出来，看宝宝是否能够拿对。

锻炼意义：从认识圆形开始，让宝宝对形状有初步的概念。

家庭练习：结合日常生活能够接触到的，告诉宝宝这个是什么形状的，让宝宝来认识一下形状。

（三）上面和里面

游戏名称：上面和里面

准备材料：积木、盒子。

锻炼方法：准备几块积木和一个盒子。父母和宝宝一起玩的时候，将积木放在盒子上面，并告诉宝宝，这个积木在盒子上面了。这样的方式，玩耍过一段时间后。父母将积木放在盒子里，并告诉宝宝，积木在盒子里面了。通过反复多次的玩耍后，可试着将积木给宝宝，看宝宝是否能准备地将积木放对。

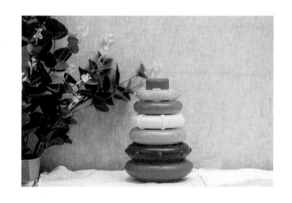

锻炼意义：借助玩具，让宝宝对于方位的理解。

家庭练习：宝宝玩玩具，可以用指令，让她将玩具放到指定的地方，如桌子上、盒子里。收拾整理玩具的时候，可以告诉宝宝，将玩具收拾到盒子里面。

（四）数数

游戏名称：数数

锻炼方法：宝宝最容易学会数数是在上台阶时。随着宝宝爬一层或走一层，父母就在旁边数"1"，爬两层或走两层就数"2"。扶着宝宝走路的时候，可随着宝宝走路的步伐数"1、2、3、4"。

锻炼意义：通过实际锻炼来接触数数，为以后学数学打下基础。

家庭练习：融入于日常生活中，走路、爬台阶可以数数。收拾玩具可以一边收拾，一边数，数数有几个玩具。吃东西前也可以数一数，有几个。

五、社会交往

同小伙伴一起走

游戏名称：同小伙伴一起走

锻炼方法：可在小区园子、早教等地方，带着宝宝一起与其他孩子一起来走一走。

锻炼意义：通过与同伴之间的玩耍，练习，看到大一点的孩子可以模仿，走得更好。

家庭练习：带着宝宝在户外，安全的情况下，鼓励宝宝与同伴一起玩。

第六节　婴儿体能锻炼

一、宝宝抚触

宝宝抚触6节操：

1. 做抚触之前的准备

妈妈心情的准备：有快乐的心情和关爱的笑容。

妈妈自身的准备：剪短指甲，去掉手上的死皮；取下戒指等会伤到宝宝幼嫩肌肤的饰品。

　　宝宝物品的准备：没有刺激的润肤油或橄榄油。

　　妈妈温暖的双手准备：温水净手，并涂上润肤油或橄榄油。

　　抚触房间的准备：温度以 23~25℃为最合适。

　　背景音乐的准备：中速、轻柔而有节奏的音乐。

　　2. 抚触适宜的时间

　　沐浴之后；新生儿就餐 30 分钟后（注意：腹部的抚触时力度不宜过大）。

　　新生儿精神好的时候。

　　一般刚开始的时候是 5 分钟，根据新生儿的接受程度，慢慢增加时间。

　　3. 不适宜抚触的时间

　　哭的时候。

　　抚触中睡着了，说明效果很好，应停止抚触，让新生儿睡觉。

　　新生儿皮肤有破溃时不应抚触，以免增加疼痛，但可抚触其他不同的部位。

　　新生儿身体不适、发烧、预防疫苗注射完 48 小时内，不要做抚触按摩。

　　4. 具体操作如下：

　　（1）头部

　　1）两手拇指从前额中央向两侧滑动。

　　2）两手拇指从下额中央向外侧，向上活动。

　　3）两手掌面从前额发际向上、向后滑动直至后下发际，并停止于两耳后乳突处，轻轻地按压。

　　（2）胸部：两手分别从胸部的外下侧向对侧的外上侧滑动（避开乳头）。

　　（3）腹部：右手指尖向左侧放在新生儿下腹部，全手掌接触到新生儿的皮肤后，沿顺时针方向开始推向左上腹，再转向右上腹、右下腹终止。随着右手、左手并排跟进，沿同一轨迹至右下腹处终止。

　　（4）四肢：双手抓住上肢近端，边挤边滑向远端，并搓揉大肌肉群及关节；下肢与上肢相同。

（5）手足：两手拇指腹从掌面根侧依次推向指侧，并提捏各手指关节，足与手相同。

（6）背部：宝宝俯卧位，两手掌分别于脊柱两侧由中央向两侧滑动。

二、体操锻炼

（一）2~4 月龄宝宝操

宝宝操是促进宝宝身心发展的好方法。加强宝宝的循环及呼吸功能，使他们的骨骼和肌肉得到锻炼，还能增强食欲和机体的抵抗力，促进动作发展，使宝宝灵活性增加、心情愉快，对他们的体力和智力的发展均有促进作用。

操作者的动作要轻柔，切忌生拉硬拽，使宝宝感到不适。宝宝过于紧张、烦躁，可暂时缓做，等宝宝安静时再完成。

时间：两顿奶之间。

准备：室内空气新鲜；温度不低于 18℃；衣服宽松、舒适；可伴有舒缓音乐。

◆ 第一节：准备活动：按摩全身

预备姿势：让宝宝自然放松仰卧。

动作："一、二、三、四"，成人握住宝宝两手腕，从手腕向上按摩 4 下至肩。

"五、六、七、八"，成人握住宝宝两足踝，从足踝向上按摩 4 下至大腿部。

"二、二、三、四"，自胸部至腹部进行按摩，手法呈环形。

"五、六、七、八"，动作同"二、二、三、四"。

◆ 第二节：伸屈肘关节及两臂上举运动

预备姿势：成人两手握住宝宝两手腕部。

动作："一"两臂侧平举。

"二"将两臂肘关节弯曲，双手置于胸前。

"三"将两臂上举直伸。

"四"还原。

"五、六、七、八"动作同一、二、三、四。

第二个八拍动作同第一个八拍。

◆ 第三节：两臂胸前交叉及肩关节运动

预备姿势：同上节。

动作："一、二"两臂侧平举。

"三、四"两臂胸前交叉。

"五、六"将左臂弯曲贴近身体，由内向外做回旋动作。

"七、八"将右臂弯曲贴近身体，由内向外做回旋动作。

第二个八拍同第一个八拍。

◆ 第四节：伸屈踝关节

预备姿势：第一个八拍，成人左手握住宝宝左踝部，右手握住左足前掌。第二个八拍，成人左手握住宝宝右踝部，右手握住右足前掌。

动作："一、二、三、四"，以左足踝关节为轴，向外旋转四次。

"五、六、七、八"，以左足踝关节为轴，向内旋转四次。

"二、二、三、四"，以右足踝关节为轴，向外旋转四次。

"五、六、七、八"，以右足踝关节为轴，向内旋转四次。

◆ 第五节：两腿轮流伸屈及回旋运动

预备姿势：成人握住宝宝踝关节上部。

动作："一、二"，伸屈宝宝左腿关节。

"三、四"伸屈宝宝右腿关节。

"五、六"将宝宝左膝关节弯曲，左大腿靠近体侧，由内向外回旋。

"七、八"，将宝宝右膝关节弯曲，右大腿靠近体侧由内向外回旋。

第二个八拍动作同第一个八拍。

◆ 第六节：屈体运动

预备姿势：将宝宝两下肢伸直平放，成人握住宝宝两膝关节处。

动作："一、二"，将两腿上举与身体成直角。

"三、四"，还原。

"五、六、七、八"，动作同"一、二、三、四"。

第二个八拍动作同第一个八拍。

◆ 第七节：抬头运动

预备姿势：宝宝俯卧于床上，成人在宝宝身后两手扶宝宝两肘。

动作："一、二"两手位于胸下。三、四、五、六使宝宝头逐渐抬起。

"七、八"还原。

第二个八拍动作同第一个八拍。

◆ 第八节：翻身运动

预备姿势：宝宝仰卧。

动作："一、二、三、四"成人握住宝宝左上臂轻轻翻向右侧。

"五、六、七、八"还原。

"二、二、三、四"成人握宝宝右上臂轻轻翻向左侧。

"五、六、七、八"还原。

（二）4~6月龄宝宝操

准备活动：按摩全身

伸屈肘关节及两臂上举运动

两臂胸前交叉及肩关节运动

伸屈踝关节

两腿轮流伸屈及回旋运动

屈体运动

翻身运动

坐的运动

第一节到第七节与（2~4月龄）的一致。

◆ 第八节：坐的运动

预备姿势：宝宝躺着仰卧，成人将大拇指放在宝宝手中，让他握着成人的拇指，成人两手紧握宝宝双手腕。

动作："一、二、三、四"成人握住宝宝的小手，轻轻将宝宝拉起成坐位，并说"坐起来"。

"五、六、七、八"成人握住宝宝的小手，让宝宝躺下，伴随语言"躺下去"。

（三）7~12月龄主被动操

1. 起坐运动

宝宝躺着，妈妈双手握着宝宝的双手，随着音乐的节奏，拉着宝宝跟着坐起来，躺下去。

2. 起立运动

宝宝躺着，妈妈双手握着宝宝的双手，随着音乐的节奏，拉着宝宝跟着坐起来、站起来，坐下去，躺下去。

3. 提腿运动（手臂力量锻炼）

宝宝俯卧着，妈妈双手握着宝宝的踝关节，将两条腿提起，让宝宝做俯卧撑运动。

4. 弯腰运动（腰部肌肉的练习）

妈妈一手扶着宝宝的腋下，另一只手扶住宝宝的腹部，让宝宝进行弯腰运动。

5. 挺胸运动

宝宝俯卧在地垫上，妈妈双手托着宝宝的腋下，帮助宝宝进行胸部向上的运动。

6. 转体翻身

随着音乐，让宝宝进行左右的翻身翻滚。

7. 跳跃运动

托着宝宝的腋下，随着音乐进行上下举动，让宝宝感受跳跃。

8. 扶走运动

托着宝宝的腋下，随着音乐帮助宝宝进行前后走动。

三、球操

（一）4~6 月龄宝宝球操

第一节：逗引抱球（双手主动运动）。

让宝宝躺着，在他上方用球逗引，让宝宝主动去抱球。

第二节：逗引翻身。

让宝宝躺着，抱住球后，父母帮助他进行侧翻身。

第三节：俯卧在球上前后摇动（平衡锻炼）。

让宝宝的胸腹部趴在球上，父母扶着宝宝的腰背部，让他在上面前后摇晃。

第四节：俯卧在球上左右摇动。

让宝宝的胸腹部趴在球上，父母扶着宝宝的腰背部，让他在上面左右摇晃。

第五节：坐在球上上下弹跳（感受弹跳）。

让宝宝坐在球上，父母扶着宝宝的腰部，帮助宝宝在上面跳跃。

第六节：两腿轮流踢球（腿部运动）。

宝宝躺着，父母拿着宝宝的两只脚，轮流在球上踢。

（二）7~12月龄宝宝球操

1. 两手轮流拍球（两只手轮流运动）

宝宝和父母同坐，父母扶着宝宝的手，轮流去拍球。

2. 抱放球（手的主动抱合）

宝宝和父母同坐，父母扶着宝宝的手，开始帮助宝宝把球抱和放。

3. 俯卧在球上前后左右摇晃（平衡锻炼）

让宝宝的胸腹部趴在球上，父母扶着宝宝的腰背部，让他在上面前后左右摇晃。

4. 坐球跳（弹跳锻炼）

让宝宝坐在球上，父母扶着宝宝的腰部，帮助宝宝在上面跳跃。

5. 弯腰拾球（腰部肌肉的锻炼）

将球放在地垫上，让宝宝去捡起来。

6. 双手举高高（手臂的主动运动）

让宝宝抱着球，父母扶着宝宝的双手，帮助一起将球举起，下来。

7. 抱球跳

让宝宝抱着球，父母扶着宝宝的腋下，进行跳跃。

8. 踢球（腿部的主动运动）

球放在地垫上，让宝宝双脚轮流踢球。

四、三浴锻炼

三浴锻炼是指空气浴、日光浴、水浴，三浴锻炼可以增强婴幼儿体质，增进免疫能力。

1. 空气浴

大脑对氧气的需求量是最大的，新鲜的空气中含有大量的氧气，能促进婴幼儿大脑的发育。通过冷空气对皮肤的作用，可以增强婴幼儿的适应和调节能力。

空气浴最好从夏季开始，逐步过渡到秋冬季。

2. 日光浴

日光浴可以增强体质，预防佝偻病，有利于骨骼增长，促进婴幼儿的生长发育。

在进行日光浴的时候，在夏秋季节时不能直接晒，可以在通风阴凉处即可。

3. 水浴

水浴是利用身体表面和水的温度差来锻炼身体，提高神经系统兴奋，改善对冷和热的耐受能力来促进机体抵抗力。水浴可以从夏季开始，水温在22~24℃。在每天的洗脸、脚和臀部每周的洗澡时间，也是水浴。

第七节 玩具、图书、音乐的选择

一、玩具的选择

玩具是婴幼儿成长中的伙伴，在每个年龄段给婴幼儿选择一个合适的玩具，通过玩耍能更好地促进婴幼儿的能力发展。

0~3月龄选择的玩具：摇铃、悬挂玩具、卡片、球。

3~6月龄选择的玩具：抓握玩具（摇铃、拨浪鼓等）、布书、球。

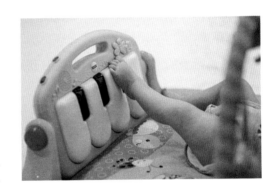

6~9月龄选择的玩具：惯性小汽车、镜子、积木、不倒翁、卡片、球。

9~12月龄选择的玩具：有盖的盒子、洞洞玩具、推车、拖车、套环、娃娃、绘本、娃娃家餐具、球。

无论哪一种玩具都要有合格证，需要没有异味，可清洗、消毒，颜色正。

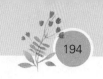

二、图书的选择

从出生开始就带着宝宝来进行阅读，亲子阅读可以让宝宝学习到书中的东西，能增进亲子之间的感情，帮助宝宝从小就养成良好的阅读习惯。

帮助宝宝在不同年龄段选择合适的图书是非常重要的。

0~3 月龄：卡片：黑白、红白，色彩简单，颜色对比强烈的卡片。

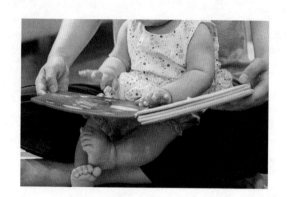

3~6 月龄：卡片，布书。

6~9 月龄：实物卡片：鸡蛋、橙、苹果、猫、狗……不可选择卡通；简单的绘本，如各种各样的脸等。

9~12 月龄：卡片、绘本：符合宝宝年龄的绘本。

绘本的选择：故事简短，情节简单，篇幅不长，最多 10 页。图画清晰明了，直接看图就能理解明白，几乎不需要读文字。选择符合宝宝年龄段的图画书，可选择一些拟人化的动物主题，最好宝宝年龄相仿。书的质量一定好，刚买回来的书，可先晾晒一段时间后，给宝宝使用。

三、音乐的选择

美妙的音乐就像魔术棒一样，它能感染情绪、传递快乐，有时能让音乐跟着它的节奏手舞足蹈起来。音乐能促进婴幼儿的记忆和阅读能力。日本零岁教育会七田真先生认为，幼儿音乐教育有两项重要的功能，一是气质的养成，二是智慧的提升。经常聆听优美的音乐，其丰富优美的旋律及节奏感，便会自然的融入右脑中，因此有计划、有选择地进行幼儿音乐教育，对宝宝长大后的气质、社会关系及地位有很大的影响。

新生儿的音乐感受处于朦胧阶段，给新生儿选择音乐可以沿用孕期胎教时的曲子，注意节奏缓慢、欢快，选择西洋乐还是民乐都可以，只要宝宝喜欢接受就可以。有的新生儿在啼哭时，听到音乐会缓和下来，停止哭声。有的听到音乐会手舞足蹈。家长可以在固定时间、固定事件、给宝宝播放固定的音乐。

4 月龄以上的宝宝，可选择一些节奏欢快与生活接近的儿童歌曲，如《小手拍拍》《打电话》。

在给宝宝选择了曲子，当宝宝适应后，不要经常变换，可一直进行着，每过一个阶段观察宝宝都会有不同的反应出现。

除了一些曲子的选择，还可引导宝宝去聆听下大自然的声音，小动物的叫声，各种交通工具发出的不同声音。让宝宝学会发现和聆听周围美妙的声音。

到这里宝宝已经完成了他生命中最为关键的一个阶段，你会发现这个世界无与伦比的魅力，去探知，去摸索，这也是生命的伟大所在，点滴的进步，在父母的眼中都是莫大的欣喜，第一句妈妈，第一个微笑都会成为最美丽的回忆。作为父母我们都想给宝宝最好的东西，我们可能无法一直把他捧在手心，但是在这个特有的阶段，在这个宝宝睁眼看世界的初始，我们所给他打下的基础，一定是其受用终生的财富。你听，那咿呀的稚嫩里，我好像依稀听到了，宝宝对这个世界的宣言。

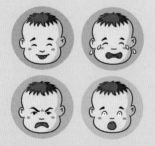

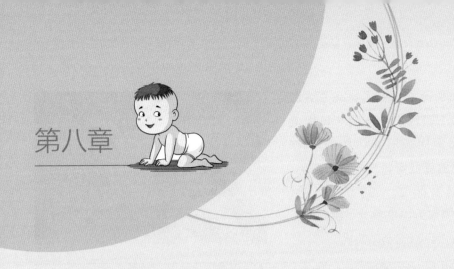

第八章

婴儿常见疾病速查

我们期望通过疾病速查对各种婴儿常见的疾病进行简要介绍，给各位家长建立一个基本的疾病观点和判断思路，不因急病而慌张，不因忽微而养患。从日常点滴做起，见微以知著，见果而纠因。你可以把这里的疾病速查当作如新华字典一般的工具，用最科学的方法去完成家庭疾病的日常措施，去尽力做好就医前的预先处理，去应对孩子成长道路上的些许波折！

第一节　常　见　症　状

一、发热

婴幼儿最常见的就诊原因便是发热，婴儿发热是第一年中妈妈碰到的最常见的烦恼。发热通常表明婴儿体内存在潜在的感染，这其中各种病原体（包括细菌、病毒等）感染均可以导致其发热。在医疗保健水平飞速发展的今天，感染仍然是 5 岁以下儿童死亡的主要原因。因此，发热应当引起父母及抚养者足够的警惕与重视。所以作为家长——宝宝成长的屏障，便更应该了解和学习婴幼儿发热的相关知识：

发热定义：发热是指体温升高超过 1 天内正常体温波动的上限。目前临床工作中通常将肛温≥38℃或腋温≥37.5℃定义为发烧。口腔测得的体温比腋温高约0.4℃。按照体温的高低可将发热分为四类，以腋温为标准，<38℃为低热，38~38.9℃为中度发热，39~41℃为高热，≥41℃为超高热。

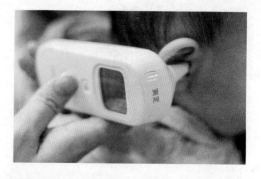

	低热	中度发热	高热	超高热
腋温	37.5~<38℃	38~38.9℃	39~41℃	≥41℃

体温测量：电子体温计和水银体温计测量体温差异很小。因此，电子体温计是替代水银体温计测量体温的理想工具之一，可以减少水银体温计在使用时不慎破碎而导致水银暴露和玻璃碎片划伤的风险。红外线体温计测量的体温与水银或电子体温计测得的体温差值不大，但红外线体温计在测量时，体温差值范围达1.8℃，因此可能需要家长多次测量取平均值来提高测量准确性。

处理策略：对于发热的处理，首先应进行病情严重程度的判断。尤其要说明的是发热的高低和时间长短并不能完全说明病情的严重程度，家长需要观察婴儿发热时是否有精神不好、嗜睡、难以安抚的烦躁和皮肤花纹等情况的出现，这可能预示着婴儿的病情比较严重，应立即就医。如果在发热时婴儿的食欲、活动一如往常，一般情况良好，则说明病情不是非常紧迫，可先给予退热、多饮水等一系列家庭日常处理后进行观察，必要时就医。这里要着重强调的是，不建议使用外部降温手段方式（如擦浴）来作为常规降温方法，因为这会明显增加不适，当必须外部降温措施时建议使用舒适的温水（通常在30℃）左右进行擦浴。对于1~3月龄的婴儿，一旦出现高热，需立即就医。

退热药物的使用：发热是人体免疫系统和病原的作斗争重要方式之一，当人体受到病原菌的感染时，升高体温可以对病原体起到杀伤作用。因此并不是一有发热就需要立即退热。但是当婴儿发热过高有可能造成机体损伤或不适时才需要进行退热处理。通常对≥2月龄的小婴儿，肛温≥39.0℃（口温38.5℃，腋温38.2℃），或因发热出现了不舒适和情绪低落的发热儿童，推荐口服对乙酰氨基酚（常见泰诺林），常规剂量为每次 10mg/kg，2 次用药的最短间隔时间为 6 小时。而对于≥6 月龄儿童，则推荐使用对乙酰氨基酚或布洛芬（常见美林），布洛芬的剂量为每次 10mg/kg，2 次用药的最短间隔 6~8 小时，布洛芬与对乙酰氨基酚的退热效果和安全性是相似的。既不推荐对乙酰氨基酚联合布洛芬用于儿童退热，也不推荐对乙酰氨基酚与布洛芬交替用于儿童退热，至于糖皮质激素作为退热剂用于治疗儿童发热、使用酒精进行擦浴退热等方法更是不要轻易尝试。

二、咳嗽

咳嗽是人体一种重要的反射，有助于保持呼吸道通畅，防止人体吸入可能导致气道和肺部问题的物质。宝宝偶尔咳嗽是很正常的。但当咳嗽是疾病的表现时，一定要引起家长的重视。当婴儿的咳嗽伴有痰时，可以称之为"湿咳"，反之，则称之为"干咳"。湿咳还是干咳决定了婴儿咳嗽时声音的不同。随着病情的发展与病程的不同，婴儿咳嗽的严重程度也随之变化，严重时可能会导致呼吸困难等危险情况的出现。这里我们列举了几个咳嗽最常见的原因：气道或肺部感染（包括普通感冒）；气道异物；哮喘；先天呼吸道畸形；习惯性咳嗽（睡眠后消失，除外其他问题）。那么紧接着的问题摆在了我们的眼前——当宝宝出现咳嗽时，家长应该如何处理？又是否需要就医呢？

孩子咳嗽的处理：婴幼儿非处方感冒药（抗组胺药，减轻充血剂，止咳药和祛痰药）的临床试验很少，并且没有研究证明此类对感冒药对病情有任何益处。况且由于缺乏有效的证据和存在潜在的危险副作用风险，所以不推荐将一般非处方感冒药应用于婴幼儿。相比较而言，让婴儿多饮液体，湿化房间空气等措施可能更有助于缓解咳嗽的症状。至于其他几类药物：①中成药，由于使用中药的理论完全不同于现代医学，因此应在中医师的指导下使用。②抗生素，抗生素对病毒性感染无效，仅用于细菌感染，如耳部感染、肺炎或鼻窦炎等。我们列举了一些或紧急或严重的症状，希望家长一旦发现，尽快就医：

1. 年龄小于 4 月龄。

2. 呼吸困难，呻吟或呼吸非常快。

3. 怀疑呛入异物。

4. 咯血，有黄色或绿色黏液。

5. 长时间拒绝进食。

6. 伴有发烧并且有行为改变（如没有平时活泼等）。

7. 咳嗽太厉害，以至于出现呕吐。

8. 咳嗽已超过 2 周，并没有好转。

9. 有耳部感染的迹象或症状（疼痛、挠耳朵、烦躁）。

三、呕吐

呕吐是当身体或大脑中的神经感觉到一些因素（例如食物中毒，某些感染或药物或运动）时发生的一种保护性反射，是身体摆脱潜在有害物质的一种方法。通常在呕吐之前会有恶心，但年龄较小的孩子一般无法识别恶心，在他们的诉说中多表现为肚子疼或其他不适。呕吐常见的原因为感染性胃肠炎，以病毒多见，当然还有一些其他原因如胃食管反流、食管闭锁、先天性幽门肥厚、肠套叠以及呼吸道和泌尿道感染等。

呕吐作为疾病的一部分，通常是轻微的，短暂的，由病毒感染引起居多。大多数宝宝会在没有任何治疗的情况下自行从恶心和呕吐中逐步恢复过来。但如果一段时间后宝宝没有明显好转，这时准确判断出就医的时机是很重要的。当家长发现婴儿有以下症状时，建议及时就医：

1. 含胆汁（绿色）或带血的（红色或棕色）呕吐物。

2. 任何新生儿强力呕吐的情况，或婴儿或儿童持续超过 24 小时的呕吐。

3. 如果婴儿在几个小时内拒绝进食或饮水。

4. 出现中度至重度脱水症状：口干，哭闹时没有眼泪，4~6 小时内没有小便。

5. 腹部疼痛严重，即使疼痛部位不固定。

6. 脓血样大便。

7. 发烧高于 39℃一次或发烧高于 38.5℃超过三天。

8. 行为改变，包括嗜睡或反应能力下降。

因为呕吐的发生是突然的，急促的，所以这里我们给大家提供了一些婴儿呕吐时家庭处理应对的方法：

1. 对于婴幼儿的呕吐，家长应注意监测防止脱水，其次应注意调整饮食。轻度脱水表现包括口干和口渴，而出现尿少、眼泪少、眼窝凹陷则表明有中度脱水，应及时就医。早期恰当的饮食干预可减少中度及以上程度脱水的发生。

2. 如果婴儿在喂奶后立即呕吐应先暂时禁食 1~2 小时，如果不再呕吐可尝试给予少量多次喂食，母乳喂养的可每次喂 10 分钟，每 30 分钟喂一次，配方奶喂养的，可每次喂 15ml，15 分钟喂一次，然后逐渐增加。如仍有呕吐，应就医。

3. 对于大一些宝宝的饮食，应避免食用苹果，梨，樱桃汁和其他含糖量高的饮料。还需避免常规的运动饮料（例如佳得乐等），因为它们含有过多的糖并且具有不适当的电解质浓度比例，尤其要注意的是高脂肪食物难以消化，也是不可选用的。推荐食物有复合碳水化合物（大米、小麦、土豆、面包）、瘦肉、酸奶、水果和蔬菜的组合。

四、腹泻

腹泻是指大便次数增多或大便性状发生改变（变稀或不成形），俗称拉肚子。腹泻是儿科门诊常见的就诊原因，可由多种因素引起。根据是否存在感染，可分为感染性和非感染性腹泻，前者可由病毒、细菌、真菌等病原体感染肠道引起，后者常见于饮食不当、食物过敏、身体其他部位感染等原因。脱水和电解质紊乱是腹泻最常见的并发症，严重时可危及生命。因此，对于婴儿腹泻，应引起家长重视，防止并发症的发生。掌握以下知识可能有助于腹泻的处理。

1. 首先应家长应注意监测防止脱水。轻度脱水表现包括口干和口渴，而出现尿少、眼泪少、眼窝凹陷则表明有中度脱水。对于轻度脱水，可给予口服补液盐（ORS）口服，一般每次腹泻后服 50~100ml。对于中度及以上脱水，应至医院就诊。

2. 初步判断病因，对于大便为黏液脓血便的腹泻可能是细菌感染，对于蛋花汤样的大便则可能是病毒性感染，豆腐渣样的大便则提示可能是真菌感染。

3. 轮状病毒肠炎是婴幼儿最常见的腹泻原因。本病又称秋季腹泻。多见于 6~24 月龄婴幼儿，常伴发热和上呼吸道感染症状，常先有呕吐，然后出现腹泻，大便次数多、量多、水分多，常为黄色水样或蛋花汤样，无腥臭味。本病为自限性，病程约 3~8 天。但容易并发脱水和电解质紊乱，应密切观察。

4. 生理性腹泻也是婴儿腹泻的原因之一，其特点是常见于外观虚胖且伴有湿疹的母乳喂养的婴儿，生后不久出现腹泻，婴儿一般情况好，体重增加正常，添加辅食后腹泻自然消失。近年认为可能是乳糖不耐症的一种特殊类型，因不需要特殊处理，故应注意识别。

5. 继续饮食。母乳喂养者应继续母乳喂养，人工喂养的 6 月龄以下婴儿可用等量米汤或水稀释牛奶喂养 2~3 天，以后渐恢复正常饮食。

6. 合理用药。对于细菌感染性腹泻，通常需要使用抗生素治疗，由于用于婴儿肠道感染的抗生素很少，一般需要静脉使用。微生态制剂（如妈咪爱、培菲康等）可帮助恢复肠道正常菌群，重建生物屏障，抵御病原菌定植和侵入。肠黏膜保护剂（如蒙脱石散）能吸附病原体和毒素。

五、哭闹

啼哭是婴儿期的一种本能反应，婴儿常以啼哭来表达需求或痛苦。通常婴儿每天累计啼哭 2 小时左右是正常的。但当每天啼哭的时间大于 3 小时，便可称之为过度哭闹。过度哭闹多见于 3 月龄以内的小婴儿。家长是最了解宝宝的人，所以对于过度哭闹的宝宝，家长要做到能够判断，知晓应对，采取合理手段，及时就医。

首先要检查所有常见的可以解决的可控原因：

1. 饥饿

可以尝试喂养宝宝，看看其是否有饥饿问题。虽然大多数小于 3 月龄的宝宝一般每两到四小时喂一次，但所有婴儿都会经历需要更频繁喂食的时期（通常是在生长期间），所以家长要耐心尝试。

2. 疼痛

仔细检查婴儿是否因疾病或身体状态而感到不舒服。通常我们可以摸摸婴儿的颈后或手脚，通过这个动作，家长可以了解婴儿是否过热或过冷。检查衣服或尿布是否太紧，是否有头发或衣服带子缠绕在手指、脚趾或阴茎上（称为"头发止血带"）的情况，是否有肚子胀气等。

3. 疲劳或过度刺激

婴儿在感到疲倦或过度刺激时通常会哭泣。这时可以松开婴儿襁褓，留下腿部移动的空间，提供安抚奶嘴（应注意卫生安全），或改变环境（如婴儿车或乘车）尝试帮助宝宝入睡。

4. 食物过敏

很多宝宝可能对母亲的饮食或配方成分中的食物过敏或敏感。母亲饮食中的牛奶，鸡蛋，坚果和小麦等食物对母乳的成分有直接影响；这些食物偶尔会引起食物反应和消化问题，如腹痛，痉挛和腹泻。婴儿也可能对牛奶配方中的蛋白质或母亲饮用的乳制品（如果婴儿是母乳喂养）过敏。

当家长检查多次无果，或出现以下任何情况，建议及时就医：

1. 婴儿连续哭了两个多小时。

2. 担心有人可能会伤害婴儿，或者有人骚扰了婴儿。

3. 如果哭泣可能是受伤或跌倒造成的。

4. 婴儿发烧体温大于 38℃。

5. 婴儿拒食超过数小时，呕吐过多，排尿不畅，便血，或行为改变，包括嗜睡或反应迟钝。

六、惊厥

惊厥是儿科常见的急诊原因之一。惊厥发作时全身或局部肌肉突然发生强力收缩、松弛交替，或持续强力收缩。可表现为四肢强直、双眼凝视或上翻，面色青紫，牙关紧闭，大小便失禁等。常可导致舌咬伤、跌倒外伤等。每次惊厥发作持续数秒至数分钟，一般为 5~10 分钟，发作后常有乏力、嗜睡表现。如果发作时间超过 30 分钟或频繁惊厥中间无清醒期称惊厥持续状态，是疾病危重状态。

引起婴幼儿惊厥的原因可分为感染性和非感染性。前者主要包括各种脑炎、脑膜炎和脑寄生虫病以及各种呼吸道感染、消化道感染等；后者主要包括颅脑外伤、颅内出血、颅内肿瘤、低血糖、低血钙、低血钠、中毒、癫痫以及各种原因引起的脑缺氧等。对于新生儿惊厥，产伤、缺氧、颅内出血、低血钙、低血糖和化脓性脑膜炎可能是常见原因。对于小婴儿惊厥，呼吸道感染导致的高热惊厥、低血钠、低血钙、脑炎和细菌性痢疾可能是常见原因。

对于新生儿和婴幼儿惊厥，不管病因如何，应及时就医。就医前可进行紧急处理，包括：

1. 让小孩平卧，头转向一侧，防止分泌物引起窒息和误吸。

2. 可尝试手指按压人中、合谷、涌泉等穴位止惊，但不应用力过度以免引起损伤。

第二节　呼吸系统常见疾病

一、普通感冒

普通感冒是婴幼儿常见的一种上呼吸道感染疾病。其主要症状表现为流涕、鼻塞，可伴有全身症状如发热、轻微肌肉酸痛等。

普通感冒通常由鼻病毒感染引起，但感冒症状也可由许多其他病毒感染引起。普通感冒一年四季均可发病，其高峰期为初秋至春末。据统计，婴幼儿平均每年患感冒6~7次，而10%~15%的孩子每年至少患感冒12次。感冒症状通常在病毒感染后1~3天出现。开始可表现为咽痛和咽部发痒，很快缓解，病程2~3天，主要表现为流涕和鼻塞。约30%的患儿可出现咳嗽，通常出现在鼻部症状出现以后。病程通常1周，10%患儿可持续2周。

对于婴儿的普通感冒，家长应掌握以下内容：

1. 由病毒感染引起，鼻涕的形状和颜色通常会发生变化，如变成黄脓鼻涕等，但这并不意味着继发鼻窦炎或细菌感染。

2. 普通感冒是一种自限性疾病，对于普通感冒的治疗主要是对症治疗。特别对于婴幼儿的鼻塞，可引起患儿明显的不适，包括影响吃奶和睡眠等。针对婴幼儿的鼻塞，药物治疗往往由于安全性而不被推荐，可使用盐水滴鼻、喷鼻或洗鼻进行处理。镇咳治疗一般也是不需要的。有些咳嗽通常是由后鼻滴流引起的上呼吸道刺激症状，在鼻部症状最重时最明显。由于可能存在病毒感染引起的呼吸道气道高反应，糖皮质激素氧喷治疗可能是有效的。

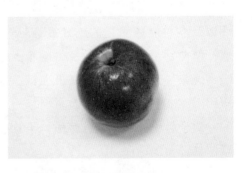

3. 维生素C、吸入加热加湿的空气对于普通感冒症状并没有好的疗效。中成药治疗感冒的依据不足，可能有效，但建议在有中医行

医经验的医生指导下使用。

4. 注意并发症的发生。我们通常认为普通感冒为自限性疾病，但应注意防止并发症的发生。中耳炎是感冒最常见的并发症，据报道，可有5%~30%发生中耳炎。其次鼻窦炎也是感冒的常见并发症。如果患儿出现挠耳朵、发热、哭闹不安等，应及时就医。

5. 药物不能预防感冒，唯一有效的预防方法是避免接触传播源。如避免带婴幼儿去人多拥挤的场所，避免感冒病人接触婴幼儿等。

二、喘息性支气管炎

喘息性支气管炎是指一组有喘息表现的婴幼儿急性支气管炎，为常见的婴幼儿呼吸道感染性疾病，可以说几乎2岁以内的婴幼儿都感染过，症状严重的常发生于1~3月龄的婴儿。该病可由多种病毒和细菌等病原体感染引起。多见于呼吸道合胞病毒、副流感病毒3型、腺病毒、鼻病毒和肺炎支原体等感染引起。冬季及早春是发病高峰。

本病初期可有轻微的流鼻涕、打喷嚏等上呼吸道症状，一般持续数日，可伴有食欲减退、发热等。喘憋逐渐出现，表现为发作性喘息性咳嗽，耳朵可直接听到喘鸣音，严重者可呼吸困难、烦躁不安。病程一般10天左右。可并发细菌感染。

本病大多预后良好，但应注意以下几方面：

1. 本病常见于小婴儿，并且有发生呼吸衰竭的可能，应及时到医院就诊。本病最严重时一般发生在发病后48~72小时，此期更容易发生呼吸困难和缺氧。

2. 吃奶困难、烦躁不安通常是病重的表现。因为呼吸急促可影响吸吮和吞咽，所以表现为喂奶困难。如有呼吸困难应住院治疗。

3. 本病治疗主要以平喘止咳等对症处理为主。平喘常包括支气管扩张剂、糖皮质激素等，给药方式首选雾化给药，严重时全身给药。合并细菌感染时可使用抗生素。

4. 研究表明，患过本病的儿童哮喘的发病率增加。对于反复发作，有可疑哮喘的，应尽早给予哮喘的防治措施。

三、支气管肺炎

支气管肺炎是婴幼儿时期重要的常见病、多发病。全年均可发病，尤以冬春气温骤变的季节多见。病原以病毒、细菌和支原体为主。对于月龄较小的婴儿，呛入奶汁也是支气管肺炎发生的重要原因。

婴幼儿支气管肺炎多表现为发热、咳嗽、呼吸困难。发热热型不定，多为不规则热，部分病例可以不发热，新生儿、重度营养不良多见不发热或低温。可伴有中毒症状，包括胃口差、烦躁和嗜睡，重者可出现意识障碍和惊厥。早期为干咳，以后有痰，可出现气促（气急）和发绀。新生儿则表现为呛奶，口吐白泡沫。可有呕吐、腹泻，少数可出现胃肠道出血，甚至发生中毒性肠麻痹。极重型病例可发生多器官功能衰竭，如心力衰竭。由于1岁以内的婴儿呼吸系统和免疫系统发育还不成熟，因此更容易发生本病，并且比较严重。

本病的治疗主要包括对症治疗和针对病原的治疗。对于高热，应进行退热处理，同时止咳化痰，必要时吸氧。对于病原的治疗可根据临床特点及检查结果选用针对性的药物。对于吸入性肺炎，应查找吐奶原因并进行干预。

对于婴幼儿支气管肺炎，家长应该注意以下几方面：

1. 婴幼儿支气管肺炎通常进展较快，可能短时间即可发展为重症肺炎，因此应密切观察。观察有无气急、青紫，有无精神、食欲改变，有无烦躁、呻吟、萎靡、嗜睡等。一旦有这些情况出现，可能是病情严重的表现。

2. 对于婴幼儿支气管肺炎，呼吸道堵塞是引起死亡的常见原因。由于婴幼儿呼吸道相对较细，咳嗽反射较弱，不能很好地排出痰液，从而引起窒息。因此，应加强呼吸道管理，注意拍背排痰，必要时进行吸痰。多观察，特别是夜间，注意防止痰堵。

3. 当出现呼吸困难突然加重，吃奶困难，烦躁不安，面色苍白或发绀加重，小便少等表现，应及时通知医生，因为有可能发生了如心力衰竭等并发症，需要立即处理。

4. 当症状消失，并不是表明肺炎已经痊愈，从病理来讲，肺炎完全恢复需要数周甚至数月。当出院后，呼吸道防御功能尚未恢复，应注意避免再次发生呼吸感染，避免去人多拥挤的场所和接触呼吸道感染的人员。

四、疱疹性咽峡炎

疱疹性咽峡炎是小儿常见的一种由病毒感染引起的急性的传染性咽峡炎。通常由柯萨奇病毒 A 引起，但其他一些肠道病毒如肠道病毒 EV71 也可能引起该病。本病夏秋季发病率最高，呈散发或流行，传染性强。同一患儿可重复多次发生本病。

本病的特点是突然发热、咽痛、吞咽困难，并伴有咽部特征性的改变。一般出现低中度发热，但婴幼儿也可出现高热，甚至可引起惊厥。婴幼儿因吞咽疼痛，所以一般表现为进食较差。咽部典型症状有：初起时表现为咽部充血，并有散在灰白色疱疹，直径 1~2mm，周围可见红晕，2~3 天后疱疹可加大到 3~4mm，部分破溃，形成溃疡。发热一般持续 1~4 天，症状在 3~7 天消失。

对于疱疹性咽峡炎，家长要掌握以下基本知识：

1. 本病传染性强，应注意与其他婴儿进行隔离。

2. 本病治疗主要为对症治疗。如处理发热、减轻咽部疼痛。应保持口腔清洁，多饮水。饮食以流质为主。疼痛严重者可使用 1%~2% 的利多卡因喷局部。一些中成药物（开喉剑、西瓜霜等）喷雾可能有一定效果。

3. 虽然本病大部分为轻症，并发症较少。但也有一部分病人可出现无菌性脑炎或其他严重疾病。如果出现高热不退、烦躁不安、呕吐、精神萎靡等症状应及时就医。

五、咽结合膜热

本病是由腺病毒 3、7 型引起一种特殊的急性上呼吸道感染，多见于春夏季节，可在儿童较集中的地方引起小流行。临床特征包括发热、咽炎、结合膜炎。表现为高热，咽痛，眼部不适，咽部充血，单侧或双侧结膜炎，可伴有颈部、耳后淋巴结肿大，病程约 1~2 周。

关于本病，家长应注意以下两点：

1. 发热时通常表现为高热，持续不退 4~5 天，且退热药效果不佳，容易发生惊厥。应注意多补充液体，必要时可给予温水擦浴。

2. 与其他发热性疾病相鉴别，如 4~5 天仍发热，应及时就医。

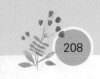

六、中耳炎

中耳炎是婴幼儿时期特别常见的一种多发病，也是儿童抗生素治疗应用最多的一种疾病。由于婴幼儿咽鼓管的咽口和鼓口接近水平，且相对宽敞，容易发生感染。婴幼儿中耳炎常发生在上呼吸道感染、扁桃体炎时。中耳炎常包括两种类型：伴有感染的急性化脓性中耳炎和无感染但伴有渗出的分泌性中耳炎（也称"渗出性中耳炎"）。这两种中耳炎可互相转变，互为因果。急性化脓性中耳炎感染残留可导致非感染性的炎症和渗出，而炎症和渗出又容易导致感染的发生。因此，中耳炎可表现复发感染的倾向。

中耳炎临床表现有发热、耳痛、耳漏和听力减退。由于婴儿不能通过语言表达耳痛。所以多表现为搔耳、摇头、哭闹不安，易激惹。耳漏可见于部分患儿鼓膜穿孔后有流脓或者流血、流脓血。听力减退在婴幼儿通常不易发现。

中耳炎的治疗取决于是急性化脓性中耳炎还是分泌性中耳炎。前者需要足量和足疗程的抗生素的治疗和耳部的局部治疗，必要时行鼓膜切开术和／或乳突凿开术。而分泌性中耳炎治疗原则是消除病因、清除中耳积液和改善咽鼓管功能。如保持鼻腔及咽鼓管通畅、使用稀化黏液类药物及使用糖皮质激素类药物等。必要时给予抗生素和手术治疗。

由于中耳炎可能引起严重并发症，并可能引起中耳的器质性后遗症，因此家长应着重掌握以下相关知识：

1. 当婴幼儿呼吸道感染后出现搔耳、摇头、哭闹不安，易激惹等表现时应及时就诊。

2. 抗生素用药时间不可过短，疗程一般不应短于10天，不可仅用药2~3天，患儿临床症状减轻即停药。这会容易导致急性中耳炎复发和促使细菌产生耐药性。

3. 因中耳毗邻颅脑，可并发脑膜炎、脑脓肿等严重颅内并发症。当患儿出现高热、头痛、嗜睡等情况时，应及时就诊。

4. 婴幼儿中耳炎的预防措施通常包括母乳喂养、尽可能避免接触呼吸道感染的个体和尽可能避免接触吸烟环境。

第三节　消化系统常见疾病

一、鹅口疮

鹅口疮又称雪口病，是口腔白色念珠菌感染引起。常见于新生儿经过产道时接触微生物引起，也可见于婴幼儿营养不良或身体衰弱时，或因哺乳时乳头不洁或喂养者手指污染。主要表现为口腔黏膜局部或全部覆盖白色乳凝状斑块，以两颊部黏膜和舌面多见，周围无炎症表现，无痛，擦去斑块后，可见红色创面。健康婴幼儿本病大多可自愈。治疗可使用弱碱性溶液，如2% 碳酸氢钠涂擦后，再使用制霉菌素或冰硼散外涂。如经久不愈或特别严重（累及整个消化道或肺）应注意排除免疫功能缺陷。

二、胃食管反流

胃食管反流是指胃内容物反流入食管。分生理性和病理性两种，两者之间无明显界限。多数胃食管反流患儿的反流情况并不严重，随年龄增加反流会逐渐减轻，1 岁以后自行缓解，不引起严重后果。病理性反流伴临床症状称胃食管反流病。病理性胃食管反流是由于下食管括约肌功能障碍、食管廓清能力降低、食管黏膜的屏障功能破坏及胃、十二指肠功能失常所引起。

呕吐是小婴儿胃食管反流的主要临床表现。除一般性溢乳外，相当一部分为进行性喷射性呕吐。呕吐物多为乳汁和乳块，亦可为黄色或草绿色胃内容物。部分呕吐物为血性或伴咖啡样物。吞咽困难也可以是本病的表现，无语言表达能力的婴儿则表现为喂食困难，患儿有较强的进食欲望及饥饿感，但吃一口后即表现出烦躁、拒食。由于反流的胃内容物可呛入呼吸道，因此本病可引起反复呼吸道感染、慢性咳嗽、吸入性肺炎、哮喘、窒息、早产儿呼吸暂停、喉喘鸣等呼吸系统疾病。基于以上原因，患有本病的婴幼儿通常多见贫血和营养不良。

本病根据临床症状，食管钡餐造影和食管 pH 监测可进行诊断。治疗包括，饮食疗法、体位喂养、药物以及手术。生理性胃食管反流通常通过饮食疗法和体位喂养可使症状改善，而病理性通常需要进一步药物甚至手术治疗。

对于本病家长应注意以下几方面：

1. 对于婴幼儿呕吐，如持续时间较长，或进行性加重，体重增加不理想时，一定要考虑到本病可能，及时就诊。

2. 饮食疗法包括：稠食喂养，牛奶加米粉；少量多餐，<120ml/次，间隔 60~90 分钟；低脂、高碳水化合物。

3. 体位治疗包括：俯卧位：上身抬高 30°，适用于新生儿和小婴儿；仰卧位：右侧卧位将床头抬高 15~20cm，适用于年长儿。

4. 药物治疗包括促胃动力药和胃酸抑制剂。

5. 如饮食、体位和药物治疗 6~8 周无效，或合并其他消化道畸形或反复呼吸道并发症，可考虑手术治疗。

三、胃扭转

胃扭转也是婴幼儿常见的呕吐原因之一。正常情况下，胃由相应的韧带固定在腹腔内，如果韧带过长、松弛、缺如或撕裂等均可引起胃的固定不好，引起扭转。年龄越小，发病率越高，男多于女。本病可合并其他消化道畸形如肠旋转不良等。

本病临床表现非特异性，主要为呕吐，常为吃奶后不久出现呕吐，不含胆汁，可有血液。本病根据临床表现、腹部 X 线片和上消化道钡餐造影诊断。新生儿慢性胃扭转可用体位疗法，喂奶时抱起患儿，将身体向右前倾，防治小儿哭闹，喂奶后拍背数次，将小儿取头高右侧前倾卧位半小时。对于扭转度大或怀疑合并其他消化道畸形的，应手术治疗。

四、食物过敏

食物过敏是食物不良反应的一种，指一种或多种特定食物成分进入人体后使机体产生异常免疫反应，引起生理功能紊乱和（或）组织损伤，进而引发一系列临床症状。食物过敏在儿童中的发病率约为 0.02%~8%，可因年龄、地区、过敏原而不同。食物过敏症状呈非特异性，可累及消化系统、呼吸系统、皮肤、心血管系统和神经系统等。其中 60% 儿童食物过敏累及消化系统。食物过敏相关消化道疾病是指食物过敏引起消化道黏膜损伤，以消化道症状为主要表现的一类疾病，临床表现为呕吐、反流、喂养困难、拒食、易激惹、腹痛、腹胀、腹泻、便秘、消化道出血，严重者可导致生长发育迟缓、贫血和低蛋白血症。

目前较为肯定食物过敏引起的一些消化道疾病有：口腔过敏综合征、严重过敏反应、食物蛋白诱导的肠病、食物蛋白诱导的小肠结肠炎综合征和食物蛋白诱导的直肠结肠炎等。前两者为 IgE 介导的免疫反应，发病快，症状恢复也相对较快。主要表现为进食后数分钟至数小时出现症状。口腔过敏综合征可表现为口咽部出现不适感觉和口唇肿胀等，常见的过敏原是蔬菜、水果。严重过敏反应可出现皮肤（皮疹）、呼吸道症状（呼吸急促、困难）以及低血压，常见的过敏原是鸡蛋、牛奶、花生和其他豆科植物、坚果、胶乳等。食物蛋白诱导的肠病、食物蛋白诱导的小肠结肠炎综合征和食物蛋白诱导的直肠结肠炎的发生为非 IgE 介导的免疫反应或混合介导的免疫反应。食物蛋白诱导的肠病症状多在生后 1 岁内出现，在摄入可疑食物数小时或数天后出现呕吐及慢性腹泻，可合并脂肪泻和乳糖不耐受。还可出现蛋白丢失性肠病的表现，如低蛋白血症、水肿等。常见的过敏原是牛奶蛋白，还有大豆、鸡蛋、鱼、鸡和米等。食物蛋白诱导的小肠结肠炎综合征常急性发病，腹泻可出现在摄入食物后 2~6 小时内，腹泻常伴有呕吐，粪便呈水样便或稀便，如病变累及结肠可出现血便，不伴有皮肤或呼吸道症状，不伴发热或低体温，严重者可出现脱水、低血压、嗜睡、苍白、肌张力低下甚至休克。回避过敏食物，症状缓解，重新引入过敏食物，症状再现。少数可表现为慢性腹泻、呕吐、易激惹、腹胀、生长发育迟缓等。常见过敏原是牛奶，还有鸡蛋、大豆、南瓜、豆类蔬菜、燕麦、米、大麦、马铃薯、鱼、鸡、火鸡等。食物蛋白诱导的直肠结肠炎多见于母乳喂养儿，可在生后第 1 周甚至生后几小时内发病，生后 6 月龄内发病最为常见。主要临床表现为腹泻，粪便性状变化较多，有时为正常便，有时为黏液便、血便（从便中带有少量血丝到以较多血为主的大便）。患儿一般状况好，无体重减轻，常伴有湿疹。常见过敏原有豆类、鱼、鸡蛋、小麦、牛奶。

食物过敏通常根据临床症状出现可能与某种摄入食物有关，食物激发试验、皮肤点刺试验、斑贴试验和血清特异性 IgE 进行诊断。食物过敏的处理原则首先是回避过敏食物，必要时药物治疗，同时监测营养状况和生长发育状况，注意补充各种维生素和微量元素。

对于食物过敏的婴儿，家长的饮食管理应注意以下几方面：

1. 过敏原明确时，进行回避或采用加热或者消化酶处理，减轻过敏原性。

2. 过敏原不明确时，可以短期采用限制性食物疗法。即在 2~4 周内限定患儿只食用很少引起过敏的食物如：大米、蔬菜、猪肉等。如果在这段时间过敏症状消失，再定期有计划、有步骤的引入单一食物，但对于过敏的食物则进行回避。

3. 牛奶蛋白过敏的婴儿除回避外还需要进行特殊配方粉（深度水解蛋白配方粉和氨基酸配方粉）替代治疗。

4. 不推荐其他动物奶（如山羊、马、猴、驴）来源的奶粉作为牛奶蛋白过敏患儿的代用品。

5. 不推荐大豆基质配方作为 6 月龄以下牛奶蛋白过敏患儿的代用品。

6. 母乳喂养的患儿，一般可继续母乳喂养，至少至 6 月龄，但母亲应回避牛奶蛋白及奶制品。对于尽管母亲饮食回避，患儿症状持续存在且很严重；患儿生长迟缓和其他营养缺乏；母亲饮食回避导致自身严重体重减少和影响健康；母亲无法应对心理负担的情况，应暂停母乳喂养，进行特殊配方粉替代治疗。

7. 家庭再引入食物适应证：轻度症状者；过去 6 个月无过敏反应者；皮肤点刺试验显著降低者。

8. 食物过敏的患儿添加辅食可先加含铁米粉、蔬菜等，逐步过渡到肉类食物、鸡蛋、海产品。

五、便秘

便秘是指大便干燥坚硬、排便间隔时间 >2 天，或虽有便意但排不出大便。是儿童常见的门诊就诊原因之一。病因以功能性多见，但应排除器质性（病理性）疾病。功能性便秘常见原因有饮食不足、食物成分不当、肠道功能失调等。当婴儿进食不足

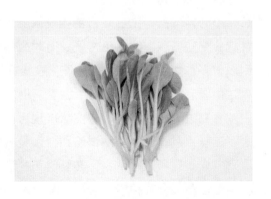

时，消化后液体吸收，食物余渣少，可导致大便变少变稠导致便秘发生。食物的成分和大便性质密切相关。如食物中含大量蛋白质而碳水化合物不足，

可导致肠道内微生物对肠内容物发酵作用减少，大便干燥；而含较多碳水化合物的食物则肠内容物发酵增多，大便次数多而软；如食物中脂肪和碳水化合物含量都高，则大便润利。生活不规律和不按时大便等引起的肠道功能失常导致的便秘则是学龄儿童常见的便秘原因。病理性原因常见有先天性肠道畸形，如先天性巨结肠等，佝偻病、呆小病等。

便秘的处理应先排除器质性疾病，然后再进行饮食的改善和调整，药物治疗只在必要时使用。因此，对于婴幼儿便秘，家长应注意以下几方面：

1. 如果新生儿生后 24 小时尚未排出胎便，应高度怀疑肠道梗阻，进一步检查。

2. 对于生后即开始的便秘，应注意先天性巨结肠和甲状腺功能低下的可能，及时检查。

3. 母乳喂养的婴幼儿，较少发生便秘，如果发生，可加用润肠的辅食，如西梅汁、苹果汁和梨汁，应新鲜榨汁。对小于 4 月的小婴儿，果汁应进行稀释，每天给予 30~60ml。4 月龄以上，应纯果汁，每天给予 60~120ml。人工喂养的婴幼儿相对容易发生便秘，特别是更换奶粉时。对于小婴儿，可加用润肠的辅食，方法同前。同时应注意奶粉的铁含量，铁含量高的奶粉更容易引起便秘，必要时更换奶粉。

4. 对于大便困难者，可先给予开塞露通便一次，婴幼儿每次 5ml，小婴儿也可使用削尖的肥皂头刺激肛门口，以促进大便的排出。

5. 排便习惯训练。对于 3 月龄以上的婴儿即可开始训练，在清晨喂奶后由成人两手把便，一般 0.5~1 个月可形成习惯。

六、肠套叠

肠套叠是指部分肠管嵌入相邻的肠管中，是儿科常见的急症之一，不及时处理，可导致肠坏死、穿孔和死亡。该病好发于 2 岁以内的小儿，以 4~10 月多见，春秋季多见。该病的典型表现为腹痛、呕吐、血便和腹部肿块。由于小儿不能诉说腹痛，通常表现为阵发性哭闹、屈腿、面色苍白，持续数分钟缓解，然后隔数十分钟又再发作，如此反复，患儿精神渐差，以嗜睡和面苍为表现。腹痛发作后，出现呕吐，初为胃内容物，后可含胆汁，甚至粪汁。血便一般出现在发病 8~12 小时后，表现为暗红色血便或红色果酱样大便。有时可在患儿腹部看到腊肠样肿物。但也有部分病例症状不典型，只有呕吐症状，腹痛也不剧烈，容易漏诊。本病可通过腹部超声明确诊断，如能及时诊断，可行空气灌肠复位术，预后大多良好。如套叠时间较长，需行剖腹手术。

由于本病的严重后果，应提高警惕：

1. 对于婴幼儿不明原因的阵发性哭闹、面色苍白，即使没有呕吐、血便，也应注意排除本病。

2. 对于婴幼儿呕吐，应排除本病的可能。对于禁食后，依然呕吐不止的婴幼儿，即使初次腹部超声结果是阴性的，仍有本病的可能，必要时要及时复查腹部超声。

3. 本病有复发可能，而且既往有肠套叠病史的婴幼儿更容易发生本病。

七、新生儿黄疸

新生儿黄疸是新生儿期最常见的临床问题。由于新生儿胆红素的代谢特点，新生儿出生后 2~3 天开始出现黄疸，4~6 天达到高峰，然后黄疸逐渐减退，足月儿一般 2 周内消退，早产儿 3~4 周消退。这叫生理性黄疸。如果黄疸出现的过早，消退的过迟，或黄疸数值过高（足月儿大于 12.9mg/dl，早产儿大于 15mg/dl），则为病理性黄疸。病理性黄疸常见的原因有多种。对于出生 24 小时就出现的黄疸，可能是由胎儿红细胞增多症、出血、败血症和宫内感染引起。3~7 天出现的病理性黄疸多与感染有关。生后一周才出现的黄疸以母乳性黄疸、败血症、先天性胆道闭锁、肝炎、甲状腺功能减退等原因多见。严重的黄疸可引起神经系统的损害。

对于新生儿黄疸治疗，生理性黄疸是一种正常的过程，不需特殊处理。对于病理性黄疸应及时就医诊治。

作为家长，对于新生儿黄疸，应关注以下几方面：

1. 当黄疸特点符合生理性黄疸时，应加强观察，观察黄疸的进展和水平。更重要的是还要同时观察小儿的吃奶、反应情况，如果吃奶反应不好，也应及时就医。

2. 母乳性黄疸可能与母乳喂养不足和肠肝循环增加有关。对于怀疑母乳性黄疸的新生儿可中断母乳喂养 24~72 小时，胆红素水平可明显下降（大于 50%）。对于母乳性黄疸，明确后可继续母乳喂养，早期开奶和增加哺乳次数可能可以预防减少母乳性黄疸的发生。

3. 黄疸的治疗主要包括降低胆红素水平和病因治疗。蓝光照射是常见降低胆红素水平的治疗方式，对于严重的黄疸，需要进行换血治疗。

第四节　泌尿系统常见疾病

尿路感染

尿路系统包括肾脏、输尿管、膀胱和尿道。当肾脏产生尿液后，通过输尿管将尿液输送到膀胱，尿液贮藏在膀胱中，当尿液量达到一定程度或在意识的控制下通过尿道将尿液排出体外。正常情况下，尿路系统不会有细菌。当细菌进入尿路系统时，就会发生感染，称为尿路感染。

在婴幼儿，由于使用尿布，尿道口经常会受大便污染、女婴尿道口短、男婴包茎，因此易患尿路感染。其次，存在尿路畸形的情况也会导致容易发生尿路感染。引起大多数婴幼儿尿路感染的病菌为大肠杆菌，通常由尿道口逆行进入尿路系统引起感染。

尿路感染的症状与年龄有关。对于两岁以上儿童，排尿时疼痛、频繁小便、发热等为常见症状。而对于小婴儿，发热可能是唯一症状，可伴有呕吐、烦躁等。

尿路感染的治疗应该使用抗生素。抗生素的使用应根据引起感染的细菌和年龄选择。对于小于 2 月龄的婴儿，因口服药存在困难，可能需要住院进行静脉输液治疗。疗程一般 5~10 天。具体根据尿液检查和培养结果决定。

对于婴儿尿路感染，家长应注意：

1. 对于仅有发热症状，而感染病灶不明确的婴儿，应注意检查尿液以排除尿路感染。

2. 对于明确尿路感染的婴儿，应行尿路系统超声以排除尿路系统畸形。

3. 尿路感染抗生素治疗应足疗程，以免引起反复感染。

4. 应注意婴儿会阴部清洁卫生，但避免过度清洗以破坏人体正常屏障功能。

第五节　婴儿常见出疹性疾病

一、手足口病

手足口病是一种由肠道病毒引起的具有特异性皮疹的儿童常见病。通常由柯萨奇病毒 A16 和肠道病毒 EV71 型引起。临床以发热、手、足、口腔等部位的皮疹或疱疹为主要特征。本病具有较强的传染性，可通过呼吸道飞沫、接触传播等途径传播，传播速度快，可在短时间内造成较大范围的流行。

传染源主要为手足口病患儿，肠道病毒适合在湿、热的环境下生存，可通过感染者的粪便、咽喉分泌物、唾液和疱疹液等广泛传播。大多数患者症状轻微。少数可出现神经系统、神经源性肺水肿、循环衰竭等严重并发症，危及生命。重症病例大多由肠道病毒 EV71 型引起。婴幼儿和儿童普遍易感，尤其是 3 岁以下。一年四季均可发病，以夏秋季多见。

手足口病的治疗以对症处理和预防并发症为主。如积极控制高热、做好口腔和皮肤护理等。对于并发症的预防，主要在于早期识别。本病家长应掌握：

1. 注意隔离

密切接触是手足口病重要的传播方式，通过接触被病毒污染的手、毛巾、水杯、玩具、食具、奶具以及床上用品、内衣等引起感染；还可通过呼吸道飞沫传播；饮用或食入被病毒污染的水和食物亦可感染。

2. 早期识别并发症应密切关注以下方面

如果出现高热不退，体温大于 39℃，常规退热效果不佳；精神萎靡、头痛、眼球上翻、呕吐、易惊、肢体抖动、吸吮无力、站立或坐立不稳；出冷汗、四肢末梢发凉、皮肤发花等，应该立即就诊。

3. 保持良好的个人卫生习惯是预防手足口病的关键

EV-A71 型灭活疫苗可用于 6 月龄至 5 岁儿童预防 EV-A71 感染所致的手足口病，基础免疫程序为 2 剂次，间隔 1 个月，鼓励在 12 月龄前完成接种。

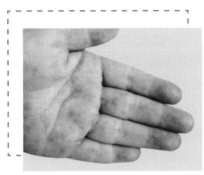
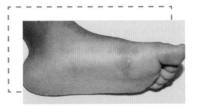
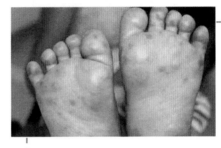

二、水痘

水痘是由水痘—带状疱疹病毒引起的一种出疹性传染病。本病临床特征为皮肤和黏膜先后陆续分批出现斑丘疹、疱疹及结痂等各类皮疹，向心性分布，即一般躯干部先有皮疹，然后逐渐蔓延至四肢全身，伴有明显瘙痒。其特点是在同一时期同一部位可看见各期皮疹：斑丘疹、疱疹及结痂。水痘常见并发症为继发性皮肤细菌感染，少见并发症有肺炎、心肌炎、脑炎和血小板减少等。水痘主要通过空气飞沫传播，也可通过接触病人的疱疹内的疱浆而感染。好发年龄为 2~6 岁。发病后可获得持久免疫。大多病情较轻，预后良好。

水痘的处理主要是对症处理，防治并发皮肤感染。因此，家庭护理非常重要：

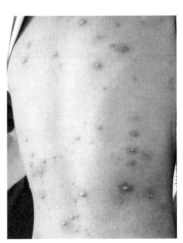

1. 因皮疹伴有明显瘙痒，因此注意患儿抓挠破后引起继发感染。对于婴幼儿，可把手戴上手套，同时使用炉甘石剂等止痒剂。

2. 应避免使用阿司匹林类药物，以防止瑞氏综合征（Reye 综合征）发生。

3. 隔离直至全部皮疹结痂为止。如接触水痘病人后，应医学观察 3 周。

4. 避免使用激素。

三、麻疹

麻疹是由麻疹病毒引起的一种具有高度传染性的发热出疹性疾病。多见于婴幼儿，典型临床表现有发热、咳嗽、流涕、结膜炎、麻疹黏膜斑及全身斑丘疹，疹退后留有色素沉着及糠麸样脱屑。发热为初始症状，可同时有咳嗽、流涕等卡他症状，在下眼睑有一条明显充血横线（Stimson 线），于发病后 2~3 天出现麻疹黏膜斑（Koplik 斑）。发病后 3~4 天开始出疹，红色斑丘疹，疹间有正常皮肤，持续 3~5 天，从耳后，发际开始向全身蔓延，最后达手心、足心，出疹时体温更高。出疹后 3~4 天体温下降，1~2 天内降至正常范围。最常见并发症有肺炎、喉炎、脑炎等。麻疹患者是唯一传染源，由呼吸道飞沫传播，终年均有散发，流行多见于冬末春初。

对于麻疹的治疗，主要为对症处理，如高热。同时防止并发症。家长应注意以下方面：

1. 本病具有极强的传染性，应注意隔离。由于麻疹的潜伏期可达 10~14 天，因此，当接触麻疹病人后，应隔离观察 2 周，确认没有发病才能解除隔离，以防传染给他人。

2. 6 月龄以下婴儿由于存在来自母体抗体，很少发病。对于未接受麻疹疫苗接种的人群，普遍易感，但感染后可获得持久免疫力。

3. 注意并发症，如出现声嘶、咳剧、呼吸困难等应及时就诊。

4. 病后因易发生维生素缺乏，应注意补充。

5. 打了丙种球蛋白，潜伏期更长为 21 天。

四、幼儿急疹

幼儿急疹是婴幼儿常见的一种发热出疹性疾病。发病年龄以 6~18 月龄最多。典型临床表现为发热和皮疹。初始症状为发热，热度高，但全身症状较轻。热退疹出。发热 3~4 天，体温突然恢复正常，开始出疹，为粉红色斑丘疹，皮疹细小，先见于颈、躯干，再见四肢，24 小时出齐，2~3 天皮疹褪尽。很少有并发症发生。

对于幼儿急疹的治疗，主要为对症处理，如高热。但同时应注意与其他发热出疹性疾病相鉴别。家长应注意掌握本病特征：

1. 虽然高热，但全身症状轻微。精神、食欲影响不大。

2. 如果 3~4 天体温仍然不退，应考虑其他疾病可能。

五、风疹

风疹是由风疹病毒引起的一种学龄前儿童发热出疹性疾病。初始症状类似上呼吸道症状，婴幼儿较轻微或无症状。发热通常不高，发热后 1~2 天后出疹，皮疹为淡红色斑丘疹，皮疹较细小、稀少，24 小时出齐，皮疹持续 3 天即退，出疹从面部开始为风疹的特征，皮疹消退后无痕迹。可伴有耳后和颈部淋巴结肿大。

对于风疹的治疗，主要为对症处理。本病也有一定的传染性，应注意隔离。

本病并发症较少，但可引起严重的胎儿畸形，可导致先天性风疹综合征，因此孕妇应特别注意避免与风疹病人接触。

第六节　婴儿常见先天性疾病

一、先天性幽门肥厚

先天性幽门肥厚是婴儿呕吐的重要病因之一，也是小儿常见的先天性消化道畸形。本病以呕吐、消瘦为主要特征。多在出生后 2~4 周开始呕吐，起初呕吐物为奶水或奶块，不带黄绿色的胆汁，然后发展成喷射状呕吐，并进行性加剧。一般吐后有很强的食欲，长期剧烈呕吐后，可以引起胃黏膜渗血而呕吐物呈咖啡色。长期呕吐可引起营养不良、水电解质紊乱、消瘦、皮肤松弛、体重下降等。本病患儿还可见上腹部有自左肋下向右上腹移行的胃蠕动波。消瘦者可在右上腹触摸到一个橄榄样肿块，这是先天性幽门肥厚的特征性体征。手术治疗是本病唯一治疗方法。

对于本病应该注意识别：

1. 对于在生后 2~4 周开始出现呕吐，并进行性加剧的呕吐应考虑本病可能，应及时就医，腹部 B 超可明确诊断。

2. 等待手术治疗期间，应注意防止水电解质紊乱和注意营养支持。

二、先天性髋关节脱位

先天性髋关节脱位又称发育性髋关节脱位，是小儿骨科三大先天性畸形疾病之一。本病如不及时治疗和处理不当，年长后可影响下肢功能，如跛行等。本病的临床表现可因患儿年龄、脱位程度、单侧还是双侧等不同而各异。对于小于 6 月龄的婴儿，通常表现为双下肢皮纹不对称、双下肢不等长、髋部弹响（外展外旋时）、肢体活动受限或一侧肢体少动。对于较大的婴儿，则可表现为肢体短缩，跛行步态，双侧脱位者呈鸭步，单侧者摇摆状。

本病通过临床表现、髋关节超声和 X 线检查即可明确诊断。治疗分为非手术治疗和手术治疗。一般 2 岁以下可行非手术治疗，2 岁以上非手术治疗失败可行手术治疗。由于本病越早治疗通常效果更好，因此，应加强警惕：

1. 对于新生儿和小婴儿，如发现双下肢皮纹不对称、屈髋时双膝不一样高、双下肢不等长或一侧下肢活动少，应引起警惕，到医院就诊。

2. 双下肢外展，即向两边外侧打开的姿势（又称蛙式位）可促进髋关节的发育，减少髋关节发育不良的风险。而将双下肢伸直包裹则不利于髋关节的发育，可能增加髋关节发育不良风险。

3. 大运动发育突然停滞或落后，应排除本病。

三、先天性心脏病

先天性心脏病是指在胎儿期由于各种原因导致的心脏发育的异常，出生后即为先天性心脏病。常见的原因可分为遗传因素和非遗传因素。遗传因素包括染色体和基因异常，非遗传因素包括怀孕早期感染、环境因素等。胎儿心脏的发育主要在孕早期（孕 2~8 周），在此期间如果发生感染或接触到影响胎儿发育的环境因素，就可能形成胎儿心脏畸形，生后表现为心脏病。

本病的临床表现和严重程度与心脏发育异常的程度有关，可分为单纯缺损或狭窄以及复杂型先天性心脏病，以前者多见。常见的先天性心脏病包括房间隔缺损、室间隔缺损、动脉导管未闭、肺动脉狭窄等。复杂型先天性心脏病较少，相对多见的有法洛四联症、大动脉转位等。常见的表现有心脏杂音、青紫、反复呼吸道感染、生长发育相对落后、活动后气短等，具体表现与先天性心脏病类型有关。对于小型的房间隔缺损、室间隔缺损、动脉导管未闭可以没有明显的临床症状，可能体检时无意中发现，而较大型的缺损可表现为心脏杂音、反复呼吸道感染、生长发育相对落后、活动后气短，甚至心力衰竭。复杂型先天性心脏病通常生后或生后不久即可表现出症状，如青紫、气急，甚至很快死亡。本病的预后也取决于先天性心脏病的类型，对于小型的房间隔缺损、室间隔缺损、动脉导管未闭有自愈的可能，不能自愈的可行微创封堵或外科手术治疗，可完全治愈。而复杂型先天性心脏病则需外科手术治疗，预后相对较差。

心脏是生命之源，作为家长，应有以下认识：

1. 本病的发生主要与怀孕早期的感染，特别是病毒感染有关。因此，应做好怀孕期特别是早期的健康保健工作。

2. 对于房间隔缺损、室间隔缺损、动脉导管未闭虽有自愈的可能，但应定期复查，6~12 个月复查一次，因为部分病人可发展为艾森门格综合征，失去手术机会。

3. 复杂型先天性心脏病的外科手术水平越来越好，很多复杂先天性心脏病都可获得满意的手术效果，因此，如果产检发现胎儿有先天性心脏病，应及时咨询小儿心脏专科医师，不应轻易放弃。

四、先天性巨结肠

先天性巨结肠是一种较多见的先天性胃肠道发育畸形。它是由于直肠或结肠（肠的下半部分）的神经细胞问题引起的。患有该病的孩子不能进行正常的排便或排便少于正常人。这导致他们的大便积聚在肠道中。先天性巨结肠可引起腹部肿胀，呕吐等症状。健康的人，围绕肠道的肌肉会规律的挤压和放松，这会将食物和粪便推入肠道并最终导致排便。在患有先天性巨结肠的人中，部分肠道不能按预期的方式工作。这会导致食物和粪便不能正常排出。通常在婴儿出生后很快就可诊断，但有些仅引起轻微症状时，可能直到孩子长大才会发现。患有唐氏综合征的人比其他人更容易患有本病。先天性巨结肠可引起肠道炎症，可能非常严重，如果不治疗甚至会导致死亡。

当孩子出生后有以下表现时应怀疑先天性巨结肠：腹部肿胀、无排便和呕吐。当出生 2 天大时，大多数婴儿至少有 1 次排便。如果出生 2 天没有排便，应怀疑本病。还有部分孩子先出现肠道炎症表现。

当孩子出现以下表现时，提示并发肠道炎症，应立即就医：

1. 发热、呕吐、腹痛腹胀、腹泻和少哭少动。

2. 腹泻，大便通常非常臭，可能为血便。

第七节　婴儿常见意外伤害

一、烫伤

烫伤是小儿常见意外伤害。生活中以热水烫伤为多见。新生儿和婴儿常因对热不够敏感，不能表达。当热水袋或洗澡水等温度过高时常可造成烫伤。而较大婴儿由于对周围事物好奇心强，喜欢抓东西，可将热水瓶等打翻而造成烫伤。因此，小儿烫伤的常见部位多见于头面部、双手及会阴部。由于小儿皮肤娇嫩及自己不能消除热源，以及小儿机体抗感染能力较弱，因此同等条件下，小儿烫伤时损伤程度较成人严重，发生局部和全身感染的机会也高。

对于小儿烫伤，家长应掌握一定的现场处理知识，将伤害减少到最小：

1. 加强防范意识。洗澡时要先放冷水再加热水，热水瓶等应放置在小儿碰不到的地方等。

2. 现场处理。原则为迅速脱离热源，减少后续损伤，防止并发症。应立即脱去烫伤部位衣物，不能强脱，以防引起烫伤部位的皮肤破损，必要时可剪开衣物。在允许的情况下，将烫伤部位浸入冷水中或冷水冲约一刻钟到半小时可减轻后热效应的进一步损伤，并且可缓解疼痛，减轻局部的炎症反应。然后局部可用湿润烧伤膏等外涂。

3. 对于烫伤面积大，烫伤程度重的，应及时去医院就诊。

二、气道异物

气道异物是一种可能危及生命的事件，因为它可以通过阻塞气道来阻止呼吸。气道异物窒息导致的死亡是非故意伤害死亡的第五大常见原因，也是1岁以下婴儿意外伤害死亡的主要原因。据统计，大约80%的儿童气道异物发生在3岁以下的儿童中，发病率在1~2岁之间最高。在这个年龄段，大多数孩子能够站立，倾向于通过口腔途径探索他们的世界，并且具有将小物体放入口中的精细运动技能，但他们还没有臼齿来充分咀嚼食物。此年龄组中气道异物的其他诱发因素包括获取不适当的食物或小物体，进食时的活动以及年长的兄弟姐妹可能将食物或物品放入婴儿或幼儿的口中。幼儿也因为气道直径较小，容易发生阻塞，特别容易受到气道异物的影响。食品是婴儿和幼儿气道异物的最常见的物品，而非食品（例如，硬币、回形针、别针、笔帽、玩具等）更常见于年龄较大的儿童。食品以花生、瓜子等坚果和种子多见。果冻吸入虽不常见，但常是致命性的。

气道异物的表现取决于气道阻塞的程度，物体的位置，以及儿童的年龄，吸入物体的类型（特别是其大小和成分），以及事件发生后经过的时间。严重呼吸窘迫，发绀和精神状态改变说明气道堵塞比较完全，为紧急情况，需要立即就医取出。更常见的是部分堵塞，最常见的症状是咳嗽，其次是呼吸急促和喘鸣，有些表现为反复的肺炎。

鉴于气道异物的巨大危害性，家长应注意以下几方面：

1. 避免给孩子喂与年龄不合适食物及给予不合适的玩具。婴儿只能由成年人喂固体食物，并且只有在婴儿直立时才能喂食，幼儿的所有餐点都应由成年人监督。

2. 及时识别气道异物。当孩子突然出现窒息表现，应首先考虑气道异物。其他如突然出现的喘息、呛咳、慢性咳嗽，反复肺炎等均要注意排除气道异物。

3. 对于危及生命的气道异物，如果孩子出现完全气道阻塞（即无法说话或咳嗽），应尝试使用婴儿背部冲击和胸部按压：在婴儿头部向下的位置进行五次背部拍打，然后进行五次胸部冲击性按压。对于 1 岁以下的婴儿，不推荐腹部冲击，因为它们可能对肝脏造成损害，而肝脏在这个年龄组中相对较大且无保护。1 岁以上幼儿可使用 Heimlich 动作，即应进行 5 次腹部冲击。相反，对于能够说话或咳嗽的孩子，应该避免这些干预措施，因为他们可能将部分阻塞转为完全阻塞。同样的原因，应该避免"盲目"清扫口腔。

三、宠物咬伤

宠物咬伤是小儿常见的意外伤害。宠物常见有狗、猫、兔、鼠等。据统计，在咬死小儿的狗中，65% 是洛特维勒牧犬、斗牛犬和德国牧羊犬，袭击小儿宠物狗 75% 是小儿熟悉的，而且袭击前无明显诱发因素。狗咬伤的主要表现有擦伤、刺伤和撕裂伤。而猫和兔子等啮齿类动物的咬伤通常都表现为刺伤。这些动物咬伤除了引起局部的损伤，还可引起继发感染，严重者可导致破伤风和狂犬病。因此，对于宠物咬伤，家长应引起重视。

1. 加强看护，远离具有攻击性的犬种。不惊扰正在进食和睡眠的动物、不靠近不熟悉的动物、不惊扰正在哺乳或照顾幼崽的动物。

2. 局部伤口清洁，可用大量的盐水冲洗。

3. 立即医院就诊，评估是否需要进行接种破伤风疫苗和狂犬病疫苗。

四、昆虫叮咬

昆虫叮咬包括蜜蜂、蚊子以及其他如蜱虫等的咬伤。昆虫叮咬主要有两大危害，第一是引起刺痛并注射毒液，刺激你的皮肤，常见症状为局部的疼痛、肿胀和痒感，对毒液严重过敏者可导致死亡。第二是可传播疾病，如疟疾等。随着生活环境和卫生条件的改善，昆虫叮咬导致的传染病已不多见，但由于昆虫叮咬导致的过敏反应应引起重视。同时应掌握如何处理。

对于局部的疼痛、肿胀和痒感的治疗：可以试用肥皂和冷水清洗；保持区域清洁，尽量不要划伤；在该区域放置冷湿的毛巾；服用或使用止痒药（如西替利嗪）；服用非处方止痛药治疗疼痛（如布洛芬）。

如果出现以下情况，应立即就医：

1. 呼吸困难，声音嘶哑或开始喘息（呼吸时听到哨声）。

2. 开始肿胀，特别是在脸部、眼睑、耳朵、嘴巴、手或脚周围。

3. 出现腹部绞痛、恶心、呕吐或腹泻。

4. 婴儿感到眩晕或昏倒。

第八节　婴儿用药安全

对于婴幼儿用药，所有处方药必须在具有专科医师资质的医生指导下使用。这里仅讨论非处方药物的用药。非处方药（OTC）是您可以在药房或商店购买而无需医生处方的药品。通常用于治疗发热、咳嗽、皮疹、过敏以及腹泻等。虽然非处方药不需要医生处方获得，但非处方药物仍有可能导致副作用和严重后果。因此，当你给孩子服用这些药物的时候，应注意以下几方面：

1. 在您的孩子生病时，请咨询医生。询问应该使用哪些药物，何时使用以及如何使用。这样，如果你的孩子生病了，你就会知道该怎么做。

2. 确保使用正确的剂量。可以参考说明书，同时使用自带的量杯或吸管，参考药量以体重为准。不要给予过量的药物，给孩子额外的药物不会让他或她感觉更好，并且可能导致严重的问题。

3. 不要给孩子服用 2 种含有相同活性成分的药物。给孩子服用 2 种含有相同活性成分的药物会导致过量服用。这可能会导致严重甚至危及生命的问题。

4. 在未事先询问医生或护士的情况下，不要给孩子服用成人药物。

5. 不要给 6 岁以内的孩子咳嗽和感冒药。咳嗽和感冒药可能会导致幼儿出现严重问题。而且这些药可能作用有限。

6. 不要将阿司匹林作为婴幼儿的退热药。它可能导致称为瑞氏综合征（Reye 综合征）的危及生命的疾病。

7. 如果您不确定使用哪种药物或如何使用，请提出问题。您可以询问药剂师或您孩子的医生或护士。

8. 选择仅用于治疗孩子症状或状况的药物。

9. 确保将药物存放在您孩子的无法触及范围之外。

10. 扔掉已经过期（变质）的药物。

第九节　关于汽车安全座椅

正确使用汽车安全座椅非常重要，即使是适合您孩子体型的合适座椅也必须正确使用，以便在碰撞中妥善保护您的孩子。

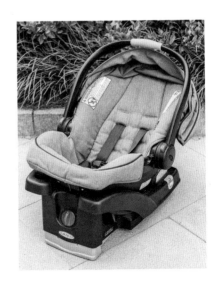

1. 切勿将后向性汽车安全座椅放置在具有前排乘客安全气囊的车辆的前排座椅上。如果安全气囊膨胀，它会撞到汽车座椅的后部，就在婴儿的头部靠近的地方，并可能导致严重的伤害或死亡。

2. 无论体重和身高如何，所有 13 岁以下儿童乘坐的最安全的地方都在后座。

如果年龄较大的孩子必须坐在前排座位上，那么带有安全带的前向汽车座椅中的儿童可能是最佳选择。并确保将车辆座椅尽可能远离仪表板（和安全气囊）。

　　3. 婴儿和幼儿应使用后向性汽车安全座椅，直到他们达到汽车安全座椅制造商允许的最高重量或高度。

　　4. 超过后向性汽车安全座椅重量或高度限制的儿童应使用带有安全带的前向座椅，直至其汽车安全座椅制造商允许的最高重量或高度。

　　5. 安全带应紧贴孩子的身体。检查汽车安全座椅说明，了解如何调整安全带。

　　6. 没有一个座位是"最好的"或"最安全的"。最好的座椅是适合您孩子的尺寸，正确安装，适合您的车辆。

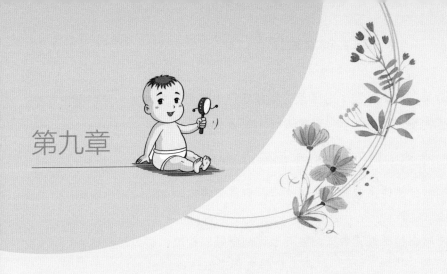

第九章

婴儿食品安全 16 问

一、婴儿生理特点与食品安全

婴儿处于组织生长和器官系统发育快速期，肠道屏障、免疫系统、血脑屏障等尚未发育成熟，对化学物质毒性和致病微生物侵袭的敏感性高，所以特别容易受到化学污染物、致病菌、病毒等致病因子的侵害。

如婴儿呕吐腹泻是常见的消化道症状，主要是由感染导致的，呕吐腹泻除了给婴儿带来痛苦外，严重的、反复的呕吐腹泻可以导致婴儿营养不良，影响婴儿近期和远期生长发育。

如铅、镉等重金属可导致多系统、多器官损伤，发育中的神经系统特别

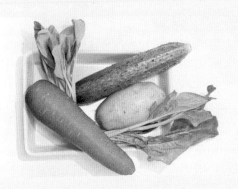

敏感，不仅可以影响婴儿身长（身高）、体重正常增长，还可对神经系统造成不可逆的损害，降低智力水平和行为能力。

对婴幼儿来说，食源性疾病是当前食品安全最主要的问题。可随着饮用水、母乳、奶粉、辅食等食物摄入体内，注

意食物选择、加工处理、储存保管等各环节中食品安全问题，可以避免或减少化学污染物和致病微生物等致病因子的摄入。

二、食品中常见有毒有害物质有哪些

依据对身体危害情况，食品中常见有毒有害物质可包括如下几类：

1. 致病菌

食用后引起急性肠胃炎，主要表现为呕吐、腹痛、腹泻等症状，即人们日常所说的"吃坏了肚子"。这类物质主要是致病菌，是食物腐败变质的主要因素，也是夏季医院腹泻门诊激增的主要原因。

2. 农药

农药中毒事件偶有发生，这与现代果蔬栽培的发展密切相关，清洗不当难以除掉残留的农药，导致急慢性中毒。这类物质还有兽药、激素、抗生素等。

3. 寄生虫

通过食物而感染的寄生虫主要有姜片虫、旋毛虫、绦虫等，卫生条件不好的地区容易发生寄生虫感染。

4. 有害金属

一次性或短期内大量摄入，可以引起急性中毒反应；小量长期摄入，可以在体内积累，产生慢性损伤和远期危害，如阻碍身体生长和智力发育、增加致癌风险等。这类物质主要是有害金属元素，是目前食物中常见污染物，因为危害难以及时发现而易为我们忽视，平时没有用心防范。

5. 动植物天然毒素

食用后很快产生中毒反应，有的救治不及时会危及生命。这类物质多是食品本身带有的天然毒素，常见的如河豚中的河豚毒素、贝类毒素、毒蘑菇中的各类毒素，发芽土豆中的龙葵素、四季豆和大豆中的皂素、蚕豆中的嘧啶葡萄糖苷、苦杏仁中的氰甙等，其中河豚毒

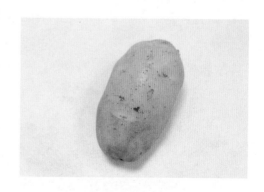

素、贝类毒素、毒蘑菇中毒需及时救治，每年都有人因此中毒死亡。

6. 危险化学品

由于误用造成急性中毒。这类物质主要是亚硝酸盐，每年都有将其误用作食盐的报道，家庭、餐厅、食堂均有发生，是主要食物中毒事件，每年都有亚硝酸盐中毒死亡事件发生。

7. 致癌物

具有致癌性，长期食用增加了患癌风险。这类物质与食品加工处理和环境污染密切相关，如 N- 亚硝基化合物、多环芳烃类化合物、杂环胺类化合物、二噁英等致癌有机物，既可由于熏制、烧烤、烘焙、高温煎炸而产生，也可由外界环境迁移到食品中。

三、如何保证妈妈乳汁安全

母乳是婴儿的天然食物，是小婴儿最安全、最理想的食品，但母乳中也存在安全问题，乳母体内化学有害物质会分泌到乳汁中，应引起重视。调查发现母乳中铅、镉、汞等重金属水平存在差异，与爆米花、海鱼、皮蛋等膳食摄入有很大关系，也与服用中草药、吸烟及二手烟暴露等有关。因此，母乳是否安全，是由妈妈的所吃食物、工作环境、身体健康状况、卫生习惯等多种因素决定的。

为了提高母乳的安全，哺乳期妈妈应避免下列不良工作和生活行为：

1. 应尽量避免焊接、蓄电池、融铅、电镀、冶炼、油漆颜料、塑料、印刷、喷洒农药和杀虫剂等特殊工作环境，远离矿区、马路边、加油站、二手烟等污染比较严重的环境，防止吸收过多金属、农药等有害成分。

2. 尽量不要烫发、染发，少用唇膏、指甲油等化妆品，尤其是增白化妆品。

3. 应尽量避免颜色鲜艳、腌制、膨化、发霉、不明来源的鱼虾等易含有毒有害物质的食物，少喝咖啡、可乐、浓茶、奶茶等饮料，防止通过食品中摄入过多反式脂肪酸、农药、铅、铝、汞、镉、放射性成分等有毒有害物质。

4. 最好不要购买使用内壁绘有图案的瓷水杯、瓷碗和瓷碟，如购买使用请选择釉下彩（即摸不到图案纹路，色彩在釉下面）的容器具；正确使用食品塑料袋和塑料杯，防止有图案的那面接触食物，不要用来装滚烫的食物。

5. 患有下列疾患时不宜母乳喂养：①肺结核痰检阳性、淋病双球菌检阳性、梅毒血清学反应阳性，哺乳可增加婴幼儿感染机会；②巨细胞病毒感染、风疹病毒急性感染、乙肝大三阳，哺乳可增加婴幼儿感染机会。

6. 使用抗生素治疗急性细菌性感染及使用药物治疗癫痫、甲亢、肿瘤等疾病时，药物可进入母乳，伤害婴幼儿，此时宜避免哺乳。

此外，哺乳或吸取乳汁前，应清洁乳房和乳头，去除沾染的有害物质；挤出的乳汁应盛装于消过毒的容器中，立即密封并放入冰箱中保存，存放时间不宜超过 24 小时。

四、冲泡奶粉该用什么水

冲泡奶粉需专用水是一种炒作。奶粉含有包括矿物质在内的婴儿需要的各种营养素，6 月龄以上的婴儿能够耐受一定范围内食物中矿物质含量的变化，自来水、饮用纯净水均可用来冲泡奶粉，不必刻意选用纯净水或蒸馏水等去除矿物质的饮用水。6 月龄以内的婴儿胃肠功能不健全，如磷酸盐摄入过多易引发消化不良和便秘，因此不宜常用矿物质含量高的矿泉水和矿物质水等冲泡奶粉。如当地自来水或井水硬度比较高，水煮沸后水垢多，不宜用来冲泡奶粉，应该选用瓶装（桶装）饮用水。建议不要使用滤水壶、净水器等家庭滤水装置滤出的自来水，水中微生物数量可能超标。冲泡奶粉前，水均要煮沸杀灭水中可能存在的致病菌，水煮沸后放凉至 70℃或凉至奶粉罐上标注的温度冲泡奶粉，防止形成不易吸收的乳清蛋白凝块，同时也防止维生素和免疫活性物质遭到热破坏。

五、奶制品容易发生哪些污染

奶制品易发生细菌污染。原因在于奶制品营养丰富，营养素种类比较齐全，为微生物提供了很好的"口粮"，为微生物提供了一个很好的生长繁殖环境。

鲜奶采用标准的巴氏消毒法或高温短时间方法杀菌，鲜奶中仍可残存耐热细菌及芽孢等，即使奶品包装完好（没有开封），放在冰箱中保存，仍会有细菌生长繁殖，如果长时间存放，会大量繁殖引起腐败变质。超市中常见的保质期几个月的液体奶品是经过严格灭菌，奶液中细菌基本全部杀死，包装未开封情况下可以较长时间存放。我们生活环境中到处都有细菌存在，液体奶品包装拆封后，容易受到环境中的包括致病菌在内的细菌污染，并易增长繁殖，时间稍长就会导致奶液腐败变质，所以应尽快吃完。

婴儿配方奶粉并非无菌产品，近来奶粉中检出阪崎肠杆菌、单细胞增生李斯特菌等致病菌问题受到人们的关注，婴儿吃了奶粉后引起感染导致呕吐、腹泻偶有发生。正常情况下，奶粉中水分少，细菌不易生长繁殖；奶粉包装开封后，反复取用，环境中的细菌很易落到奶粉中，同时奶粉受潮含水量增加，细菌容易生长繁殖导致奶粉变质。安全使用奶粉方法：不低于 70℃ 的热水（沸水待凉不超过 30 分钟）冲调，自然冷却到适口温度，立即饮用；冲调好的奶粉如不马上吃，应迅速冷却，冰箱内（4℃）存放，存放时间不宜超过 24 小时；冰箱内保存的冲调奶粉用前加热，加热时间不宜超过 15 分钟；调好的奶粉如果 2 小时内未饮用，不宜再吃，应丢掉。

如果自己养牛养羊，直接挤得的奶不能直接饮用，需要消毒后才能饮用。

六、如何选购和使用奶瓶

奶瓶主要有玻璃和塑料两种。曾经有一段时间，含有双酚 A 的塑料奶瓶引起父母不安，双酚 A 为内分泌干扰物，具有拟雌激素作用，还有神经毒性、发育毒性、生殖毒性等作用，在奶瓶的使用过程中能够溶出来，对婴儿的生长发育具有潜在危害。奶瓶所用塑料有聚碳酸酯（PC）、聚丙烯（PP）、聚醚砜（PPSU）、聚苯砜（PES）等几种，市场上奶瓶底部可以看到所用材料的英文缩写，而只有聚碳酸酯（PC）生产会使用双酚 A。2011 年前后，美国、加拿大、澳大利亚、新西兰、欧盟均出台相关规定禁止双酚 A 用于婴幼儿奶瓶，双酚 A 不再是奶瓶的安全问题。选用玻璃奶瓶还是塑料奶瓶，依据婴儿父母习惯和婴儿月龄，玻璃奶瓶内壁光滑，容易清洗消毒，不易变形，但笨重易碎，适合小月龄婴儿父母喂奶用；塑料奶瓶质轻不易碎，利于练习抓取，适于较大婴儿自己拿用，但长时间使用后易变黄、不透明，不利于观察瓶内情况。不管何种材质的奶瓶，使用后及时清洗消毒去掉残存的细菌是最重要的，要刷掉奶瓶和奶嘴上的残留余物，用清水冲洗干净，其后可以采用煮沸、消毒剂、微波、蒸汽等多种消毒方法消毒，消毒时应注意消毒剂浓度、消毒时间等要求。煮沸是奶瓶常用消毒方法，奶瓶奶嘴一定要完全浸没于水中，煮沸 10 分钟以上。奶瓶内壁有划痕、破损后，有害物质易

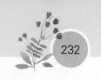

溶出，同时奶瓶不易清洗，细菌易于残留繁殖，因此需要及时更换奶瓶；此外，注意奶瓶使用期限，到使用期限及时更换。

七、有机食品和绿色食品更安全吗

与普通食品相比，有机食品和绿色食品按特定方式生产和 / 或加工并获得相关机构认证，最大特点是强调环境友好，在作物生产加工和农业养殖过程中严格限制化学合成的农药、肥料、兽药、渔药、饲料添加剂和转基因技术获得的生物的使用，以保持生态环境的生物多样性和农业生产可持续发展。绿色食品分为 A 级和 AA 级，A 级绿色食品标准是参照发达国家食品卫生标准制定的，生产加工过程中允许限品种、限量、限时间使用化学合成物质；AA 绿色食品标准是参照有机食品标准再结合我国国情制定的，与有机食品相近，完全限制使用人工合成的化学物质，并且在农作物生产过程中有 1~3 年的转换期。有机食品和绿色食品都是关注环境保护和食品安全，前者侧重对影响产品质量因素的控制，后者侧重对影响环境质量因素的控制，均通过减少人工合成物的使用，来减少食品中重金属、农药、抗生素等有害成分残留，来提高食品的安全性。食用有机食品和绿色食品可以减少有害化学物质的摄入，但不一定每种化学物质的摄入都会明显减少，如有调查发现普通胡萝卜和有机胡萝卜中铅、镉等重金属含量没有差别；由于风、灌溉用水、土壤残留等客观影响，有机食品和 AA 级绿色食品仍难避免合成农兽药残留。研究表明，有机食品和绿色食品是否比常规食品更有利于人体健康还存在很大争议。由于限制了功效强大的农药的使用，增加了生物有机肥的使用，有机蔬菜易污染有致病菌，因此在食用有机食品和绿色食品时，一定要注意充分清洗和加热消毒。

八、如何看待转基因食品

通过现代生物技术，将一个生物的遗传信息，转移到另外一个生物的遗传结构中去，使其在自身抗病能力、营养、口感等品质向人们所需要的目标转变，由此得到的农产品或加工食品我们统称为转基因食品。

转基因食品听起来比较神秘，其实在我们生活中已经出现很多，如转基因大豆、转基因玉米等，这些转基因食品还可作为原料生产制作成其他食品，如转基因大豆油。

依照当前转基因食品的评审程序和管理要求，市场上批准销售的转基因食品是安全的。美国已经大量食用转基因食品，目前还未发现安全问题，但是否遗传到下一代身上，还有待进一步观察研究。

转基因食品可能含有危害人类健康的有毒有害物质，有科学家用转基因马铃薯喂食老鼠，老鼠的肝、胃和免疫功能受到损害；一些地区使用了转基因玉米之后，该地区的动物出现了异常，如猪出现不育、假育、流产、死胎、产仔少，或老鼠消失等，诸如此类的动物实验和动物异常现象还需进一步证实，但提示我们不能忽视转基因食品的安全问题。

按照我国相关立法，如果产品的主要原料含转基因成分，应在包装上加以注明，消费者在购买时需认真阅读食品标签，近年来，也有很多食品在品名或标签上标注"非转基因"字样，也可以作为识别依据。

推进转基因生物技术研究应用是大势所趋，转基因食品的安全性争论也将持续下去，相比之下，买国产果蔬，多吃杂粮豆类，遇到转基因产品的可能性很低。

九、如何选购生鲜肉类

新鲜肉外表面微干或有风干膜，有光泽；肉新切面稍湿润，不粘；肉质紧密，有弹性，手指按压后压痕可迅速恢复原状。如畜肉已出现发黏、无弹性、变色、"哈拉味"、腐臭味等异常气味等情况，表明该肉可能变质，不宜购买。

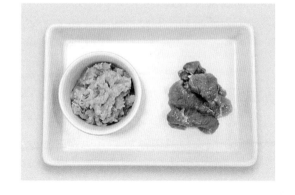

购买畜肉时，看是否有蓝色的卫生检疫部门检疫章，如有蓝色印章，表明是未患有传染病和寄生虫病的畜肉。如猪的瘦肉中有乳白色、半透明、大小不等的椭圆形囊包，像在肉中夹着米粒，俗称"米猪肉"，不可购买。

新鲜的鱼一般放在水中下沉，口内无有异物；鳃鲜红，鳃盖闭合；鱼眼睛稍凸，眼珠黑白分明，眼表面明亮无灰白或有白朦；鳞片紧贴鱼体，无松动脱落；表面黏液清洁、透明，略有腥味。如果鱼肚涨大、眼睛凹陷浑浊、鳞片无光泽易脱落，不宜购买。

新鲜鸡肉的眼睛眼球饱满微凸，具有鲜鸡肉的气味。如果眼球浑浊、皱缩凹陷，腹腔内有不愉快气味，不宜购买。

简易识别注水肉方法：用餐巾纸贴在畜肉表面，如餐巾纸很快就被打湿，撕下后不易点燃，且燃烧不完全，则多为注水肉。如见鸡翅膀后面有红的针点，针点周围发黑；或用手揉搓鸡皮，明显感到打滑，则多是注水鸡。

十、如何辨别新鲜安全的鸡蛋

无论是白壳蛋、褐壳蛋还是粉壳蛋，它们营养价值差别不大，鸡蛋蛋壳本身颜色与产蛋量大小和鸡种有关，与鸡蛋营养价值没有必然联系。鸡饲养过程中蔬菜吃得多，会在蛋黄中积累更多的胡萝卜素和维生素 A，蛋黄成金黄色或棕红色，如土鸡蛋和土窝蛋，洋鸡"土养"也可以产出"红心"蛋。在饲养过程中，使用添加色素的饲料，也会产下"红心"鸡蛋，但这样的鸡蛋存在色素污染。如果鸡蛋放置过久，或贮存不当，细菌、霉菌等微生物就会钻进蛋壳内繁殖，引起鸡蛋腐败变质，产生大量致病菌、硫化氢、胺类等对身体有害物质。所以，我们不要过分追求蛋壳和蛋黄的颜色，鸡蛋是否新鲜才是最重要的。

鉴别鸡蛋是否新鲜可以采取如下几种方法：

1. 看

新鲜鸡蛋外观较毛糙，似有一层白色霜粉覆盖，蛋壳鲜亮洁净（沾有鸡粪便的地方除外）；陈蛋蛋壳光滑，常有一层油渍，颜色发乌。

2. 听

用手指夹稳鸡蛋，放在耳边轻轻摇动，新鲜鸡蛋振感实重而无声或发音实在；如果发出空洞声、啪啪声、瓦碴声、振水声等异常声音，则该蛋肯定不新鲜。

3. 掂

用手掂量鸡蛋，新鲜鸡蛋感觉实在、有分量、砸手；如果感觉轻飘，或有水的晃动感，则鸡蛋不新鲜。

4. 放

将鸡蛋放入冷水中，新鲜鸡蛋直接沉入水底；如果是大头在上小头在下悬浮在水中，或直接漂浮在水面，这样的鸡蛋不新鲜。

此外，新鲜鸡蛋的保质期为 1~1.5 个月，所以每次购买鸡蛋不宜过多，冰箱中大头朝上存放，尽快吃完。

十一、如何减少或去除蔬菜中的农药残留

农作物和人一样，也会受到病虫害危害，所以有必要施洒农药，来帮助农作物生长，目前常用的农药都是高效低毒的，施洒后在一定时间内可以自然分解，如果按照国家规定来使用，农药残留很低或没有，对我们不会造成危害。目前主要问题是因滥用农药导致残留，食用后在体内形成蓄积导致不孕不育等慢性危害，特别对婴幼儿智力以及性发育有较大影响。农药残留问题中较多的是蔬菜类，值得我们特别关注。

一般来讲，白菜、卷心菜、小白菜、青菜（油菜）、生菜等叶类蔬菜叶片面积大，农药喷洒后沾染多、易吸收，农药残留可能性较高。

白菜、卷心菜种植过程中需多次喷洒农药，农药可能被包裹进各层菜叶间，容易造成残留。

青菜生长过程中，害虫菜青虫抗药力强，种植过程中易使用高毒农药。

韭菜害虫"韭蛆"在地下，常采用高毒杀虫剂浇地灌根杀蛆，农药内吸到韭菜中造成残留。

农药残留相对较少的蔬菜有：土豆、洋葱、萝卜、红薯等埋在土中的根茎类蔬菜，茴香、香菜、辣椒、芥蓝、茼蒿等具有特殊气味的蔬菜，冬瓜、南瓜等大的瓜果类蔬菜，食用菌等。

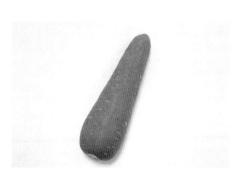

日常饮食注意不要长时间吃一种蔬菜，经常更换蔬菜种类，减少农药摄入的风险。

减少或去除蔬菜中农药残留的几个方法：

1. 浸泡清洗

先用水冲去蔬菜表面的污物，然后清水浸泡 15 分钟以上，然后清水流动冲洗 3 次以上。

2. 去皮

如生姜、丝瓜、南瓜、黄瓜、冬瓜、茄子等带皮蔬菜，农药可残留在皮内，削去外皮食用肉质部分。

3. 热水焯

先用水冲去蔬菜表面的污物，然后放到滚水（沸水）中漂烫 2~5 分钟，捞出后再用清水冲洗 1~2 次，适用于花菜、芹菜、豆角、青椒等耐烫蔬菜。

4. 加热烹饪

部分农药高温时可分解，常用于花菜、包菜、豆角、芹菜等可长时间爆炒的蔬菜。

5. 贮存保管

部分农药在氧气作用下能够逐渐分解，适用于便于存放、不易腐烂的蔬菜，如南瓜、冬瓜等瓜果类和洋葱、萝卜等根茎类，买回后室温下存放 10 天以上，可以消除大部分残留农药。

6. 日照

阳光中的射线可以分解破坏部分农药，蔬菜日晒 10 分钟左右，可以有效消除蔬菜中部分残留的农药。

十二、微波炉加热存在的食物安全问题

目前普遍认为，正确使用微波炉加热（或烹饪）的食物，对人体健康不会产生危害。但如果食品盛装容器选择不当，或操作不当等，会产生安全问题，甚至可能发生急性中毒事件。

上海某公司十余名员工用微波炉加热一次性饭盒，饭盒材料中苯乙烯气体散出，导致急性中毒而送进医院。这些塑料餐盒是由聚苯乙烯制成，属于一次性餐具，高温时可释放出有害物质，其他如聚氯乙烯（PVC）、聚酯（PET）等制成的餐具，微波加热时也会析出有毒有害的单体和添加剂，所以微波炉不宜加热泡面盒和泡沫快餐盒等，最好使用玻璃、白色陶瓷和聚丙烯（PP）塑料容器。另外，仿瓷餐具，又称密胺餐具，也可能在微波加热时释放出甲醛而污染食品，对婴幼儿危害极大，严禁用于微波加热。

加热如肉类等含油脂多的食物必须使用玻璃或陶瓷容器，因为微波加热时温度可能超过 160℃，即使是相对安全的聚丙烯（PP）塑料容器，因其耐受温度也就是 130℃，160℃时聚丙烯（PP）塑料也可能会溶出有毒

有害物质。

微波炉加热时不宜用保鲜膜遮盖。如使用标注"微波炉可用"的保鲜膜，使用时要特别注意，尽量不要和食物直接接触，切勿使用于油脂类食品加热，因为市场上众多的保鲜膜中，大部分不耐热，高温下容易分解出有毒有害物质污染食物。

加热食品不当，也会产生健康危害。如鱼干、肉干、面包等食品，水分含量太低，直接放到微波炉中加热，非常容易焦煳，产生致癌物。

十三、如何正确认识和使用塑料制品

常见日用食品包装用塑料制品有塑料袋、保鲜膜、塑料瓶等，所用材质包括 PE（聚乙烯）、HDPE（高密度聚乙烯）、LDPE（低密度聚乙烯）、PVC（聚氯乙烯）、PP（聚丙烯）、PS（聚苯乙烯）、PET（聚对苯二甲酸乙二醇酯）、PVDC（聚偏二氯乙烯）、PC（聚碳酸酯）等几种，食品用塑料成型制品都有卫生标准和使用范围。购买食品塑料袋和塑料膜等塑料制品时，应注意包装上的使用温度范围、是否可用于微波加热等使用说明，应按照说明合理使用，使用时尤其应注意以下几方面：

不要用薄的塑料食品袋装过热的食品。一般超薄塑料袋耐热性不强、韧性不足，用来装滚烫的豆浆、刚烤出炉的大饼、热气腾腾的包子、刚炸出来的油条等过热的食品，容易将袋子烫坏，挥发出一些有害化学物质。过热的食物先冷一冷，然后再装。

不要用塑料袋装含油脂多的食物。油脂是塑料的溶解剂，如用塑料袋装油条、打包剩菜剩汤时，其中的油脂能将塑料中的单体原料、塑化剂等有害成分溶解出来。含油食物与塑料袋接触两小时后，就可以溶出大量有机化成分。建议打包食物回家后立即取出，放入其他玻璃或陶瓷容器保存。

不要将矿泉水瓶、可乐饮料瓶、果汁饮料瓶等塑料瓶作为水杯使用。这些饮料瓶的材质耐热温度为 70℃，适合于装温饮料或冷饮料，如装滚烫热水、热茶等高温液体，可变形并溶出有害成分；这种塑料瓶反复使用，可能溶出致癌物邻苯二甲酸二辛酯（DEHP）。一般塑料杯（瓶）底都会有一个三角形标志，三角形内数字代表该杯的塑料材质类型，最好选用数字为 5（聚丙烯，PP）、7（聚碳酸酯，PC）的塑料水杯。

此外，不要将有色塑料袋用于食品包装。有色塑料袋多是由回收塑料再生加工制成，含有较多的毒有害成分，更容易造成食品污染。应该用无色或白色、透明或半透明的塑料袋作为食品袋。

十四、冰箱不是保险箱——如何安全使用冰箱

冰箱冷藏室的温度一般设在 0~10℃，在这个温度范围能抑制大多数细菌繁殖增长，但一些致病菌仍能繁殖增长，有的致病菌能够快速繁殖增长。一项家庭卫生状况调查发现冰箱内部是家里第二脏的地方，其中有 46% 家庭的冰箱细菌严重污染；有医院统计分析发现夏季 60% 腹泻病人是由于吃了自家冰箱中的不洁食物引起的。

冰箱中潜藏的致病菌主要有大肠杆菌、沙门氏菌、志贺菌、李斯特菌、耶尔森菌等。其中，沙门氏菌主要来源于禽蛋和肉类，10℃低温下能够生长繁殖，感染后可引起急性肠胃炎；李斯特菌 0~10℃低温中可以生长繁殖，经常在牛奶中发现，感染后引起头痛、发烧、怕冷等症状；耶尔森菌来源于猪肉，4~42℃均可生长繁殖，引起急性肠胃炎、小肠结肠炎等疾病，称为"冰箱肠炎"。

冰箱不是保险箱，冰箱中存放食物布局要合理，储存时间得当。熟食、剩余菜饭等放在冰箱上层后壁处，冷藏肉、半化冻的鱼、鲜鱼虾等生鲜动物性食品，放在下层后壁处，这样防止带病菌的污水滴落到熟食上；新鲜蔬菜和水果温度低坏得快，宜放在下层靠门处。直接进口的食物，如酸奶、甜点、果酱、果汁等，适合放在门架上，这样食用时不至于温度过低。此外，冰箱中食物存放时间不宜过长，熟肉类食物不应超过 4 天，鲜肉冷藏控制在 10 天左右。剩饭和蔬菜类熟食，存放不超过 1 天，取出后一定要彻底加热再食用。

此外，冷冻室存放过久的鱼肉及海鲜类食品，应仔细辨别其色、状是否有变化；对于冷冻时间超过 2~3 个月的食品，食用时一定要谨慎，并且彻底加热。

冰箱适宜每月清洁一次，不需用专门消毒剂，取干净毛巾用自来水或者热水擦洗几次，开门通风晾干就可以了。

十五、正确认知海外食品与海淘代购

自三聚氰胺奶粉事件后，我国加强了食品安全标准修订和食品安全监

管工作，我国食品质量和安全有了明显的提升，尤其在婴幼儿食品方面，能够满足我国人群婴幼儿生长发育的需要。目前仍有部分父母不信任我国食品安全，通过海淘或代购方式购买奶粉、辅食及营养补充剂（保健品）等来满足宝贝需要。但是，不同国家和地区人群身体状况和生活环境不同，食品中各种营养素供给量也会有所不同，各国会依据自身情况制定本国食品相关标准，以适应本国人群的需要。如日本人海盐和海产品吃得多，一般不缺碘、锌等矿物质，所以日本奶粉中碘和锌的含量比较低。如果我国婴儿，尤其是对于我国内陆等缺碘地区的婴儿，常吃这种奶粉就会出现碘缺乏和锌缺乏等健康问题。国外食品也存在安全问题，婴儿奶粉致病菌污染、重金属超标、农药残留等食品安全问题常见报道，如新西兰政府 2014 年调查显示该国 30% 的婴儿食品有农药残留。医院门诊常有因吃国外食品和营养补充剂（保健品）就诊的患儿，因此建议父母选购我国自产的婴儿食品，诸如奶粉、辅食及营养补充剂（保健品）等营养配方都是依据我国婴儿体质和生活环境设计的，适合我国婴儿生长发育的需要。目前海淘、代购等渠道不规范，所购食品来源、运输和保存等环节没有受到有效监管，假冒伪劣等问题严重，食品安全难以保证。规范进口和销售的海外食品（包括保健品），应有清晰的中文食品标签，保质期、生产厂家（销售商）、营养成分、食用方法、适应人群等信息必须明确。大型商场、超市、药店等销售场所自我要求比较严格，政府监管的力度大，建议在这些商家购买海外食品（包括保健品）。

十六、婴儿呕吐腹泻的预防

婴儿呕吐腹泻是婴儿高发疾病，严重危害婴儿健康，致病菌感染是婴儿呕吐和腹泻主要原因，危险因素主要包括抚养者喂食前不洗手、婴儿吸吮手指、食具奶具不消毒、食物（包括母乳和冲泡奶）加工储存不当、家人有腹泻、没有接种过轮状病毒疫苗等诸多方面。许多致病菌在环境中广泛存在，可以通过奶瓶、水杯、碗筷、汤勺、砧板、饮用水、皮肤表面、手、台面、冰箱等多种途径污染食物，有些食物本身也易污染致病菌，个别奶粉也有检测出致病菌报道。食物污染致病菌后，在适当条件下生长繁殖到一定数量后对机体造成伤害，需要在食品加工制作的各个环节做好防控措施，防止致病菌污染和生长繁殖。如耶尔森氏肠球菌、沙门氏菌、单核细胞增生李斯特菌、蜡样芽孢杆菌、副溶血性弧菌、致病性大肠杆菌等在 8℃以下均可生长繁殖，是引起食物中毒的常见致病菌，因此放在冰箱中的母乳、牛奶、辅食等婴儿食物尽快食用，不可放置时间太长。婴儿食用的奶瓶、杯、碗、勺、筷等食具要沸水煮消毒，杀死可能污染的致病菌。由于上班或其他原因，母乳需吸出储存于奶瓶，过一段时间后再加热喂给婴儿，母乳吸出后应即刻装入奶瓶冷藏，冷藏温度尽可能低，并尽快食用。冲泡奶粉，宜在食用前冲泡，不宜冲泡好后存在冰箱备用。自来水出水龙头、饮水机出水口长时间不用可能有细菌增长繁殖，取水时先放掉一部分水，并且需将水煮沸后使用。调制辅食的水应是新煮沸后的饮用水，水果、蔬菜应充分清洗，最后宜用新煮沸冷却后的饮用水冲洗。

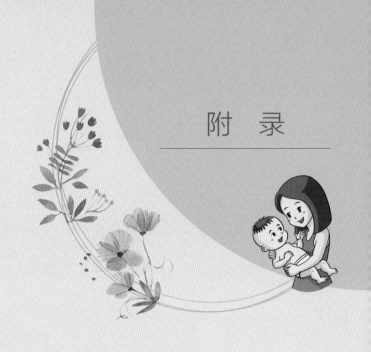

附　录

附录一　2015 年中国九市城区儿童体格发育测量值

2015 年中国九市城区儿童体格发育测量值 $\overline{X}$ +S（男）

年龄组（月龄）	体重（kg）	身高（cm）	头围（cm）
0~<1	3.4±0.4	50.4±1.6	34.0±1.4
1~<2	5.0±0.6	56.3±2.1	37.7±1.2
2~<3	6.2±0.7	60.2±2.2	39.5±1.1
3~<4	7.1±0.8	63.4±2.1	40.9±1.3
4~<5	7.8±0.9	65.8±2.2	41.9±1.3
5~<6	8.3±0.9	67.7±2.3	42.9±1.3
6~<8	8.7±0.9	69.5±2.3	43.8±1.3
8~<10	9.4±1.0	72.5±2.4	45.0±1.3
10~<12	9.9±1.1	75.1±2.6	45.7±1.4

2015 年中国九市城区儿童体格发育测量值 $\bar{X}$ +S（女）

年龄组（月龄）	体重（kg）	身高（cm）	头围（cm）
0~<1	3.3±0.4	49.8±1.6	33.7±1.3
1~<2	4.6±0.6	55.2±2.0	37.0±1.2
2~<3	5.7±0.6	58.9±2.1	38.6±1.1
3~<4	6.5±0.7	61.9±2.2	39.9±1.2
4~<5	7.1±0.8	64.1±2.1	40.9±1.2
5~<6	7.6±0.9	66.1±2.3	41.8±1.3
6~<8	8.0±0.9	67.9±2.3	42.6±1.2
8~<10	8.7±1.0	70.9±2.6	43.9±1.3
10~<12	9.2±1.1	73.7±2.7	44.7±1.3

摘自：王卫平，孙锟，常立文 . 儿科学 . 第 9 版 . 北京：人民卫生出版社，2018.

附录二　婴儿神经精神发育进程表

	大运动	精细动作	语言	认知	社会交往	情绪，情感
出生~	俯卧位试抬头；用力地踢脚和四肢运动；靠肩抱竖头数秒	手握拳；有时手放进口内	哭叫；感知语言音节	视觉：看的距离20cm；听觉：有听的定向力，约15cm；良好的味觉；敏感的触觉；喜欢看人脸、颜色鲜艳的物体和图画	对脸、声音有反应性的笑，喜欢看人脸、看红球；逗他时有反应	用哭来交流，用不同哭表达不同的需求；哭闹时听到母亲的呼唤声能安静；对话和抱着时表现安静。当抱着时，小婴儿表现独特的有特征性的姿势（如紧紧蜷曲像一只小猫）
1月龄~	俯卧位时抬头45°，竖抱时头竖立片刻	触碰手心紧握拳，握拳会放开，看手；将手经常放进口；无意识抓住玩具放入口内	区分音素，发喉音，逗引时有反应，能发出"咕咕"声	当物体消失，注意片刻；视觉距离加大，喜欢看活动的人和物体	常常因缺乏爱抚而啼哭；自动微笑	安静听轻快、柔和音乐
2月龄~	俯卧位抬胸；抬头45°~90°，逐渐会识时支撑抬起头和胸部，能自如转头，手到中线	抓拨浪鼓；手无意识拍打物体；有伸手抓物的动作	咿呀；发 a、o、e 元音（清晰）	能跟踪鲜明的东西，视线跟随180°	明显的看见人脸会笑，甚至笑出声；社会性微笑	哭的时间减少，哭声分化；能辨别不同人说话的声音，及同一人带有不同情感的语调

	大运动	精细动作	语言	认知	社会交往	情绪、情感
3月龄~	俯卧 抬 头 90°；能抬胸；翻身，仰卧到侧卧	两手在眼前玩耍；抓物；手-眼协调抓不准	大笑出声	注视手；能注视远距离物品；喜欢看各种颜色；分辨不同人的声音；看见物体会伸手抓，但抓不准	笑出声；拿不到想要的东西和亲人离开；出现有意识的哭泣	自发对人笑；会积极地用眼睛寻找妈妈
4月龄~	扶腋下能站直；背靠着能坐片刻；独坐时向前倾，两手向前支撑；扶站时双腿会跳跃	两手传递；手-眼协调，主动抓	发单音节 d、n、m、b	能凝视物体，视力为 0.1	认生；看到陌生人会啼哭，对妈妈有明显的依赖；高兴时大笑	认识妈妈；看见熟人、玩具具能发出愉悦的声音；看到看护者伸出双手举起、期望抱她（他）
5月龄~	靠坐稳，试独坐，可坐；翻身：仰卧翻身到俯卧；独坐片刻；俯卧时会腹部贴在床上打转	会撕纸；玩手、脚；双手各抓一物	发唇音 ba、ma	能区别简单声调	认识自己，照镜子认识自己，对呼叫自己的名字有反应；当将其他处或别人拿走他的小玩具时会表示反对	会对着镜子微笑、发音，会伸手试拍自己的镜像

续表

附录

月龄	大运动	精细动作	语言	认知	社会交往	情绪、情感
6月龄~	坐得很稳（双手臂支撑）	玩具从一只手换到另一只手；有意识摇东西，双手拿两物对敲	能听简单的手势命令，懂得"不"的含义；无意识发唇音，连续音节	对"不"反应，对音节词有反应	创设语言环境，学习与人交往	懂得成人面部表情，对"不"有反应，受责骂不高兴会哭
7月龄~	坐位到卧位，卧位到坐位；会爬（先打转再后退），开始用上肢和腹部匍匐爬，起初爬时上下肢不协调，渐渐会手膝爬	会拍手；会用拇指和食指捏取和拨弄小东西	肢体语言：锻炼拍手、欢迎、再见；重复大人发的简单音节；能注意听1~2句有关图片的故事	找遮盖的玩具，自我扮演（如假装喝水）	会运用过去玩玩具的方法来摆弄多个玩具；户外活动，用语言伴随孩子，观察周围环境中的人和物	自控能力增强，对危险的行动，能理解"不"；表现出喜爱家庭成员，对熟悉喜欢的成人伸出手臂要求抱；对陌生人表示情绪不稳定；喜欢玩躲猫猫一类的交际游戏
8月龄~	自如独坐；扶栏杆能站立；扶着成人的双手站立或扶物站立自如地走	会从抽屉里取出玩具；把玩具放进容器；用杯子喝水	能听部分成人语言，如"再见"；可以将一定的"音"和具体事物联系起来（用规范语言）	除注意妈妈外，能注意外界的人物及感兴趣的玩具，对新鲜事物充满了好奇心	有一定的记忆能力，会找藏着的东西；指认物和图，会教1~2种图；拿走东西会遭到强烈的反抗	会注视，伸手去接触，摸另一个宝宝；喜欢照镜子；会挥手再见，招手欢迎，玩拍手游戏

续表

月龄	大运动	精细动作	语言	认知	社会交往	情绪、情感
9月龄~	推车能走几步；能扶栏杆坐位到站起来；扶栏杆迈步	手能翻书或捏弄玩具；会用手握笔涂涂点点	能听简单命令，如"给我"；能听懂较多的语言，会指认室内较多的物品；会听成人的语言拿东西	对新鲜事物的增加；认识日常物品：水果、蔬菜、锅碗瓢盆等	模仿成人动作，"再见"；能熟练用手表示"再见""欢迎"；训练坐盆大小便	有明显的变化：各种动作比以前灵活了，身体活动范围扩大了，亲子依恋关系巩固了
10月龄~	牵一只手能走；牵一只手能蹲下和站起来	用手势示需要，能竖起食指表示"1"	开始用单词；口内会说莫名其妙的话，有些语言婴儿会有意识地叫爸爸、妈妈	会仔细观察所见的人、动物和车辆	会有意识地做动作，如穿衣、脱衣时会主动配合，能双手举杯子喝水	10月龄开始是婴儿分离焦虑和陌生人焦虑的敏感时期，反映出他们是否有依恋和安全感
11月龄~	独自走；弯腰拾东西；许多婴儿会独站；有的孩子能独走几步	翻书；会将圆圈套在木棍上；能盖上或打开盖子	说第一个单词；能叫出物品名字，如：灯、碗；会指认自己的五官及身体部位	能随音乐节奏做动作；随音乐打拍子	能随音乐节奏自发地手舞足蹈	对陌生人的态度；正面情绪表现：有兴趣、快乐、笑；负面情绪表现：痛苦、愤怒、叫、哭

附录三　婴幼儿睡眠规律

	出生至 3 月龄	3~6 月龄	6~12 月龄	1 岁以后
全日睡眠时间	15 个小时以上	14~15 个小时	13~14 个小时	11~13 个小时
日间小睡	3~4 次	2~3 次	2 次	1 次
特点	正在适应母体外的生活环境；无明显的昼夜规律；每次睡眠时间较短，约 2~3 小时	睡眠逐渐规律；睡眠时间逐渐集中在晚上，约占全日睡眠时间的 2/3；每次睡眠的时间与白天清醒的时间段延长	约 60% 的婴儿晚上可连续睡 6 小时以上；每次小睡之间有 3~4 小时清醒；9 月龄之后懂得随自己的意愿选择睡与不睡；10 月龄后晚上基本上能够一觉睡到天亮	1 岁半以后白天只需小睡一次；晚上能够连续睡 10 小时

附录四　江苏省儿童免疫规划疫苗免疫程序表（2017年版）

接种年（月）龄 Ages

疫苗种类 Vaccine	出生时	1月	2月	3月	4月	5月	6月	8月	9月	18月	2岁	3岁	4岁	6岁
乙肝疫苗 HepB	1	2					3							
卡介苗 BCG	1													
脊灰灭活疫苗 IPV			1											
脊灰减毒活疫苗 OPV				1	2								3	
百白破疫苗 DTaP				1	2	3				4				
白破疫苗 DT														1
麻风疫苗 MR								1						
麻腮风疫苗 MMR										1				
乙脑减毒活疫苗 JE-L								1			2			
A群流脑多糖疫苗 MPSV-A							1		2					
A+C群流脑多糖疫苗 MPSV-A												1		2
甲肝灭活疫苗 HepA-I										1	2			

部分免疫规划第一类疫苗可由第二类疫苗替代接种，具体疫苗品种及接种方案可咨询当地预防接种单位。